DANS MA
PEAU

Dr YAEL ADLER

DANS MA PEAU

UNE ENVELOPPE MOINS SUPERFICIELLE QU'ELLE N'EN A L'AIR

Illustrations Katja Spitzer

Traduit de l'allemand par Catherine Weinzorn

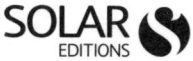
SOLAR EDITIONS

Pour Noah et Liam

AVERTISSEMENT

Toutes les informations contenues dans cet ouvrage ont été soigneusement vérifiées. L'auteur et l'éditeur et le traducteur ne peuvent néanmoins être tenus pour responsables d'une éventuelle erreur.

AVANT-PROPOS
DÉCRYPTER LES INDICES : LA PEAU À LIVRE OUVERT

Elle nous entoure de toutes parts, mesure près de 2 mètres carrés de surface externe et enveloppe tout ce que nous portons en nous. La peau est notre lien avec le monde extérieur. Notre antenne. Elle peut émettre et recevoir. Elle nourrit nos sens. Elle est objet de désir, elle est notre zone frontière, le fascinant réceptacle de notre vie, et en même temps une gigantesque terre d'accueil pour les bactéries, les champignons, les virus et les parasites.

La langue elle-même dit toute l'importance que nous lui accordons. Il y a des jours où on n'est « pas bien dans sa peau », où on est « à fleur de peau », et d'autres où on n'hésiterait pas à « risquer sa peau ». Dans la vie, il vaut mieux avoir la « peau épaisse », ne pas être trop « chatouilleux » vis-à-vis des critiques, même si ça nous « hérisse le poil » et que ça nous « démange » de rétorquer. Pourtant, peu d'entre nous savent vraiment ce qu'est la peau, comment elle fonctionne et surtout quelles missions vitales elle accomplit pour nous.

Véritable mur de brique doublé d'un revêtement acide, la peau nous protège en premier lieu d'intrus dangereux, tels que toxiques, agents pathogènes ou allergènes. Elle fait aussi office de climatiseur personnel, nous évite d'être en surchauffe, de geler sur pied ou de perdre trop d'eau et de nous dessécher.

Pour assurer cette surveillance de tous les instants, la peau est en contact permanent avec notre environnement : elle mesure la température, évacue liquides et sécrétions, absorbe la lumière et la transforme en chaleur. Grâce aux cellules sensorielles, aux poils et aux quelque 2 500 récepteurs par centimètre carré concentrés dans le bout des doigts, notre peau sait s'il vente, s'il fait humide ou sec, si un objet est lisse ou rugueux, pointu ou arrondi. Selon des découvertes toutes récentes, la peau peut même sentir et entendre.

Mais ce n'est pas tout ! La peau nous met aussi en contact avec les autres humains. Saviez-vous que les messages transmis par la peau sont décisifs dans le choix d'un partenaire ? Le goût de la peau est différent d'une personne à l'autre, et le parfum propre à chacun n'attire que celui ou celle qui lui est destiné : la nature s'arrange pour combiner au mieux les patrimoines génétiques, afin que notre descendance soit résistante et en bonne santé. Deux types de peau différents qui se rencontrent, c'est la promesse d'un salutaire mélange des gènes en cas de procréation. Il y a même là un message politique : la peau ne connaît pas le racisme ; ce qu'elle cherche, au contraire, c'est la variété des apports génétiques.

On n'a pas fini de discuter pour savoir quel est notre plus grand organe sexuel : le cerveau, qui s'invente des images et des fantasmes et crée le désir, ou la peau, que l'on sent dans l'amour, que l'on regarde avec volupté et qui se transforme visiblement au cours de l'acte sexuel. Pas d'excitation sans une peau nue. Pas de désir sans peau. Pas de contact physique sans celui de deux peaux. Notre peau frissonne quand nous viennent des pensées érotiques. Le fétichisme lui-même joue sur la symbolique de la peau : cuir, latex, fourrure... rien que des ersatz de peau !

Cela ne vous a pas échappé : qui traite de la peau a affaire à quantité de tabous. Celui de la nudité très souvent — organes génitaux visibles ou sentiments de honte invisibles —, mais aussi ceux des odeurs, un peu fortes ou carrément nauséabondes, des petits défauts, creux, bosses et taches, ou encore des sécrétions. Bref, bien des choses dont nous n'aimons pas parler ou que nous trouvons écœurantes viennent de la peau : pellicules, cérumen, boutons, sébum, sueur, etc.

Un autre sujet volontiers passé sous silence, c'est celui des maladies vénériennes, surtout quand il s'agit de savoir où on les a attrapées. Les dermatologues s'occupent également de vénérologie, un mot qui nous vient de Vénus. La déesse de l'Amour a transmis à l'homme le plaisir, mais aussi la syphilis, la blennorragie, les condylomes, l'herpès, l'hépatite, sans oublier les infections à VIH, des maladies qui se voient sur notre peau ou qui, de là, essaiment dans l'organisme.

Pour nous autres dermatologues, tout cela n'a rien de répugnant, c'est plutôt fascinant. Nous pensons et analysons avec nos sens : nous observons, grattons, pressons et sentons. Car la nature, la consistance et l'odeur d'une affection cutanée sont autant d'indices qui nous aident à démasquer le coupable.

Jadis, les dermatologues avaient même trouvé des termes extraordinairement colorés et suggestifs pour désigner des états gênants ou disgracieux de la peau : « dermite ocre » pour les taches brunes qui apparaissent sur les jambes, « fraises », « framboises », « taches de vin » ou « points de rubis » pour les angiomes, taches « café au lait » pour les grains de beauté de couleur claire…

Lorsque la peau est tellement sèche qu'elle se fissure, nous parlons d'« eczéma craquelé ». L'aspect de l'épiderme a alors quelque chose du plafond craquelé et écaillé de la chapelle Sixtine, à Rome, dans *la Création d'Adam,* cette fresque de Michel-Ange sur la Genèse où Adam, nu et tout en muscles, tend son index pour capter l'étincelle de vie qui jaillit du doigt de Dieu. Nos confrères chirurgiens ou internistes se moquent parfois de nous, les dermatologues, en nous traitant de « médecins de surface ». À tort, évidemment, car nous allons nous aussi dans les profondeurs. Comme la peau. Qui ne se contente pas de communiquer avec le monde extérieur, mais échange aussi avec notre monde intérieur. La peau entretient des contacts très étroits avec le système nerveux et le système immunitaire, et son aspect dépend en grande partie de ce qui se passe en nous, de notre mode d'alimentation, mais aussi de notre état psychique.

La peau est le miroir de l'âme, l'écran sur lequel se projette la vie de notre inconscient. En véritables criminologues, nous l'observons passionnément pour y trouver des indices. La piste mène parfois loin dans les profondeurs, et nous découvrons soudain que la peau parle d'une carence psychique, de stress ou de déséquilibre.

Les rides parlent de chagrins et de joies, les cicatrices, de blessures. Un visage botoxé à l'extrême dit la peur de vieillir. La chair de poule trahit la peur ou le plaisir. Certains boutons avouent trop de lait, de sucre et de farine blanche. Le surpoids provoque des infections dans les plis cutanés. Une peau sèche ou qui transpire trop est parfois signe que quelque chose ne tourne pas rond du côté de la thyroïde. La peau archive, pleine de traces et de signes, manifestes ou cachés. En décryptant ces archives, on sera surpris de constater que le visible, souvent, mène à l'invisible.

La peau est un organe fascinant, le plus vaste du corps humain. Une pure merveille ! Ce livre veut vous aider à mieux comprendre ce qu'est notre peau – et par là même ce que nous sommes. Explorons ensemble cet organe passionnant et vous verrez : bien vite, le sujet vous collera à la peau !

PARTIE I

MÉLODIE EN SOUS-SOL : LES COUCHES DE LA PEAU

Imaginons notre peau comme un immeuble de trois étages. Non pas une construction en hauteur, mais un bâtiment en sous-sol, disons un parking souterrain. De l'extérieur, la vue donne sur le toit du parking, autrement dit la couche cornée, celle qui est

LES COUCHES DE LA PEAU : LES TROIS ÉTAGES

POIL

MEMBRANE BASALE
MUSCLE ARRECTEUR DU POIL
(OU MUSCLE HORRIPILATEUR)
GLANDE SÉBACÉE

FOLLICULE PILEUX

ÉPIDERME

DERME

HYPODERME

ARTÈRE   VEINE   GLANDE SUDORALE (OU SUDORIPARE)

exposée au soleil. Elle a été fabriquée — poursuivons l'image de la construction — dans un matériau très solide, transparent, un peu comme du verre dépoli, ce qui explique que quelques rayons ultraviolets arrivent encore à pénétrer jusqu'au premier sous-sol, l'épiderme, voire jusqu'au deuxième, le derme.

Au troisième sous-sol, il fait très sombre. Là où le bâtiment devient intéressant, c'est qu'on trouve à chaque étage — dans chacune des couches de notre peau, donc —, des traces et des indices qui nous renseignent sur notre état de santé.

Commençons le tour du propriétaire.

1 AU PREMIER SOUS-SOL, L'ÉPIDERME : CHRONIQUE D'UNE MORT ANNONCÉE

Au premier sous-sol se trouve l'épiderme. *Epi* vient du grec et signifie « dessus ». *Derma* vient aussi du grec et signifie « peau ». L'épiderme est la couche de peau que nous pouvons voir et toucher. D'une épaisseur moyenne de 0,05 à 0,1 millimètre, il est l'unique et vaillant défenseur de notre peau, à qui il offre une barrière protectrice et un manteau acide protecteur. S'il est soumis à des pressions constantes — sur la plante des pieds, par exemple —, il peut se renforcer et former des callosités de plus de 2 millimètres d'épaisseur. Il assure notre défense intérieure et extérieure, repousse les produits chimiques, les poisons et autres allergènes, livre bataille dans la guerre biologique que nous mènent toutes sortes d'agents pathogènes et fait barrage à nombre d'assauts mécaniques, un peu à la manière de l'écran antirayure d'un smartphone.

Si on regarde l'épiderme à la loupe, on y voit des lignes extrêmement fines qui partent dans toutes les directions en formant diverses petites figures géométriques, losanges, trapèzes, polygones variés, rappelant vaguement un paisible paysage campagnard vu du ciel, avec des champs, des prés et des labours. Vue en coupe, cette peau quadrillée, dite peau fine, n'a rien d'un plat pays. C'est un territoire plutôt accidenté, où de hauts plateaux alternent avec des crêtes escarpées. Dans les vallées poussent des poils, et sur les sommets débouchent les orifices des glandes sudoripares. La peau fine est aussi le domaine des glandes sébacées, dont on voit très nettement les embouchures sur le visage : les pores. C'est sur le dos, aux jointures des doigts et au pli des coudes que se distingue le plus nettement la structure quadrillée de la peau fine.

Seule la peau épaisse, celle de la paume des mains et de la plante des pieds, présente un autre motif. Sa surface est parcourue de nombreux petits sillons, comme ceux d'un champ fraîchement labouré. Ces lignes tracent un relief très personnel, différent pour chaque personne et dont le caractère unique est une aide précieuse pour l'identification des individus, par la fameuse prise des empreintes digitales.

Mais pourquoi l'épiderme se donne-t-il la peine d'équiper le corps de deux sortes de peau ? Tout simplement parce que la peau épaisse de la paume des mains et de la plante des pieds est plus robuste, un atout certain pour courir, palper et saisir. De plus, cette peau épaisse est dépourvue de poils et de glandes sébacées, qu'elle remplace allégrement par de nombreuses glandes sudoripares. Bof, vous direz-vous, quelle plaie, tout ça pour avoir les mains moites et les pieds qui puent... Eh bien non, c'est au contraire un grand cadeau de l'évolution : la sueur est un formidable antidérapant, qui permet de détaler d'un pas plus sûr si un ours déboule. Chez nos ancêtres, c'était un atout pour survivre. Et s'il fallait, en plus, se réfugier dans un arbre, une main moite assurait une meilleure prise pour la partie d'accrobranche.

Si étrange que cela paraisse, notre corps et notre peau sont encore adaptés à la rudesse de l'âge de pierre, quand les bêtes sauvages menaçaient à tout instant d'attaquer. En abandonnant la steppe pour la jungle des villes, nous avons pris une initiative qui n'était pas prévue au programme !

PETIT COURS DE MAÇONNERIE : LA BARRIÈRE CUTANÉE

Le job sans doute le plus important de l'épiderme, c'est de nous préserver des invasions extérieures. Il le fait en formant une couche robuste, la fameuse barrière protectrice de la peau.

Regardons d'un peu plus près la structure de l'épiderme. Il se compose de quatre couches de cellules différenciées : une de bébés cellules (couche basale), une de cellules ados et jeunes adultes (couche épineuse), une de cellules adultes (couche granuleuse) et une de cellules mortes (couche cornée). Toutes les cellules de l'épiderme, qui ont commencé bébés, passent par chacun des stades avant de devenir, tout en haut, la couche-barrière proprement dite. Ce parcours de vie les emmène donc de l'intérieur vers l'extérieur, en quatre semaines environ.

Reprenons les choses dans l'ordre : la strate porteuse, au niveau zéro, est une solide membrane ondulée sur laquelle les bébés cellules sont assis bien sagement, sur un seul rang. Les bébés grandissent et deviennent de jeunes adultes, les kératinocytes, qui forment ce qu'on appelle la couche épineuse. Pourquoi

L'ÉPIDERME : LES QUATRE COUCHES CELLULAIRES

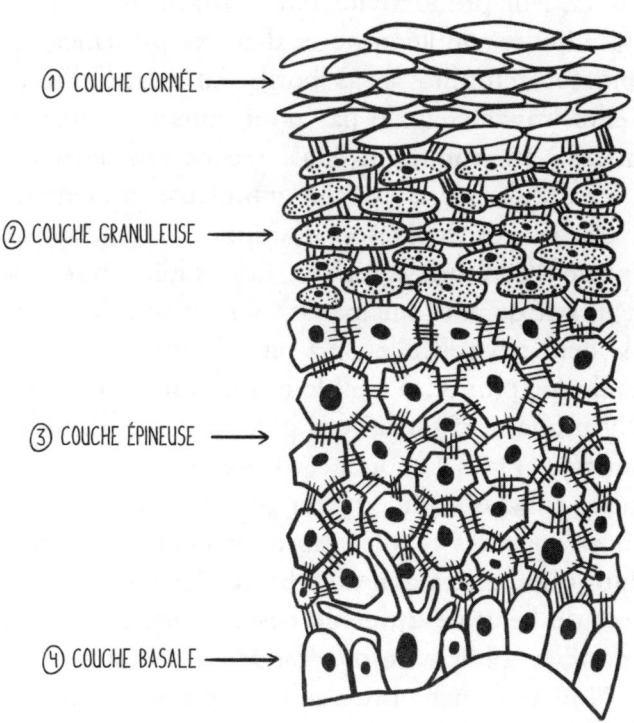

① COUCHE CORNÉE →

② COUCHE GRANULEUSE →

③ COUCHE ÉPINEUSE →

④ COUCHE BASALE →

ce drôle de nom ? Voulant étudier ces cellules au microscope, les premiers histologistes les avaient plongées dans du formol, comme il était d'usage autrefois. Elles s'étaient alors rétractées et n'étaient plus reliées entre elles que par de minces fils tout raides, ce qui leur donnait l'aspect épineux d'une étoile de mer croisée avec un oursin.

Les kératinocytes consacrent toute leur vie à une mission d'importance : produire la protéine dont ils tirent leur nom, la kératine, bien connue en tant que corne. La kératine n'est pas seulement là pour nous donner des ongles durs et de beaux cheveux, elle joue aussi un rôle très important dans la formation d'une solide barrière protectrice.

En attendant, les cellules continuent de se développer. Devenues cellules granuleuses, elles sont dans la troisième phase de leur existence, la catégorie des adultes actifs. Arrivées au maximum de leur productivité, elles fabriquent des petits grains chargés de lipides, de kératine et d'autres protéines, dont elles seront bientôt remplies à ras bord. Au terme d'une carrière réussie, elles franchissent le pas pour construire un « mur ».

Comment ? En mourant. Mais séchez vos larmes ! En trépassant, les cellules de la couche granuleuse atteignent le bienheureux état de cornéocytes et deviennent enfin la barrière qui nous protège du monde extérieur. Les cellules mortes se reconnaissent au fait qu'elles ont perdu leur noyau. Sans noyau, une cellule ne peut pas travailler, n'a plus de fonction métabolique, ne se développe plus. Car c'est le noyau qui contient l'ensemble de l'ADN humain. C'est lui qui gère toute vie dans les cellules et l'organisme. Dans la couche cornée, plus aucun noyau cellulaire n'est en vue, tout est mort et nécrosé…

Au microscope, les cellules mortes ressemblent à des briques. Des minibriques, certes, mais des briques très résistantes puisque composées de kératine dure (de corne, donc). Ces cornéocytes de petite taille, solides, morts, sont enserrés dans une sorte de mortier. Non seulement cette substance assure la cohésion des briques, mais elle veille à ce qu'aucun corps étranger ne puisse

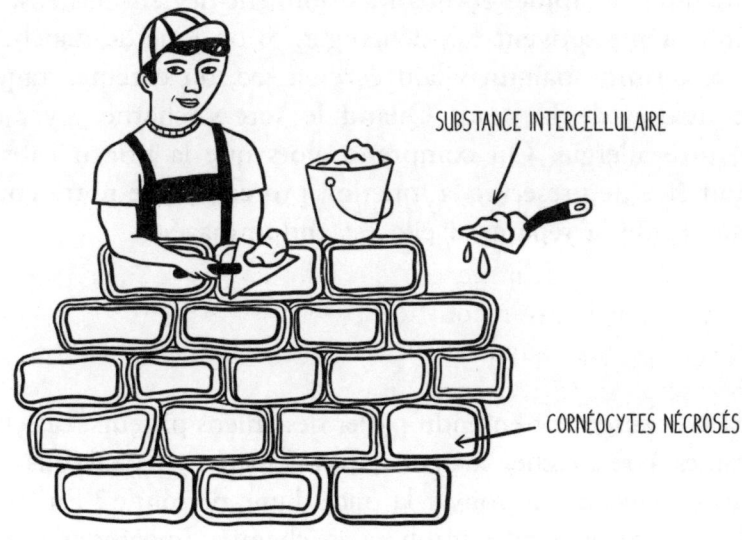

se glisser dans d'éventuelles brèches. Les dermatologues parlent à ce propos du modèle brique et mortier.

Le mortier se compose de tout ce que contiennent les grains des cellules granuleuses. Quand celles-ci meurent pour former la couche cornée, les grains dispersent ce patrimoine, constitué de protéines et de précieux lipides. Les inestimables céramides vantés par les crèmes de soin tentent d'imiter l'action des lipides protecteurs de notre peau. Pourtant, avant de vous précipiter sur un produit, sachez qu'aucun chercheur, aucune marque de cosmétiques n'a réussi jusqu'ici à reproduire à l'identique cette merveille de la nature. Seul le corps est capable d'une telle prouesse.

Que se passe-t-il si la barrière cutanée est endommagée et que des brèches se forment ? Des intrus, allergènes, agents pathogènes et produits chimiques, forcent le passage à travers les fissures de la maçonnerie et pénètrent au plus profond de la peau. En outre, l'eau des tissus n'est plus correctement retenue, elle se perd trop vite à l'extérieur, et en trop grande quantité.

Résultat : la peau se dessèche, prend un aspect fripé et froissé. En manque de lipides et d'hydratation, elle devient terne, se ride et finit même souvent par démanger. Si on joue de malchance, cela se termine par un vilain eczéma sec, ou eczéma craquelé, avec fissures de la peau. Quand le sort s'acharne, s'y ajoute une forte allergie. On comprend alors que la priorité absolue devrait être de préserver la fonction protectrice de notre couche cornée et de la réparer si elle est endommagée.

LES PELLICULES

Vous avez sûrement entendu parler des chiens pisteurs, ces chiens entraînés à rechercher les personnes disparues. Savez-vous comment ils arrivent à retrouver la trace d'une personne ? En flairant l'odeur de ses pellicules tombées en chemin. Imaginons : je suis là, en face de vous, et je vous demande : « Est-ce que j'ai des pellicules ? » Votre réponse sera sans doute négative, car vous ne voyez pas la moindre particule blanche sur mon vêtement noir. Or nous perdons tous en permanence ces petites cellules cornées, qui n'ont plus d'utilité et cèdent la place à d'autres cornéocytes nécrosés : chacun d'entre nous en perd 40 000 en moyenne… par minute ! Cela fait tout de même, selon les chercheurs, plus ou moins 10 grammes de pellicules par jour.

Que se passe-t-il au juste ? Nos cellules cornées, comme nous le savons, ont eu une vie bien remplie : arrivées à maturation en quatre semaines, elles sont vaillamment passées de vie à trépas, se sont un peu attardées sur notre corps en continuant, sous forme de petites briques, à défendre notre barrière cutanée, pour enfin, l'une après l'autre, se détacher de nous. Si tout va bien, leur chute se fait en silence et en douceur, et est invisible à nos yeux humains. En revanche, malheur à nous le jour où elles ne passent plus inaperçues ! Nous voilà tout penauds et tout peinés devant ce tue-l'amour inesthétique. Un col plein de pellicules est signe que quelque chose ne va pas. Parfois, c'est la nouvelle génération de cellules qui déboule trop vite, et surtout sans respecter les bonnes manières.

Dans le chassé-croisé mouvementé entre les cellules qui grandissent et celles qui meurent, il peut arriver que des kératinocytes encore bien vivants escamotent la phase de la couche granuleuse et migrent directement dans la couche cornée. Comme si nous, humains, sautions l'étape de la puberté, celle qui sert à mûrir, à se détacher des parents et à devenir adulte. Si les kératinocytes n'ont pas eu le temps de la maturation, ils n'ont pas pu apprendre à s'émanciper de leur milieu d'origine et à desquamer dans les règles de l'art. Ce n'est pas bon pour la barrière cutanée, car les cellules nucléées ne font pas de bonnes briques. Sans compter qu'elles n'ont pas encore fabriqué de mortier. Comme elles n'ont même pas eu le temps de mourir en paix, elles s'accrochent à leurs camarades. Résultat, elles n'arrivent pas à tomber discrètement : elles desquament par paquets, leurs camarades les entraînant bon gré, mal gré. Il faut 1 000 cellules cornées agglutinées pour que notre œil les perçoive comme des pellicules...

Les pellicules sont causées essentiellement par une inflammation de l'épiderme appelée parakératose. Toute inflammation épidermique, si légère soit-elle, entraîne une desquamation accélérée des cellules, car le corps cherche à évacuer quelque chose qui peut être une irritation, un allergène, un germe ou une sécheresse. De plus, la peau croit se débarrasser plus vite de ce fardeau en accélérant le turn-over : dans les cas d'eczéma et de psoriasis, la migration des cellules à travers l'épiderme ne dure que cinq jours environ au lieu de quatre semaines. Des pellicules visibles à l'œil nu témoignent donc d'un état plutôt maladif. Cet état s'arrangera peut-être de lui-même ; sinon, le médecin devra intervenir.

Outre l'eczéma sec, l'eczéma allergique et l'eczéma irritatif, il existe aussi un eczéma séborrhéique (ou dermite) à pellicules grasses. Un écoulement de sébum excessif peut entraîner la multiplication des levures présentes dans les pores, car ces gourmandes adorent le sébum et s'en repaissent. Or, les excréments de ces levures irritent la peau, qui réagit comme toujours de manière simplette — vous vous en doutez déjà ! —, en desquamant.

Par chance, cette levure n'est pas contagieuse, elle vit en chacun de nous, dans nos pores, et ne devient agressive que lorsqu'elle est gavée de sébum. Elle a d'ailleurs un petit nom charmant, qui irait bien à un dragon dans un conte pour enfants : *Malassezia furfur*. Pour maîtriser le dragon, le chevalier dermatologue doit d'abord savoir si les pellicules sont sèches ou grasses. Comment ? En observant leur couleur et leur réaction : blanches et tombant d'elles-mêmes, ce sont des pellicules sèches ; jaunes et collantes, ce sont des pellicules grasses, qui laissent un film gras lorsqu'on les frotte entre deux doigts.

Les hommes sont particulièrement sujets à la dermite séborrhéique. En consultation, ils commencent souvent par se braquer lorsque j'annonce :

— Ce n'est pas un eczéma sec, il est clairement séborrhéique.

— Non, docteur, j'ai vraiment la peau très sèche. Elle desquame aux ailes du nez, sur le crâne et aux sourcils, parfois même dans les oreilles ! soutiennent-ils mordicus.

— Et comment réagissez-vous ?

— Eh bien, je prends la crème de ma femme, vous savez, le genre soin de nuit enrichi, premiers signes de l'âge. J'en mets sur les parties sèches et, le lendemain matin, plus de pellicules !

Je complète mentalement : « Mais les rougeurs persistent, naturellement. » Car la cause demeure : sécrétion excessive de sébum. La dermite séborrhéique apparaît là où les glandes sébacées sont grosses et la production de sébum, importante : sur la tête, les oreilles et la zone T du visage, c'est-à-dire front, sourcils et ailes du nez. En luttant contre les squames avec une crème grasse, en les ramollissant, on ne fait que surcharger la peau et les pores avec encore plus de gras. *Malassezia* adore, et l'inflammation s'aggrave même si la crème a éliminé provisoirement les squames ! Dans ce cas précis, une crème grasse est la mauvaise solution par excellence, tout ce qui desquame n'étant pas forcément sec ! Un dermatologue conseillera ici un traitement anti-inflammatoire et antimycosique, avec des shampooings et des gels non gras ou peu gras. Dans les cas les plus sérieux, il aura recours à un médicament pour endiguer la production de sébum.

MANTEAU PROTECTEUR ET MICROBIOTE

Une jolie femme, éclatante de fraîcheur et de propreté comme le veut la pub, passe une main aux ongles parfaits sur sa peau nacrée et veloutée. En *off*, on entend une voix suave vanter un savon qui préserve le pH acide de sa peau, c'est-à-dire son manteau protecteur. Un savon a-t-il vraiment ce pouvoir ? Et qu'est-ce au juste que le manteau protecteur de la peau ?

Laissons le publicitaire et interrogeons plutôt un préparateur en chimie. Il commencerait par nous expliquer que le pH d'un acide est très bas, entre 1 et 2, tandis que celui d'une solution alcaline est compris entre 11 et 14. Un pH neutre, celui de l'eau par exemple, est à 7.

Soyons encore plus concrets ! L'acide d'une batterie, qui est extrêmement corrosif et dangereux, a un pH inférieur à 1. Juste au-dessus — c'est intéressant à noter —, on a le pH de l'acide gastrique, qui va de 1 à 1,5 ; notre estomac est miraculeusement immunisé contre ses propriétés corrosives grâce au mucus qui tapisse sa paroi et à la production d'une solution alcaline. Le pH du jus de citron est de 2,4 et celui du vinaigre, de 2,5. Le vagin, lui, a un pH compris entre 3,8 et 4,5. Celui de l'épiderme humain va de 4,7 à 5,5. La salive en revanche est déjà légèrement alcaline, avec un pH oscillant entre 6,5 et 7,4. Une eau savonneuse a un pH compris entre 9 et 11. La solution de natron, mère de toutes les solutions alcalines, ferme la marche avec un pH avoisinant les 14.

Nous le voyons, notre peau n'est pas corrosive, mais tout de même sacrément acide. Parmi les acides présents sur la peau, beaucoup sont le produit du métabolisme, des déchets provenant des cellules cornées, du sébum cutané et de notre sueur. Celle-ci contient de l'acide lactique et autres « acides de fruits », que l'on retrouve dans ces « légers peelings » du visage qui promettent un coup d'éclat instantané. Les acides de la couche cornée, notre mur de briques, ne font pas seulement baisser le pH, ils retiennent l'eau naturellement et assurent ainsi l'hydratation de la couche cutanée supérieure, d'où leur nom de facteurs hydratants naturels. Encore quelque chose que l'industrie cosmétique cherche désespérément à imiter quand elle nous parle de crèmes hydratantes.

Si le pH cutané est si important, c'est parce que de nombreux organismes vivent sur l'épiderme. Notre peau est un territoire très disputé. Pas question de mamours, ni de câlins, pas question de faire la fête. Ici, c'est la guérilla urbaine. Ici, des clans et des gangs concurrents formés de virus, de levures et d'acariens, mais aussi des centaines de types de bactéries (un millier peut-être), sont constamment sur le pont et se tiennent mutuellement en respect. C'est ce qu'on appelle le microbiote. Le microbiote humain, qui s'est développé sur des millions d'années, est l'ensemble de tous les micro-organismes présents sur et dans notre corps, sur la peau, dans la bouche, dans les zones anale et génitale, ainsi que dans l'intestin. Un quart seulement des cellules du corps humain appartient à l'homme en propre, les trois quarts restants sont des hôtes qui ont colonisé toutes les surfaces intérieures et extérieures de notre corps. Sur et dans chaque homme vit une quantité de bactéries si phénoménale qu'elle représente à peu près mille fois l'ensemble de la population mondiale.

Les micro-organismes intestinaux ont déjà été largement étudiés, mais de plus en plus de scientifiques reconnaissent que la peau dame parfois le pion à l'intestin en la matière. Normalement, il n'y a pas de bagarres entre les résidents de notre microbiote cutané, parce que les clans se tiennent en respect les uns les autres et empêchent toute prise de pouvoir unilatérale. La peau est bonne logeuse, et les acides qu'elle héberge veillent à ce que le climat soit favorable et le terrain, de qualité.

Chaque centimètre carré de notre peau accueille jusqu'à plusieurs millions d'hôtes, visiteurs de passage ou résidents à demeure. En remerciement, le microbiote monte la garde. Sinon, on n'imagine même pas tout ce qui nous collerait à la peau ! Le microbiote produit ses armes de défense contre les envahisseurs, une sorte d'antibiotique. En étroite collaboration avec d'autres anticorps de l'organisme, il joue un rôle décisif dans nos défenses, et se charge même de la formation permanente de notre système immunitaire. Sans microbiote, il faut bien se le dire, nous ne serions qu'un gros tas avachi de cellules sans défense. En outre, les bandes de micro-organismes font en sorte que notre système immunitaire ne lutte que contre les vrais méchants, et non contre l'un ou l'autre des clans établis et convenables, bénéficiaires d'un titre de séjour et du droit d'asile.

Notre microbiote, nous en avons donc besoin, et un manteau acide protecteur est le meilleur bouillon de culture à offrir à ces invités qui nous veulent du bien. Mais, bêtement, avec toutes nos mesures d'hygiène, nos soins corporels, nos médicaments, nos vêtements, nos vaccins, nos désinfectants, nos antibiotiques, notre alimentation, nos séances d'UV et bien d'autres choses, nous modifions sans cesse et encore la base existentielle du microbiote. Et c'est sans parler des dommages collatéraux — la mort des agents pathogènes primordiaux — que nous provoquons rien qu'en nous lavant les mains. On sait aussi maintenant, par exemple, qu'une naissance par césarienne perturbe le développement d'un microbiote de bonne qualité sur la peau du nouveau-né ; en venant au monde de cette façon, l'enfant ne reçoit pas les nombreuses et précieuses bactéries du vagin maternel, premier cadeau d'une mère à son enfant pour un système immunitaire costaud. Les avancées actuelles permettent de sauver des vies, c'est vrai, mais elles ouvrent dans le même temps une porte dérobée à d'autres maladies...

LA VIE DANS LES PLIS

La peau recouvre aussi, bien sûr, tous les plis de notre corps. Les plis sont des endroits très particuliers de l'épiderme, car ces petites niches sombres et mal ventilées abritent de nombreux germes cutanés. Les aisselles, le dessous des seins, le pli fessier, les plis de l'aine et parfois même, si l'on a de généreuses poignées d'amour, les plis du ventre, voire du dos, présentent des conditions idéales pour les agents pathogènes : humidité, chaleur et lumière tamisée. Dans cette douillette atmosphère du genre tas de compost, on vit sans gêne et on se reproduit sans façon.

Comment expliquer ce phénomène ? En raison du contact peau contre peau, l'air circule rarement sur ces parties du corps, l'humidité ne s'évapore pas et la barrière cutanée ne tarde pas à se ramollir, comme si la peau était sous film plastique. Si l'on y ajoute la sueur qui s'accumule dans les plis, on a tous les ingrédients d'une irritation maison. Des levures comme *Candida albicans,* responsable des candidoses, et tous les amis des plis corporels que compte la gent bactérienne trouvent là un bouillon de culture idéal.

Pire encore, les glandes sudorales apocrines, localisées principalement dans les aisselles et la zone génito-anale, modifient le pH de la peau, normalement acide (autour de 5), en le rendant plus alcalin. Variété spécifique de glandes sudorales, les glandes apocrines sont en quelque sorte les flacons du parfum propre à chaque corps. Elles débouchent dans les follicules pileux et répandent alentour les phéromones qui agissent sur l'attirance sexuelle.

Ces glandes ne se développent qu'avec les changements hormonaux de la puberté. Leur sécrétion est plutôt visqueuse, laiteuse et légèrement alcaline. Elles sont activées par le nerf sympathique, celui qui, dans notre système nerveux végétatif, répond au stress. Une personne chez qui la vue d'un chien déclenche une réaction de peur, donc de stress, va stimuler ces glandes inconsciemment et — pas de chance ! — devenir alors pour l'animal en question un sujet de grand intérêt olfactif. C'est à cause de ces glandes aussi que les chiens, fort inélégamment, commencent toujours à nous renifler entre les jambes, là où l'odeur est délicieusement intense...

Un autre élément renforce l'attirance de nombreux agents pathogènes, bactéries et autres champignons pour les plis cutanés, c'est le frottement des surfaces en contact. On assiste alors à une abrasion mécanique de la barrière cutanée, déjà bien ramollie, qui donne naissance à un intertrigo. En toute logique, les irritations et les infections des plis de la peau sont donc favorisées par le surpoids, qui va de pair avec des surfaces de frottement étendues et des plis cutanés profonds, ainsi que par une sudation importante.

Un savonnage excessif avec des savons alcalins fait exploser le score du pH, qui peut grimper jusqu'à 8 ou 9. Cela crée des conditions de reproduction idéales pour des colonies de bactéries indésirables, particulièrement friandes des sécrétions des glandes sudorales et apocrines. Avec un effet secondaire fâcheux : des effluves corporels désagréablement douceâtres.

Il est un pli que l'on sous-estime trop souvent, le pli derrière les oreilles. Pendant mon stage de spécialisation, je travaillais avec un médecin-chef qui, lorsqu'il réfléchissait, se grattait distraitement derrière l'oreille, puis écrasait entre ses doigts les petites particules molles qu'il venait d'en détacher avant de les renifler avec délectation. Pas facile pour moi de me concentrer sur ce que nous étions en train de dire et de continuer à écouter ! Je sentais littéralement l'écœurante odeur des cultures de levures. À la fin de notre séance de travail, il me serrait très régulièrement et cordialement la main... avec des doigts collants de sébum et de sueur.

Au-delà du film qui défilait alors dans ma tête, cette petite histoire est exemplaire du plaisir que procurent aux humains leurs propres sécrétions et excrétions, et les odeurs qui s'y rattachent. Ce qui va nous écœurer et nous choquer peut-être chez le voisin sera pour nous-mêmes un agréable délassement, voire, comme le dit le psychanalyste, une stimulation autoérotique. Oui, c'est le plaisir de se tripoter, auquel s'ajoute probablement une pointe de fierté quant à cette production corporelle fascinante. La psychanalyse explique le plaisir que l'on tire de ses propres sécrétions et odeurs, même nauséabondes, comme un reste de la phase anale du développement sexuel de l'enfant, cette période où l'on est encore fier de son petit caca.

Au pays des popotins chagrins

Au palmarès des plis, le grand sillon interfessier, ou pli anal, arrive en tête. Son nom suscite toutes sortes d'associations, bien plus que n'importe quelle autre partie du corps. Les uns pensent aussitôt défécation, d'autres, hygiène, et d'autres encore, organe sexuel. Sensible et délicate car pourvue de nombreuses terminaisons nerveuses, la peau qui l'entoure est effectivement une zone érogène.

Parallèlement, la richesse de la flore bactérienne dans cette région, le nombre de glandes sudorales et apocrines, le frottement cutané et les pratiques d'hygiène concernant le postérieur font de ce pli anal un endroit très sensible et fragile.

Peu d'autres parties de notre corps sont perçues de manière aussi contrastée. De belles fesses, pour un homme comme pour une femme, sont un piège à regards garanti et déclenchent souvent le désir sexuel. C'est un lieu d'associations érotiques : chez un homme, un cul craquant est gage de virilité, chez une femme, des courbes généreuses sont la promesse d'un bassin accueillant. Mais ce cher popotin a aussi une face cachée dont on ne parle pas volontiers. Quand ça sent mauvais ou que ça gratte, par exemple.

Souvent, une mauvaise odeur est pour nous synonyme d'alerte. Quand ça pue quelque part, nous sommes sur nos gardes. La puanteur signale qu'un danger nous guette, nous et notre espèce. Si ça empeste, c'est que la maladie est en embuscade. La créature archaïque qui vit en nous enclenche automatiquement le mode autodéfense. On respire à peine, on retient sa respiration, on a tendance à fuir. Le pet qu'un inconnu lâche dans l'ascenseur, par exemple, est une vraie torture pour notre odorat. Curieusement, seuls nos propres marques odorantes ne nous dérangent pas.

Encore une fois, l'esthétique et l'érotique des fesses contrastent singulièrement avec tout ce que nous y associons. Chacun de nous, ou presque, a fait au moins une fois dans sa vie l'expérience de démangeaisons au derrière, mais qui ose en parler ? Sujet tabou pour pli tabou. Les causes des démangeaisons anales sont variées. Ce petit pli sensible a tendance à surréagir. La peau de l'anus est si délicate que la moindre blessure — essuyages trop agressifs, écorchures dues aux relations sexuelles, frottements dus au sport, renforcés par la sueur et les poils — provoque très vite des démangeaisons.

La cause la plus fréquente n'est pas, comme on le suppose généralement, un derrière mal lavé, mais au contraire des savonnages trop intenses de ce pauvre postérieur que nous martyrisons. Car, lorsque le pli commence à gratter, le commun des mortels se dit qu'il demande à être lavé à fond cette fois, parce qu'il est sûrement sale. Et de maltraiter un peu plus la peau déjà mise à mal, avec encore plus de savon, le plus souvent alcalin. Et, ô rage, ô désespoir ! des relents persistent en dépit de tous ces savonnages et récurages. Il ne reste plus qu'à recommencer, en peaufinant éventuellement avec des lingettes parfumées, en vain !

Aucun produit d'hygiène au monde ne peut venir à bout du parfum propre à l'anus ! Il ne résulte pas de la saleté ou de selles mal essuyées, il est produit par les glandes apocrines de notre corps. Il faut l'accepter comme un fait naturel. Il en va de même, d'ailleurs, des odeurs de la zone génitale.

Si le savonnage excessif du derrière entraîne des démangeaisons, c'est que des restes de savon ont tendance à s'accumuler dans la rosette, ainsi nommée parce que le sphincter — le muscle extérieur qui ferme l'anus — présente de nombreux petits plis qui le font ressembler à une rose. Dans ces petits plis délicats, qui marquent la transition vers la muqueuse anale, toutes sortes de choses peuvent s'accumuler : les restes de savon, par exemple, auront à cet endroit sensible un effet toxique. Très vite se développe un eczéma anal qui démange. On entre dans le cercle vicieux des lavages répétés et de l'aggravation des démangeaisons.

En cas de démangeaisons anales, il faut pourtant toujours rechercher d'autres causes possibles car, outre des maladies comme le psoriasis ou l'eczéma du sillon interfessier, les hémorroïdes peuvent aussi jouer les trouble-fête. Ce sont des varices à l'intérieur de l'anus, juste derrière le sphincter. Une personne sur trois en souffre. En réalité, les veines anorectales servent à boucher le fondement, comme le ferait une rondelle d'étanchéité gonflable, afin de retenir les matières fécales ou les sécrétions muqueuses. Lorsqu'elles se détendent, elles ressemblent à des tuyaux cabossés, et le mécanisme de fermeture a des fuites. Il laisse passer de toutes petites quantités de liquide, qui s'accumulent dans la rosette et le pli anal, irritent la peau et provoquent à leur tour un eczéma anal avec démangeaisons.

Ça vous gratouille ou ça vous chatouille ?

Une question indiscrète : avez-vous déjà eu des vers ? Ça aussi, c'est rude pour le sillon interfessier. Des démangeaisons insensées. Les vers s'attrapent surtout à la crèche ou à la maternelle.

Ce sont des petites bestioles blanches, qui ne mesurent pas plus de 1 millimètre d'épaisseur sur 1 centimètre de longueur, et pénètrent à l'intérieur du corps par contact cutané, par les sous-vêtements, par de la nourriture souillée ou tout simplement lorsqu'on inhale de la poussière d'œufs de vers en suspension dans l'air. Cette poussière s'est en quelque sorte échappée de l'anus d'une personne infectée, a rencontré des doigts en chemin et, de là, a tranquillement continué sa balade. Elle sera contagieuse pendant trois semaines encore. C'est là que le conseil basique donné aux enfants (et aux adultes) de se laver les mains après être allé aux toilettes revêt tout son sens ! Une fois les œufs de vers avalés, il leur faut de une à quatre semaines pour devenir de beaux exemplaires bien dodus. Les femelles migrent nuitamment le long de l'intestin et déposent sur l'anus jusqu'à 15 000 œufs d'un coup. Comme on les sent bien, ces petits vers qui rampent ! Des chatouilles infernales ! Et, lorsqu'on se gratte l'anus, les œufs passent sous les ongles, dans le pyjama, sur la couverture, le matelas… Un cercle vicieux !

Les personnes infectées ne souffrent pas toutes de démangeaisons anales. Chez les filles, parfois, cela se manifeste seulement par une infection vaginale avec inflammation et pertes blanches. De manière générale, les symptômes chez l'enfant concerné sont simplement de la nervosité, des nausées, un manque d'appétit et une perte de poids, des difficultés de concentration, un malaise diffus et une grande pâleur. Des difficultés d'attention ne signifient donc pas toutes que l'enfant souffre de TDAH (troubles du déficit de l'attention avec ou sans hyperactivité) : c'est parfois juste un petit ver qui gratouille ! Vous voulez vérifier que c'est bien le cas ? Il existe pour ça un test très efficace à faire en famille, le matin au lever, avant le passage aux toilettes. Prenez un morceau de ruban adhésif, collez-le sur l'anus de la personne qui semble infestée et retirez-le lentement. Dans le meilleur des cas, des œufs restent collés dessus et, si vous avez de la chance, vous récolterez même quelques morceaux de ver. Posez ensuite l'adhésif sous le microscope des enfants, et vous serez libéré de cette séquence coupe-faim juste avant le petit déjeuner !

Des plis sains dans un corps sain

Voici maintenant quelques conseils pour l'opération « plis sains ». Pour la toilette, utilisez des produits lavants acides (non-alcalins) de fabrication synthétique. Contrairement aux savons classiques, ils peuvent afficher un pH de 5,5, neutre pour la peau.

Gardez au sec les zones peau contre peau en privilégiant les culottes en coton aéré et souple qui flottent joliment sur les fesses. Les strings accentuent au contraire les frottements. Vous avez une forte poitrine ? Choisissez un soutien-gorge « respirant » et de bon maintien, pour que les seins ne soient pas en contact avec le ventre, une autre solution étant de glisser dessous une compresse de gaze. Évitez si possible les sous-vêtements en matières synthétiques, ils favorisent la transpiration et ne peuvent être lavés qu'à basse température. De manière générale, les vêtements synthétiques sentent vite la sueur, car on ne peut pas éliminer totalement les bactéries coriaces à basse température. Même après un nettoyage à sec, votre sublime robe de bal cocottera vite si la danse vous met à nouveau en transe. Le souvenir d'anciens soirs de bal vous remontera à la mémoire, et au nez. Même chose pour les vêtements de sport « techniques », tellement prisés. En résumé, en matière de lingerie, non aux boxers et au polyester, mais oui au coton côtes fines...

Un truc de dermato qui a fait ses preuves : traiter les plis sensibles avec une pommade au zinc. Certaines préparations contiennent aussi un antifongique pour lutter contre la prolifération des levures indésirables. Les particules de zinc de cette pâte blanche ont un effet anti-inflammatoire et absorbent l'excès d'humidité. La meilleure pommade au zinc est celle qui, même au bout de quelques heures, n'a pas encore totalement pénétré dans la peau et laisse une pellicule blanche bien visible.

Un dernier conseil — le plus difficile à suivre de tous, je sais — pour le cas où les plis sont particulièrement profonds à cause de l'épaisseur du tissu adipeux : maigrir !

DE TOUTES LES COULEURS

Vous êtes-vous déjà demandé pourquoi la couleur de votre peau n'est pas la même que celle d'autres habitants de cette planète ? Ce qui fait, au juste, que la peau est rouge, brune, jaune, orange, rose ou blanche ? Et ce que veulent dire les diverses couleurs des grains de beauté et des taches de soleil ? Une partie des réponses se trouve dans l'épiderme, là où sont les cellules pigmentaires qui nous donnent une carnation claire ou foncée.

La coloration de la peau dépend aussi de facteurs tels que l'irrigation sanguine qui a lieu au deuxième sous-sol, au niveau du derme. Vous connaissez ça, la rougeur passagère qui monte au visage dans les moments de honte ou d'effort sportif, les joues rouges quand on a de la fièvre ou qu'on fait l'amour, ou la rougeur permanente due à des veinules dilatées sous la peau. On croit communément que les veinules dilatées sont des veines éclatées. En réalité, les fibres élastiques qui forment la paroi de ces vaisseaux se sont simplement détendues et n'arrivent plus à les enserrer ; ils deviennent alors visibles comme des câbles qui sortiraient de leur gaine. Un teint pâle, en revanche, peut venir d'une irrigation insuffisante ou d'une production trop faible d'hémoglobine.

De fait, la peau a une palette de nuances très large, dont on peut déduire quantité de choses. Même le bleu est au programme. Il nous parle du froid, qui entraîne une diminution de l'irrigation. Il peut aussi signaler un manque d'oxygène dans le sang, en cas de grave affection pulmonaire ou de thrombose (ce sang pauvre en oxygène forme un caillot et ne peut pas retourner rapidement au cœur). En temps normal, le sang désoxygéné circule dans les veines — qui du fait paraissent bleues — en direction du cœur, puis des poumons, aux fins de recyclage. Si la coloration bleue est le signe d'un état maladif, les médecins parlent d'une cyanose, mot qui nous vient du grec *kyanos* et qui signifie « bleu ».

Si la peau noircit, c'est qu'il y a un dépôt de sang ancien ou, dans le pire des cas, que les tissus sont morts. Les médecins qualifient ce processus morbide de nécrose.

Le jaune de la jaunisse, quant à lui, parle d'une maladie du foie, organe qui n'arrive pas à éliminer suffisamment un pigment fabriqué par la vésicule biliaire. Le jaune se dépose alors dans tous les tissus, la peau et les yeux.

La couleur carotte, elle, est signe de bonne santé puisqu'elle se manifeste quand on boit beaucoup de jus de carotte, lequel contient un colorant naturel, le bêta-carotène. De 2 à 4 milligrammes de bêta-carotène suffisent pour couvrir nos besoins journaliers ; avec 30 milligrammes par jour pendant trois semaines — sous forme de gélules achetées en pharmacie ou avec 500 grammes de carottes chaque jour, crues ou en jus frais —, la peau va devenir légèrement orange. Résultat, elle se défend mieux contre les rayons solaires. Si on souffre d'allergie au soleil, la prise ciblée de bêta-carotène avant le départ en vacances peut être un bon traitement préventif. Et si on aime attirer les regards sur la plage, cet orangé est un excellent atout : invités à désigner la peau qui leur semblait la plus attirante sur une série de photos, les participants d'une étude ont préféré, aux peaux très bronzées, les « visages au carotène » légèrement orangés.

Ce bronzage carotte nous permet de doubler, voire de tripler notre temps d'exposition au soleil. Au lieu de vingt minutes, nous pouvons rester près d'une heure sans crème solaire. La plus grande prudence reste néanmoins de mise avec les coups de soleil. Autre effet secondaire intéressant : le bêta-carotène, principal précurseur de la vitamine A dans les aliments (ce qui lui vaut d'ailleurs l'appellation de provitamine A), se transforme en vitamine A dans notre organisme. Excellente pour les yeux et la vision — une carence peut conduire à la cécité nocturne, par exemple —, elle nous est également nécessaire pour la peau et les muqueuses, car elle favorise la croissance des cellules, prévient ou répare les lésions et améliore le système immunitaire de la peau. Une ou deux carottes par jour suffisent à fournir l'apport en vitamine A recommandé du point de vue médical, et l'ajout d'une goutte d'huile de table améliore l'absorption intestinale. Le bêta-carotène est aussi présent dans de nombreux autres légumes, tels que l'épinard, le chou, le poivron, la patate douce et la betterave, ainsi que dans les fruits de couleur orangée, comme le kaki, l'abricot, le melon, la nectarine ou la mangue.

Il existe un caroténoïde encore plus efficace, le lycopène. Il a la réputation d'éliminer les radicaux libres, de maintenir jeune et de protéger du cancer. On le trouve en pharmacie comme complément alimentaire, sous forme de gélules, mais il est aussi largement présent dans la chair des tomates, et votre porte-monnaie préférera peut-être un bon tube de double concentré de tomates.

Parasol intégré

La couleur de notre peau raconte aussi l'histoire de nos origines génétiques et géographiques. Elle indique quelles latitudes nous conviennent le mieux et où sont nos meilleures — ou nos moins bonnes — chances de survie.

Elle est due à un type important de cellules épidermiques, les cellules pigmentaires, ou mélanocytes. Il s'agit de cellules dissidentes dérivées de la crête neurale, le tissu nerveux primaire de l'embryon, qui se sont détachées au cours de l'évolution embryonnaire. Alors que leurs consœurs sont devenues des cellules du système nerveux, ces « autonomes » ont migré vers la périphérie, direction la peau.

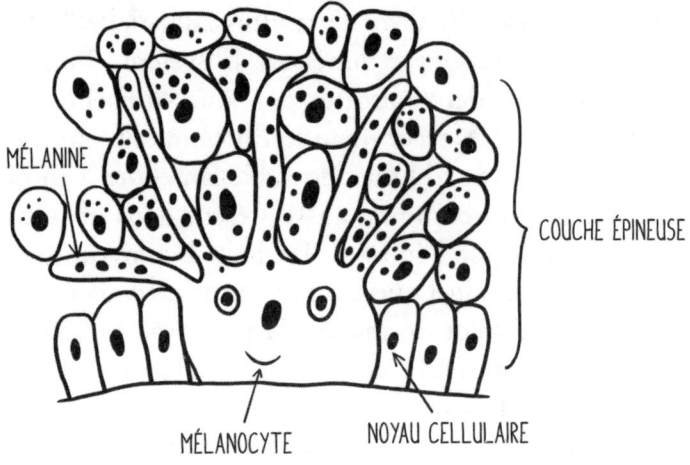

MÉLANOCYTES : LA FABRIQUE DE MÉLANINE

MÉLANINE

COUCHE ÉPINEUSE

MÉLANOCYTE NOYAU CELLULAIRE

Les mélanocytes ressemblent à des gants, avec des doigts. Disséminés dans la masse des bébés cellules, ils sont posés sur l'assise basale de l'épiderme, au premier sous-sol. Parfois, ils s'agglutinent juste en dessous de cette membrane pour former des grains de beauté. En mémoire sans doute de leur migration initiale, ils restent mobiles toute leur vie. Ils dégénèrent parfois en mélanomes, ces cancers noirs de la peau qui hélas ! métastasent rapidement et s'installent n'importe où. Le goût des cellules cancéreuses pour la promenade est toujours funeste. En médecine, ces métastases baladeuses sont appelées tumeurs secondaires.

Un mélanocyte s'insère dans la membrane basale toutes les 10 à 12 cellules, ce qui représente en gros 900 à 1 500 mélanocytes au millimètre carré. Sur le visage, on en compte jusqu'à 2 000, sur les parties génitales, jusqu'à 2 400, mais seulement de 100 à 200 sur la plante des pieds et la paume des mains. Grâce à ses nombreux « doigts », le mélanocyte transmet aux cellules épidermiques des granules pigmentaires chargés d'un colorant, la mélanine. Un seul mélanocyte parvient à approvisionner en mélanine de 30 à 40 kératocytes. Dès que le soleil se montre, ils s'activent et donnent à la peau une couleur plus brune.

Les peaux foncées et les peaux noires possèdent le même nombre de mélanocytes que les peaux claires, mais chacun d'eux fabrique jusqu'à 600 granules pigmentaires, largement plus que les mélanocytes des peaux blanches, qui n'en fournissent qu'entre 2 et 12. En outre, ces granules sont de plus grande taille chez les individus à peau foncée. La dominante claire ou foncée de notre peau dépend du mélange, dans la mélanine, des deux pigments qui la composent : l'eumélanine, de couleur brun-noir, et la phéomélanine, de couleur jaune-rouge. La couleur de la peau, des cheveux et des yeux est donc déterminée par le pigment prédominant.

La mélanine est une sorte de super-crème solaire capable d'absorber toutes les longueurs d'onde de la lumière. L'eumélanine, le pigment-roi, protège très bien des rayons ultraviolets, alors que la phéomélanine, moins vaillante, assure le job tant bien que mal. Comme la dot des roux et des individus à peau très claire est essentiellement constituée de phéomélanine, leur peau est très sensible au soleil. Dans les régions nordiques, où l'ensoleillement est moindre, ce surplus de phéomélanine est un formidable avantage de survie. Leur peau est en effet bien plus réceptive aux rares UV qui passent dans les latitudes septentrionales, indispensables pour garantir une synthèse suffisante de la vitamine D. Sous le soleil méridional, en revanche, les peaux claires sont désavantagées, car mal armées contre les UV à haute dose. Attention alors aux rides et au cancer de la peau !

Outre sa meilleure réaction aux UV, la peau foncée se protège mieux contre la dégradation de l'acide folique (l'une des vitamines B) induite par le rayonnement ultraviolet en cas de forte irradiation solaire, par exemple à l'équateur. Un déficit en acide folique fait chuter le nombre de spermatozoïdes et accroît le risque de malformation du fœtus. Une couleur de peau adaptée à l'indice d'UV assure donc la survie de l'espèce. Par ailleurs, la mélanine protège aussi du rayonnement infrarouge, cette partie de la lumière solaire à ondes longues qui est chargée de nous réchauffer. L'organisme des personnes à peau foncée est donc moins rapidement en surchauffe, contrairement à celui des individus à peau claire, blanche ou rose, qui supportent particulièrement mal la chaleur et transpirent abondamment. Beaucoup, d'ailleurs, évitent spontanément les bains de soleil.

Ça fonce en haut et en bas

Certaines femmes, enceintes ou simplement sous contraceptifs — oraux, comme la pilule, ou utérins, comme le stérilet hormonal —, voient apparaître sur leur visage de grandes taches brunes. Cela tient au fait que les mélanocytes sont hormono-sensibles. La poussée hormonale associée à l'exposition solaire provoque une pigmentation brune appelée chloasma. Les seules solutions efficaces pour l'éviter ? Choisir une très haute protection solaire, arrêter la pilule, retirer le stérilet ou attendre l'accouchement. Pour les taches récalcitrantes, on peut aussi avoir recours à des crèmes dépigmentantes ou à un traitement au laser.

La sensibilité des mélanocytes aux hormones explique aussi pourquoi la peau des zones génitale et anale est nettement plus foncée que sur le reste du corps : les hormones sexuelles stimulent les mélanocytes. Le phénomène ne se met donc en place qu'à la puberté. Le blanchiment anal et génital — une tendance qui n'intéresse pas seulement l'industrie pornographique — redonne à ces zones l'apparence de celles d'un enfant, chez qui tout est encore rose. Ceux qui y recourent en ont-ils conscience ? Être vraiment viril ou vraiment féminine, c'est annoncer la couleur. Et plus on prend de l'âge, plus la peau en prend de différentes.

Je reçois régulièrement dans mon cabinet des patients qui présentent sur le visage des taches brunes qui leur déplaisent, communément appelées taches de vieillesse. Ma belle-mère est sortie un jour outrée de chez un médecin parce qu'il lui avait dit qu'elle avait, à 40 ans, des taches de vieillesse. Il faut tirer profit des erreurs de ses confrères, voilà pourquoi j'appelle ces taches simplement « taches de soleil » ; de fait, elles ne sont rien d'autre que le résultat de longues années d'exposition, et sûrement de quelques coups de soleil. Les taches de vieillesse, c'est la peau qui proteste et indique que nous avons dépassé depuis longtemps le quota d'UV que la vie nous avait alloué.

Une fois apparues, les taches de vieillesse ne changent plus de couleur. Il en est d'autres en revanche qui foncent en été et éclaircissent en hiver. Je veux parler, vous vous en doutez, des taches de rousseur. D'origine génétique, elles parsèment le visage, les bras ou même le corps des Poil de Carotte de phototype 1, très sensibles au soleil. On rencontre néanmoins aussi, çà et là, des personnes à la peau foncée et aux cheveux bruns avec des taches de rousseur.

La mélanine ne se limite pas à colorer et à brunir la peau, nous offrant une sorte de parasol intégré qui préserve le patrimoine génétique inscrit dans nos cellules. Il lui arrive aussi de colorer des excroissances bénignes, telles que les kératoses séborrhéiques, communément appelées verrues de vieillesse. Comme les taches du même nom, les verrues de vieillesse peuvent apparaître dès l'âge de 35 ans et se multiplieront au fil des ans. Certaines personnes en ont le corps véritablement couvert. Elles s'émiettent quand on se sèche après la douche et elles prennent parfois un aspect dangereusement inquiétant, mais elles ne dégénèrent jamais, contrairement aux grains de beauté.

Après une inflammation, une blessure ou une brûlure, ou lorsqu'on a pressé un bouton, cette sorte d'encre de Chine qu'est notre mélanine passe parfois de l'épiderme au derme, l'étage inférieur. L'application de parfum suivie de l'exposition au soleil peut aussi donner des taches brunes, le plus souvent sur le décolleté, car certains composants des parfums provoquent des inflammations phototoxiques, un peu comme un énorme coup de soleil qui finirait par un super-bronzage.

Cette hyperpigmentation post-inflammatoire explique aussi pourquoi une tache sombre subsiste des mois à la place d'un bouton guéri de longue date. Le pigment qui s'est infiltré dans les couches inférieures n'en ressort pas de sitôt. Les travaux de déblaiement n'avancent pas vite. Ce phénomène nous amène tout droit à nous intéresser à la zone intermédiaire située entre les différents étages de la structure.

2 ENTRE LES ÉTAGES

Nous quittons le premier sous-sol, l'épiderme, pour nous diriger vers le deuxième, le derme. Mais arrêtons-nous un instant pour observer la chape ondulée qui sépare et relie tout à la fois les deux niveaux. Car il s'y passe pas mal de choses !

LES GRAINS DE BEAUTÉ

Dans la terminologie médicale, cette chape s'appelle la membrane basale. Nous y trouvons par exemple d'autres membres de la fratrie mélanocytaire, les grains de beauté, que l'on appelle aussi nævus. Un grain de beauté, c'est un regroupement de mélanocytes ou de nævocytes qui forme comme un nid. Les nævocytes sont les variantes arrondies et flemmardes des mélanocytes. Flemmardes, parce qu'elles ne font rien. Personne ne comprend pourquoi la nature les a inventées ; en fait, personne n'a besoin d'elles.

Les grains de beauté font leur nid juste en dessous de la membrane basale, quelquefois au-dessus. Les plus en surface sont brun clair, les plus profonds sont bleu-gris et les indécis, entre les deux, brun moyen. S'agissant des grandes taches brun clair, les dermatologues parlent de lentigo ou de taches de son.

Nombre de grains de beauté ne se développent ou ne deviennent visibles qu'au fil du temps. Ils ont cabriolé pendant des années au fond des tissus, puis, un beau jour, font surface. Cela se passe généralement avant 30 ans. Quelques-uns peuvent encore émerger pendant la grossesse. Quand on prend de l'âge, certains replongent dans les profondeurs. Ceux qu'on appelle taches de vin ou taches de naissance sont en réalité des taches congénitales.

Les grains de beauté sont des tumeurs bénignes, mais qui peuvent dégénérer en cancer cutané ou en mélanome. Il arrive aussi, malheureusement, que des mélanocytes dégénérés se retrouvent dans l'œil, dans les ganglions lymphatiques, dans l'intestin ou dans d'autres organes internes. Un mélanome peut donc aussi, très exceptionnellement, se développer en dehors de la peau.

AMPOULES, PLAIES ET CICATRICES

Avec un peu d'imagination, on peut se représenter la structure de la membrane basale, entre le premier et le deuxième sous-sol, comme un plateau à œufs en carton alvéolé. Cette construction ondulée solidifie la jonction entre l'épiderme et le derme, situé en dessous, et leur évite de frotter l'un sur l'autre. Nous en mesurons les effets lorsque nous entrons en force dans un jean moulant, marchons avec des chaussures qui serrent ou nous faisons masser le dos : sans cet emboîtement, l'épiderme se décollerait aussitôt en cloquant.

Pourtant, cette membrane constitue également un point faible, un point où des ampoules ont tendance à se développer, comme lorsque nos pieds nus frottent dans les chaussures. Cavité creusée entre l'épiderme et le derme, l'ampoule se remplit de lymphe. Et comme elle est traversée aussi par quantité de fibres nerveuses, une ampoule fait terriblement mal, surtout lorsqu'elle est à vif.

La partie supérieure de l'ampoule se compose bien de toutes les couches de l'épiderme, mais elle est mince et s'ouvrira facilement. Si elle est très gonflée ou qu'elle éclate, les récepteurs sensoriels de la douleur tirent la sonnette d'alarme. Le corps doit être informé que quelque chose cloche, qu'une brèche s'est ouverte par laquelle des bactéries pourraient s'engouffrer, ou même que la lésion menace de s'étendre. Pour prévenir ce dernier cas, il peut être utile d'alléger la pression. Si on met soi-même la main à la pâte, parce que la cloque fait très mal ou qu'elle est très gonflée, prudence ! Pour diminuer le risque bactérien, il faut désinfecter la peau très soigneusement, puis la percer avec précaution à l'aide d'une aiguille chauffée à blanc ou d'une aiguille médicale stérile achetée en pharmacie. Une fois l'ampoule vidée, mieux vaut laisser la peau de dessus en l'état, comme une sorte de pansement naturel fabriqué par le corps. On peut aussi la détacher, là encore avec soin, puis enduire la plaie de pommade désinfectante ou la couvrir d'un pansement « spécial ampoules ». Même chose si la cloque s'est percée d'elle-même…

À propos d'ampoule à vif, une vieille croyance veut que la plaie reste à l'air. Or, pour les ampoules (surtout si la peau du dessus s'est détachée), comme pour les écorchures et les brûlures, il est préférable d'utiliser les produits de soins modernes qui mettent à profit les matériaux cicatriciels endogènes de la lymphe. Adieu les croûtes, vive le traitement des plaies en milieu humide ! Les outils d'aujourd'hui pour ce type de soins s'appellent pansements hydrocolloïdes, hydrogels, alginates ou pansements hydrocellulaires (à base de mousse de polyuréthane). On pourrait parler d'une « peau temporaire de rechange ». Cela empêche la formation d'une croûte, et c'est tant mieux, car une croûte — dure, râpeuse et morte — retarde le processus de cicatrisation en bloquant l'afflux de nouvelles cellules à partir des berges de la plaie. Les pansements ordinaires ne sont pas non plus une bonne solution.

Au contraire, c'est dans un milieu humide laissant passer l'air que se forment au mieux les cellules conjonctives fraîches et pulpeuses qui vont régénérer l'épiderme. Imaginez la partie blessée de la peau comme une petite plante qui réclame des soins : elle poussera mieux et plus vite dans une serre, autrement dit un biotope humide et chaud avec un apport suffisant en oxygène et en engrais bio. Les pansements modernes laissent passer l'oxygène, mais font obstacle à l'entrée de bactéries. Parallèlement, le liquide organique accumulé dessous fonctionne comme un super-engrais bio. Ce mélange détonant provenant des matériaux cicatriciels endogènes contient des cellules immunitaires, des transmetteurs, des protéines et des enzymes qui boostent les cellules épidermiques toutes fraîches.

Notez au passage que tirer ne serait-ce qu'une bouffée de cigarette signe l'arrêt de mort d'innombrables cellules conjonctives toutes fraîches ! On n'en parle jamais, mais fumer provoque des dysfonctionnements importants dans la cicatrisation des plaies.

La galerie des croûtes

Nous autres dermatologues sommes très sensuels. Nous regardons, nous humons, nous palpons. Les croûtes offrent en la matière un champ d'expérimentation optique et tactile unique. Puisque nous en sommes au chapitre des plaies, je vous invite à une petite enquête sur la piste des croûtes.

Les croûtes proviennent du dessèchement des sécrétions qui suintent parfois des plaies. La couleur de la croûte trahit la nature du problème qui pourrait se cacher dessous : une croûte rouge-noir se compose de sang coagulé, elle résulte d'une blessure avec épanchement sanguin. Une croûte jaune clair est le signe du dessèchement d'un liquide interstitiel (sérum, lymphe) qui a coulé de petites vésicules cutanées ou d'ampoules. Ce type de croûte apparaît aussi en cas d'eczéma suintant, c'est-à-dire d'une inflammation du derme. Une croûte qui vire à l'orange ou au jaune miel est le signe d'une infection bactérienne. Elle est alors formée de pus desséché produit par des bactéries extrêmement contagieuses (streptocoques ou staphylocoques), et est aussi appelée impétigo croûteux. Devant une croûte gris-noir, on est en présence d'une nécrose des tissus. Ces croûtes répandent parfois une odeur de putréfaction et sont le signe d'une maladie grave. Elles peuvent apparaître en cas d'inflammation ou d'obstruction vasculaire, voire de zona profond. Si la croûte est au contraire friable et d'un blanc jaunâtre, cela indique que quelques cellules cornées se sont mélangées au liquide sécrété par la plaie. Les dermatologues l'appellent alors simplement une squame.

Cicatrices sans limites

Certaines personnalités, au cinéma surtout, sont devenues célèbres malgré ou à cause de leurs cicatrices. En Allemagne, du XIXᵉ siècle jusqu'à la Seconde Guerre mondiale, il était de bon ton, pour les aristocrates et les universitaires notamment, d'arborer une balafre au visage, témoignage de l'appartenance à une corporation d'étudiants qui pratiquait le duel. De nombreux peuples premiers ont la peau ornée de cicatrices et, dans nos métropoles, les hipsters ont aussi remis la scarification au goût du jour.

Chacun de nous ou presque a une cicatrice quelque part, laissée par un bouton sous-cutané, par la varicelle, par un vaccin ou une intervention chirurgicale, par un accident ou une brûlure. La plupart ne se remarquent pas, mais d'autres sautent aux yeux, trace d'événements traumatisants qui se rappellent ainsi chaque jour au bon souvenir du blessé.

Une cicatrice se forme toujours lorsqu'une portion importante de la membrane basale a été blessée.

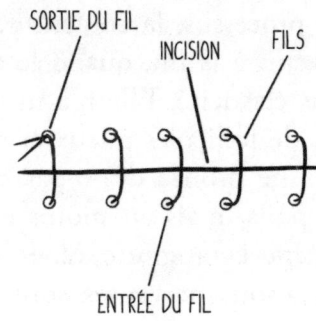

TROIS TYPES DE CICATRICES

① CICATRICE NORMALE

② CICATRICE HYPERTROPHIQUE

③ CICATRICE CHÉLOÏDE

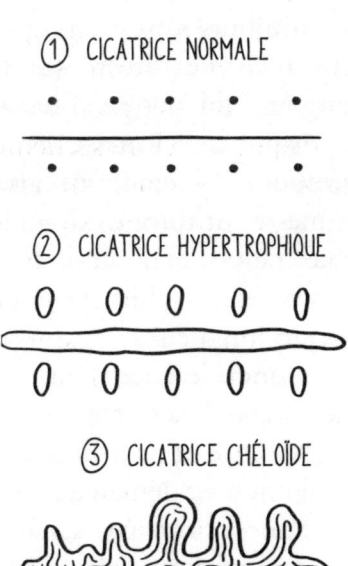

La perte de substance de l'épiderme doit être alors comblée par un tissu de remplacement, qui sera de moins bonne qualité. Dans un premier temps, la cicatrice est rouge. Des vaisseaux sanguins apparaissent à l'intérieur et, comme sur un chantier, livrent les matériaux de construction de la nouvelle cicatrice. Au cours du processus, la couleur pâlit, elle passe du rouge au rose pour devenir à la fin, quand le chantier est terminé, blanche, dure et sans élasticité. Elle n'a ni glandes sudorales ni glandes sébacées, pas de follicules pileux et pas non plus de cellules pigmentaires. Elle ne bronze donc pas comme le reste de la peau et n'a pas de poils, mais au moins elle referme solidement la plaie.

Une égratignure superficielle fait très mal parce que les terminaisons nerveuses sont mises à nu. Prenant très au sérieux leur rôle de système local de détection, elles sonnent le tocsin au moindre bobo, pour prévenir le pire. Pourtant, ce genre de plaie guérit toujours sans cicatrice.

Si la griffure est plus profonde et que l'on aperçoit de petits points de saignement au fond de la plaie, celle-ci ne guérira pas toujours sans cicatrice, car la membrane basale a été percée. On a la vue directe sur l'étage du dessous, sur les vaisseaux sanguins du derme. Plus l'assise basale est endommagée, plus le risque de cicatrice est grand, et si la lésion est vraiment profonde — épiderme arraché, membrane basale détruite —, la messe est dite, c'est la cicatrice assurée. Après une opération, vous rapporterez aussi ce genre de souvenir à la maison, car le scalpel du chirurgien entaille la membrane basale sur une bonne longueur.

Si une cicatrice s'est formée, la douleur est inévitable, soit parce que la cicatrice se remarque, soit parce qu'elle entrave la mobilité d'une articulation, soit encore parce qu'elle est douloureuse, démange, rétrécit, devient dure et sans élasticité. Certaines cicatrices épaississent, se soulèvent et forment un boudin au-dessus de la ligne de suture initiale. Ces cicatrices boursouflées, comme en 3D, les dermatologues les qualifient d'hypertrophiques.

Lorsque la cicatrice continue à évoluer au-delà d'un an, et parfois au-delà même de la limite initiale de la plaie, on parle de cicatrice chéloïde. C'est une tumeur bénigne, certes, mais elle est rouge, épaisse, inflammatoire, et il arrive qu'elle démange parce que les fibres nerveuses qui s'y sont entremêlées renforcent l'inflammation. À l'intérieur de la plaie, il y a surproduction désordonnée de fibres d'une seule sorte ou presque, dont l'élimination n'a pas été prévue. Production massive sans liquidation de stock, le tout piloté par des transmetteurs d'inflammation zélés qui cherchent à se faire remarquer et se donnent inutilement du travail. La tendance à développer des cicatrices chéloïdes a des origines génétiques.

La nature a parfois des réactions bizarres, comme lorsque les trous percés dans les oreilles se mettent à enfler et deviennent de gros pompons rouges. Les bourrelets cicatriciels se forment aussi très facilement après une brûlure, à la suite de boutons d'acné profonds et aussi sur la poitrine, notamment chez les femmes. La pesanteur exerce sur les seins une traction particulière, qui se répercute sur la plaie et semble stimuler fortement l'activité proliférative des cicatrices. C'est le même phénomène au niveau des articulations ou sur les saillies osseuses, chaque mouvement tirant sur la cicatrice. Les tissus chargés de la régénération de la plaie sont ici mille fois plus actifs que dans les autres parties du corps.

Pour améliorer le processus de cicatrisation, on peut, si la cicatrice ne suinte plus, appliquer pendant quelques semaines, voire quelques mois, un gel de silicone ou un pansement siliconé. Sous silicone, la cicatrice s'apaise, sans doute parce qu'elle présume qu'une couche saine est déjà formée au-dessus d'elle. Sous cette couche qui laisse passer l'air, elle emmagasine de l'humidité, ce qui semble l'assouplir.

Dans les zones articulaires, des massages contribueront à lutter contre la rétractation cicatricielle dès que la cicatrice sera à peu près stable, soit au bout de quatre semaines en général. On peut dissimuler les cicatrices blanches par un tatouage ou un maquillage permanent de couleur chair. Pour les cicatrices chéloïdes récalcitrantes, les médecins prescrivent volontiers des pansements compressifs ou tentent de les atrophier par des injections de cristaux de cortisone. Il existe encore diverses méthodes : laser, aiguilles chaudes, froid (jusqu'à −196 °C) et même traitement aux rayons X de faible énergie. La grosse artillerie, quoi ! La seule chose à ne pas faire, c'est d'opérer les chéloïdes, surtout si elles sont post-traumatiques… sous peine d'assister à *Aliens, le retour* !

LES VERGETURES

J'avais 16 ans, j'étais sur la plage et je m'examinais sous toutes les coutures. Ma peau avait pris une jolie couleur sable partout, sauf sur mes mollets, où apparaissaient des lignes blanches verticales plus ou moins ramifiées. Elles me faisaient penser à des vues aériennes du delta du Nil. Je suis restée un bon moment fascinée par ces curieux motifs, puis j'ai été distraite par autre chose et je n'ai plus pensé à ces lignes bizarres… jusqu'à ce que, devenue dermatologue, je voie rappliquer par dizaines dans mon cabinet des jeunes filles en pleine puberté. Gênées. Malheureuses. Désespérées. Elles ne pourraient plus jamais mettre une jupe courte. Elles n'oseraient plus jamais aller à la plage. Mais qu'est-ce qui en empêchait ces jeunes femmes, réellement belles et en bonne santé ? Une tare « énorme » : des vergetures.

D'un coup me revinrent en mémoire mes propres deltas du Nil, auxquels s'étaient ajoutées depuis quelques « fermetures à glissière » blanches sur les hanches. Jamais je n'aurais imaginé me priver de plage pour ça, ni même devoir en être gênée. Cela tenait-il à mon époque, du temps où une femme pouvait arborer impunément vergetures et capitons, et où Photoshop n'était pas là pour redéfinir la beauté ? N'avais-je pas tout simplement une autre perception du corps que ces jeunes créatures ? Avaient-elles le sentiment que personne ne pourrait les aimer et les désirer si elles avaient le moindre défaut ?

Moi qui suis femme et adulte — là, je m'adresse à vous personnellement —, je sais par expérience que les hommes se moquent éperdument de voir si, là ou là, il y a des vergetures ou pas. D'ailleurs, en général, ils ne voient jamais rien. Souvent, ils ne remarquent même pas qu'on a une nouvelle coiffure ou de nouvelles chaussures. L'essentiel, c'est la femme, un être qui leur convient, un corps qui leur parle comme une œuvre d'art totale, peu importent les défauts çà et là. Plus d'une femme voit apparaître des vergetures dans les derniers temps de sa grossesse. Eh bien, beaucoup d'hommes en sont fiers et aiment le ventre distendu de leur compagne avec ses motifs à rayures, ne serait-ce que parce que c'est lui qui abrite l'enfant à venir.

De fait, en matière de vergetures, l'entourage est généralement gentil et bienveillant. Pas de réactions déplacées, pas d'attitudes discriminantes. La plupart des gens ne remarquent pas les vergetures des autres, en tout cas n'en sont pas gênés. Cela ne console pas pour autant les intéressées, qui souffrent terriblement de ce qui leur semble être une tare.

Comme tant d'autres inventions bizarres de la nature, les vergetures sont à première vue inutiles mais très courantes. Vous êtes-vous déjà demandé pourquoi nous avons de chaque côté de la tête ces drôles de trucs voyants, ces coquilles de cartilage souples et sinueuses nommées oreilles, des poils hirsutes au-dessus des yeux que l'on appelle sourcils et au bout des orteils des petites lames de corne dure que l'on baptise ongles ? Sans parler du nombril… Ce trou peu discret en plein milieu du ventre, tantôt rond, tantôt en fente, avec des plis à l'intérieur qui lui donnent des airs d'escargot de Bourgogne, à quoi sert-il une fois qu'on a coupé le cordon ombilical, sinon à ramasser tout ce qui traîne ? Certains, il est vrai, y accumulent aussi un nauséabond mélange de squames, de sébum et de bactéries plus ou moins compact. Mais c'est à peu près tout.

La nature a créé toutes sortes de choses plus ou moins sensées, dont une partie est aujourd'hui dépassée, évolution de l'espèce oblige. Si cette évolution se poursuit, ce sont les ongles de pied que nous allons perdre en premier, car nous n'avons plus besoin de griffes aux orteils pour nous cramponner.

Les vergetures, elles, servent à quelque chose. Notre corps grandit en longueur et en largeur. La croissance en longueur se fait durant les seize à dix-huit premières années de notre vie, mais pour la croissance en largeur, il n'y a pas de limite d'âge. Chez les filles, à la puberté, les hormones féminines, les œstrogènes, provoquent la formation de belles rondeurs sur le ventre, les seins, les jambes et les fesses. Cette liste, qui a des airs de programme de gymnastique pour zones à problèmes, correspond simplement au modèle « femme » dans sa plénitude. Notre peau grandit fidèlement avec nous, elle fait tout pour nous garder notre forme. Grâce aux fibres élastiques du derme (au deuxième sous-sol), elle est extrêmement tonique et souple, et s'étire comme du stretch. Mais, de la même façon que les qualités d'un tissu dépendent de sa fabrication, l'élasticité de notre peau va dépendre de ce que nous ont légué nos parents : selon notre patrimoine génétique, notre peau aura l'extensibilité d'une tenue d'intérieur ou celle d'une toile de veste.

Parfois, la peau se distend un peu trop par endroits, nécessitant alors une sorte de couture de renfort. Lorsque le mollet se muscle trop rapidement, lorsque la poitrine de la femme enceinte passe trop vite du 85B au 95D ou lorsque le tour de taille ne cesse de s'élargir parce qu'un bébé ou une bedaine ont besoin de place, les fibres du derme s'écartent de plus en plus, jusqu'au moment où, trop étirées, elles se déchirent. Le derme se dépêche alors de raccommoder le tissu par des « coutures », afin de stabiliser durablement la zone abîmée. Ces coutures de soutien se voient à travers l'épiderme qui, du fait de l'étirement, s'est aminci. Lorsqu'elle est récente, la vergeture apparaît souvent rouge, comme d'autres blessures avec formation de cicatrice. Bien souvent, nous ne faisons pas attention à cette rougeur et nous nous étonnons un jour de découvrir sur notre peau un nouveau delta du Nil, blanchi par le temps telle une vieille cicatrice.

Les lignes en long indiquent que la peau a été étirée vers les côtés, les lignes en travers signalent une croissance en longueur exagérée et trop rapide. Certains ont la malchance d'avoir des stries très nombreuses, très larges, très rouges, voire pourpres, et entre elles une peau flasque, affaissée comme un vieux ballon dégonflé. Quand doit-on passer d'un constat normal à un diagnostic plus sévère ? La frontière est floue.

Des vergetures rouges peuvent être le signe d'une prise prolongée de cortisone ou d'une maladie appelée syndrome de Cushing, causée par une sécrétion excessive de cortisol dans les surrénales. Produite en trop grandes quantités, cette cortisone endogène amincit la peau et la fragilise, ce qui accélère la formation de vergetures. Lorsqu'elles sont très marquées, une analyse du taux de cortisol dans le sang peut s'avérer utile.

Il est possible de limiter la formation des vergetures, pendant la grossesse par exemple, avec des massages par pincements. Ça marche comment ? On prend une crème ou une pommade grasse, dans laquelle le pharmacien peut incorporer un peu d'huile d'olive. On n'utilise en aucun cas de l'huile pure pour masser, car elle s'associerait aux précieux lipides de la barrière cutanée, les éliminerait et dessécherait la peau. Une crème de soin grasse n'a pas cet effet. On plonge le pouce et l'index dans le pot, puis on saisit entre ces deux doigts bien enduits un petit bourrelet de graisse sur le ventre ou les hanches. On malaxe ce petit rouleau, on le tire un peu vers le haut, puis on le laisse retomber en le faisant claquer, et on passe au bourrelet suivant. Le massage est à faire dans toutes les zones où la peau menace de se distendre. Si on veut que la peau ait assez de matériaux pour fabriquer des fibres élastiques, il faut aussi veiller à l'équilibre des micronutriments présents dans le sang. Le médecin généraliste peut facilement contrôler ce paramètre et, le cas échéant, ajuster l'équilibre par un changement d'alimentation ou des compléments alimentaires.

Il existe aussi des techniques qui peuvent améliorer les vergetures à défaut de les faire disparaître complètement. Ce sont le micro-needling par micro-aiguilles, avec rouleau ou tampon, la radiofréquence, par émission de chaleur avec aiguilles en or, et le laser. La chaleur détruit en profondeur les structures de protéines des cicatrices.

La chaleur du laser peut aussi estomper les vaisseaux sanguins rouges qui transparaissent sous les vergetures. Si en revanche la peau est très distendue et relâchée, seul le chirurgien peut la retendre en coupant simplement le surplus. Les marques des stries demeurent toutefois visibles, et ne pourront être atténuées que progressivement par des traitements de longue haleine s'étalant sur des mois, voire des années.

3 AU DEUXIÈME SOUS-SOL, LE DERME

Au deuxième sous-sol se trouve donc le derme, avec lequel nous avons fait connaissance à propos des cicatrices et des vergetures. C'est la partie de la peau que nous appelons cuir chez nos amis les bêtes, celui dont on fait les sacs, les chaussures ou les canapés. Chez l'homme, ce « cuir » confère à la peau sa bonne résistance et son élasticité. Il abrite le système de climatisation de notre peau, et même de tout notre corps. En agissant sur l'irrigation sanguine, le gigantesque réseau de vaisseaux qui le traverse, un peu comme un chauffage au sol, régule le dégagement de chaleur du corps. Lorsqu'il est urgent de nous rafraîchir, les glandes sudorales s'activent pour produire du froid par évaporation, en déversant sur la peau le liquide qu'elles sécrètent. Si au contraire nous devons nous réchauffer, la peau baisse d'un cran le niveau d'irrigation superficiel et se dépêche de tout envoyer dans les profondeurs du corps. Enfin, et ce n'est pas la moindre de ses fonctions, le derme abrite une sentinelle essentielle de notre système immunitaire.

LA CENTRALE DE SÉCURITÉ ET DE RENSEIGNEMENT

Contrairement à l'épiderme, tout mince, le derme affiche quelque 2 millimètres d'épaisseur. C'est un gage de solidité pour notre peau, car en plus il est bourré de fibres de tissu conjonctif. Ce sont des fils de protéines résistants, quasi indéchirables et entourés de fibres rétractiles spiralées qui permettent à la peau de revenir à son état initial quand on tire dessus. Malheureusement, la peau se relâche au cours de la vie. Phénomène de vieillissement naturel, d'une part, mais aussi phénomène provoqué lorsqu'on s'expose à des facteurs d'accélération du vieillissement : soleil, cabines UV, cigarette, stress, mauvaise alimentation, manque de sommeil et d'exercice détruisent nos fibres élastiques à vitesse grand V.

Si vous avez plus de 35 ans, ou peut-être même l'âge de la retraite, regardez votre visage dans un miroir et comparez-le avec vos fesses. Au cours de votre vie, sauf si vous êtes adepte du naturisme ou des séances d'UV, elles ont rarement vu le soleil. Et si vous ne fumez pas comme un pompier, vos deux demi-lunes ne devraient montrer que des signes de vieillissement naturel. Votre paire de joues, en revanche, est régulièrement à l'air depuis votre naissance, donc exposée aux UV. Là, vous pouvez donner un avis particulièrement expert sur le photovieillissement.

Je vois beaucoup de mes patients déshabillés, et je suis toujours étonnée de l'énorme différence d'âge entre leur visage et leurs fesses. La peau des fesses est le plus souvent lisse, blanche, sans taches ni rides, même chez les personnes âgées. Le visage, lui, est souvent couvert de petites rides, y compris chez des patients âgés de 30 à 40 ans ; plus tard apparaissent les taches brunes, les veinules, les rides profondes, les chairs affaissées et, parfois même, pendantes. Si on est abonné aux cabines UV depuis la puberté, il n'est pas rare à 30 ans d'avoir une peau qui rappelle un gant de cuir. Figée, épaissie, elle a nettement perdu de son élasticité. Cela se voit d'abord sur la peau fine de la paupière inférieure, particulièrement délicate, que les ravages des UVA, naturels ou artificiels, atteignent plus profondément que toute autre partie du visage.

Pour mesurer le degré d'élasticité restant dans cette zone, il suffit de faire le test suivant (sans pitié, je vous l'accorde) : tirez la paupière vers le bas en la décollant du globe oculaire, puis relâchez d'un coup sec. Alors ? La paupière se recolle-t-elle instantanément contre l'œil ? Si oui, bravo, vous êtes encore dans le vert ! S'il lui faut un moment, voire un bon moment (2 secondes ou plus), vous avez sans doute été victime d'un accélérateur de vieillissement.

Hormis sa fonction régulatrice pour la température du corps, le derme a d'autres champs d'action : il alimente la peau en oxygène et en substances nutritives, transmet des informations importantes à notre cerveau et soutient notre système immunitaire.

Capillaires : ouvrez les vannes !

Vous vous êtes sûrement déjà écorché. Si vous avez alors aperçu une couche blanche, ferme, avec de minuscules points rouges, c'est que vous aviez entaillé le derme. Dans ce cas, les parties ondulées sous la membrane basale sont mises à nu, ainsi que les plus petits de nos vaisseaux sanguins, les capillaires. Imaginez-les comme un réseau de tuyaux d'arrosage qui s'étendent et se ramifient. Certains sont bien remplis de sang, d'autres, contractés, en reçoivent moins. Le tout est piloté par des coussinets gonflables qui entourent les tuyaux comme des sortes de manchons et régulent la quantité de liquide admise dans chaque tuyau. Si les manchons s'ouvrent, le sang peut affluer partout généreusement. S'ils se gonflent au maximum, au contraire, ils rétrécissent l'entrée du tuyau et empêchent le sang d'y pénétrer.

Les plus petits de ces tuyaux sont les capillaires. Ils mesurent de 5 à 10 micromètres de diamètre (1 micromètre = 0,001 millimètre). À titre de comparaison, le diamètre moyen d'un cheveu est de 80 micromètres. Les capillaires relient les tuyaux d'approvisionnement, les artères, aux tuyaux d'évacuation des déchets, les veines.

Les artères livrent à tous les organes et à la peau du sang frais, rouge clair, enrichi en oxygène, qui vient du poumon en passant par le cœur. Les capillaires le font monter par des méandres abrupts en direction de l'épiderme et, à travers de minuscules failles, déposent dans le derme de l'eau, de l'oxygène et des éléments nutritifs (acides aminés, oligoéléments, médiateurs et vitamines). En retour, ils récupèrent et emmènent du gaz carbonique et des déchets chimiques provenant du métabolisme cellulaire. Un peu comme un lave-linge qui introduit de l'eau fraîche dans la machine et évacue l'eau sale en fin de cycle. Le sang vicié, pauvre en oxygène, retourne par les veines au cœur, puis au poumon, pour y être recyclé. Il en repart réoxygéné, le foie et les reins purifient le reste.

À certains moments toutefois, le corps trouve plus urgent de se protéger du froid ou de la chaleur que de s'occuper de nourrir les cellules cutanées. La température interne du corps doit en effet toujours se situer autour de 36,8-37 °C, sinon les différents organes ne peuvent plus bien fonctionner, et l'organisme a des problèmes. Lorsqu'il fait très chaud dehors, nous risquons la surchauffe, mais s'il fait très froid, c'est l'hypothermie qui guette. Il nous faut brancher vite fait notre climatisation personnelle et évacuer de la chaleur s'il fait trop chaud, ou en emmagasiner s'il fait froid.

Nous avons à cet effet dans le derme des fibres nerveuses, sortes de petits thermomètres, qui envoient au cerveau, par les nerfs et la moelle épinière, des impulsions plus ou moins rapides selon la météo. La température, nous la mesurons par contact avec des objets solides, mais aussi dans l'air ou les liquides : sauna brûlant, eau froide, corps chaud d'une autre personne, vent desséchant du désert ou rayons chauds du soleil. Le cerveau abrite un thermostat dans l'hypothalamus, cette centrale qui régule la température, l'activité sexuelle, la circulation sanguine, le boire et le manger ainsi que le rythme jour-nuit. Le thermostat mesure la température du sang entrant et reçoit en même temps des signaux émanant du corps et de la peau, en fonction de quoi il distribue ses ordres à la circulation cutanée et lui indique la quantité de chaleur à fournir.

Rester cool en hiver

Par temps froid, les coussinets se gonflent tellement que la circulation capillaire est presque paralysée. Toute l'irrigation sanguine de la peau est réduite, car le sang doit être redirigé au plus vite vers l'intérieur du corps, sous peine de voir la température interne du corps baisser de manière excessive du fait d'un trop grand afflux de chaleur en surface. La peau est alors moins oxygénée, ce dont elle s'accommode assez bien pour un temps. Si en revanche le thermomètre reste bas ou continue à chuter, les extrémités — nez, oreilles, doigts et orteils — sont en danger.

Spontanément, on a tendance à penser que seules les températures négatives peuvent endommager la peau, mais des engelures apparaissent en fait vers 4 °C. Cette température, normale pour un réfrigérateur, suffit à réduire l'irrigation de manière radicale. Résultat, la peau s'enflamme et se boursoufle.

De manière générale, la peau est parfaitement capable de s'adapter au froid. Bien sûr, elle se dessèche un peu l'hiver parce que le chauffage intérieur et l'air sec du dehors entraînent une plus grande perte d'eau, mais il n'est pas obligatoire de plonger aussitôt la main dans le pot de crème, sauf si on a l'impression que la peau ne s'en sortira pas toute seule. On ne devrait utiliser une crème hydratante que le soir au coucher, et uniquement si c'est indispensable, si on a tendance à avoir la peau très sèche. Si on applique une crème hydratante avant de sortir par un froid de canard, on s'expose à des gelures à cause de la forte proportion d'eau qu'elle renferme.

Ces gelures laissent pendant des semaines de vilaines et douloureuses indurations, avec des tissus gonflés et endoloris, et une peau qui prend une couleur rouge violacé. Une crème dont la composition affiche « hydra... » ou « aqua... » ne doit être utilisée, dans la mesure du possible, qu'à l'intérieur ou quand il fait chaud. Par temps froid, mieux vaut une pommade non hydratante.

J'ai employé sciemment le mot « pommade », car les crèmes contiennent toujours beaucoup d'eau, alors que les pommades n'en contiennent quasiment pas.

Le dessèchement de la peau en hiver a encore une autre cause majeure. Nous disposons de deux sources de lipides cutanés : ceux qui sont contenus dans la barrière de la couche cornée et le sébum sécrété par les glandes sébacées. Celles-ci sont nombreuses sur la tête, les oreilles et le visage, en particulier sur la fameuse zone T, c'est-à-dire le front, le nez et le menton. Les pauvres lèvres, elles, n'ont pas de glandes sébacées qui leur soient propres et ont donc absolument besoin des lipides fournis par les glandes sébacées alentour. Le sébum se comporte à peu près comme du beurre. Quand il fait bien chaud, le sébum coule des pores en microgouttelettes. Comme le beurre, qui se tartine facilement lorsqu'il est à température ambiante, les gouttelettes s'étalent sur le visage. À basse température en revanche, le sébum durcit, et donc s'étale moins bien. La peau devient sèche, surtout celle des lèvres qui, n'étant plus lubrifiées, se dessèchent et gercent. Si en plus on passe sans arrêt la langue dessus, c'est encore pire, puisque cela veut dire encore moins de gras et encore plus d'eau, et par conséquent un risque accru de gelures.

On entend souvent dire que les glandes sébacées cessent complètement de fonctionner lorsqu'il fait froid. Pourtant, elles sont profondément implantées dans le derme, il n'y a donc aucun risque que la production de sébum s'arrête. Cela se voit d'ailleurs au fait que l'acné ne guérit pas l'hiver, pas plus que la dermite séborrhéique favorisée par une surproduction de sébum. Au contraire, l'un et l'autre prospèrent particulièrement en hiver, car l'effet anti-inflammatoire du rayonnement solaire disparaît. Avec ses rayons ultraviolets, le soleil parvient souvent à combattre les inflammations cutanées aussi bien qu'une crème à la cortisone. Cet effet, on sait le mettre à profit pour le traitement des eczémas atopiques et du psoriasis sur les rives de la mer Morte et dans les cabines UV médicales.

La peau ivre de sang

Dans une atmosphère très chaude, celle d'un sauna par exemple, les thermorécepteurs de la peau tirent le signal d'alarme : « Attention, danger de surchauffe ! » Les vannes s'ouvrent, le nerf parasympathique (nerf de la détente) dilate les vaisseaux sanguins et le sang afflue dans les vaisseaux cutanés. C'est ce qui nous fait rougir quand nous avons très chaud. Au sauna, on voit même apparaître sur les jambes des motifs réticulés rouges. Notre corps peut ainsi évacuer de la chaleur vers l'extérieur, tandis que les glandes sudorales sont activées pour produire du froid par évaporation à la surface de la peau.

Ce renforcement de l'irrigation en cas de chaleur extérieure s'observe aussi dans les inflammations internes : les cellules du système immunitaire et les anticorps peuvent ainsi arriver en plus grand nombre sur le site du foyer inflammatoire. En l'occurrence, ce sont les médiateurs produits par l'inflammation qui activent l'irrigation sanguine.

La présence de points ou de taches rouges sur la peau n'est malheureusement pas toujours aussi bénigne qu'après une séance de sauna. Ces marques peuvent aussi venir d'épanchements sanguins, dus à une allergie, par exemple, ou causés par une vilaine piqûre d'insecte particulièrement toxique : la réaction crée des lésions dans les vaisseaux et d'infimes quantités de sang peuvent ainsi suinter dans le derme. Ce genre d'hémorragie peut aussi se produire quand on vomit tripes et boyaux, et que cela déclenche une énorme pression dans la tête. Ces petits saignements sous forme de points peuvent donc être le signal qui alerte sur une grave inflammation des vaisseaux sanguins, une réaction immunitaire, une éruption virale avec lésions vasculaires, une thrombose veineuse aux jambes ou toute autre forme de surpression. Les experts de la police judiciaire et les médecins légistes sont capables de déterminer, en observant les hémorragies sur la tête d'une victime, si elle est morte étouffée ou étranglée.

Vous découvrez une rougeur sur votre corps et vous voulez savoir s'il s'agit d'une augmentation bénigne de l'irrigation sanguine ou d'un saignement vasculaire plus dangereux ? Faites ce test simple : prenez un verre transparent et appuyez-le fermement à l'endroit incriminé. Si la rougeur disparaît facilement sous la pression, il s'agit simplement d'une augmentation de l'irrigation sanguine. Sinon, il y a eu hémorragie. Une visite chez le médecin est conseillée.

La lymphe, espionne
au service du système immunitaire

À côté de notre climatiseur endogène, le système vasculaire, le derme abrite un grand réseau interstitiel de vaisseaux extrêmement fins, les vaisseaux lymphatiques. Le système immunitaire utilise ce réseau à des fins d'espionnage et peut, en cas de besoin, envoyer des troupes de reconnaissance ou même carrément des forces spéciales.

La lymphe est un liquide translucide légèrement jaune issu des vaisseaux sanguins. Elle transporte à travers les tissus les globules blancs, unités de combat de notre système immunitaire, nos munitions dans la lutte contre l'ennemi. Ainsi, les agents pathogènes sont « arrêtés » par la lymphe sur les lieux mêmes de leur infiltration — une plaie, par exemple — et emmenés à la centrale, les ganglions lymphatiques. Là, ces intrus hostiles sont occis par des lymphocytes T (les cellules tueuses) et des phagocytes (les dévoreuses), secondés par des munitions d'anticorps. Des armées entières de lymphocytes sont lancées sur l'ennemi et essaiment, afin que d'autres envahisseurs puissent être rapidement détruits, voire mis hors d'état de nuire dès qu'ils franchissent l'entrée.

Les ganglions lymphatiques, dont la forme fait penser à un haricot, sont répartis partout dans l'organisme. Il existe quelques grands nœuds lymphatiques et une kyrielle de ganglions superficiels. On les sent parfois lorsqu'ils sont activés, notamment derrière l'oreille, sous les aisselles et dans l'aine. Ils sont alors un peu plus gros, et souvent douloureux. Lorsqu'on se rase le pubis, on provoque des microlésions par lesquelles des bactéries peuvent pénétrer dans les tissus. Elles sont immédiatement détruites dans un ganglion nerveux de l'aine, qui devient parfois plus palpable.

Des cellules cancéreuses migrantes peuvent aussi envahir les ganglions lymphatiques qui filtrent la lymphe, y rester, s'y fixer et se propager. Ces métastases en transit peuvent faire notablement grossir les ganglions, tout comme les « cancers » des lymphocytes, les lymphomes. C'est ce qui inquiète tant de gens lorsqu'ils sentent une grosseur à la palpation.

En réalité, un ganglion enflé par réaction est plutôt bon signe. Cela montre que le corps réagit sainement. Les ganglions bénins gardent leur forme de haricot, et on peut les faire rouler entre les doigts.

Les ganglions cancéreux, eux, sont plutôt ronds en général et ne sont pas douloureux à la pression. Un ganglion enflé qui ne régresse pas au bout de trois semaines doit en tout cas inciter à consulter un médecin.

PEAU-CERVEAU : FIBRES NERVEUSES, RÉFLEXES, DOULEUR ET POILS DRESSÉS

Le fonctionnement du détecteur de mensonges est la preuve parfaite du lien entre peau et système nerveux. Celui qui ment est en situation de stress. Même s'il parvient à garder son visage impassible, il sécrète une petite dose de sueur d'angoisse qui modifie momentanément la conductibilité électrique de sa peau. Piégé !

Ce fonctionnement commence au stade embryonnaire, puisque la peau et le système nerveux se développent à partir des mêmes couches cellulaires. Pour le nouveau-né, l'expérience sensible du monde par le contact de la peau est vitale. Au XIIIᵉ siècle, l'empereur Frédéric II de Hohenstaufen aurait fait mener une effroyable expérience sur des nourrissons orphelins : ils étaient nourris et maintenus propres, mais privés de toute affection ; tous moururent de ce manque d'amour, de l'absence de chaleur protectrice et de contact physique. L'importance de ce contact pour les bébés est aujourd'hui bien connue. Les prématurés, par exemple, se développent mieux si on les pose régulièrement sur la peau nue de leurs parents au lieu de les laisser tout le temps en couveuse.

Pourquoi les caresses sont-elles si agréables ? Pourquoi a-t-on la chair de poule quand on nous gratouille le dos ? Et pourquoi la légère douleur d'une griffure ou d'un pincement est-elle si voluptueuse ?

Réponse : notre peau est l'avant-poste de notre cerveau, un poste dont la majeure partie se trouve au deuxième sous-sol, dans le derme. Les écoutes, l'espionnage, la transmission d'informations, tout cela passe par des cellules, par des fibres nerveuses et par des transmetteurs, éléments constitutifs de notre système nerveux, central et périphérique. Le système nerveux périphérique se divise à son tour en système nerveux volontaire et système nerveux végétatif, sur lequel notre volonté a si peu de prise qu'on le qualifie d'autonome. Il continue à travailler même si on est dans le coma, et régule la respiration, la circulation sanguine, la digestion, le sommeil, la transpiration, l'ouverture pupillaire, les organes sexuels et le métabolisme. Le système nerveux autonome a trois composantes : le système nerveux sympathique, le système nerveux parasympathique et le « cerveau du ventre », c'est-à-dire le système nerveux viscéral. Les deux premiers, sympathique et parasympathique, sont deux systèmes adverses. Le sympathique ne rêve que performance et vitesse, est en alerte vingt-quatre heures sur vingt-quatre et se tient toujours prêt à la fuite. Le parasympathique se la joue beaucoup plus cool, il aime se la couler douce, se reposer, prendre son temps, digérer, décompresser.

Notre système nerveux global ressemble à un circuit électrique. Les câbles, ce sont nos fibres nerveuses, et le poste de commutation, c'est notre système nerveux central, cerveau et moelle épinière. On peut imaginer la moelle épinière comme une grande autoroute de l'information, qui permet d'établir la communication entre le cerveau et les stations de mesure du corps humain : peau, organes, muscles, articulations, os, tous alimentés par le système nerveux périphérique.

Bon nombre de nos actions sont pilotées activement et consciemment par le cerveau. Les mouvements volontaires de la main ou des jambes, par exemple, sont le résultat d'une décision du cerveau. La décision prise, notre centre de commandement envoie l'ordre correspondant aux organes d'exécution. Nous désirons serrer la main de quelqu'un parce que notre cerveau estime que c'est poli et approprié à ce moment-là ? Nous tendons le bras, ouvrons la main et saisissons celle de notre vis-à-vis, puis nous exerçons une pression bien déterminée selon que nous voulons avoir l'air doux ou décidé. En retour, le cerveau enregistre tout : si la main a bien fait son travail, si le toucher était agréable, si ça s'annonce bien et, naturellement, si l'effet recherché a été atteint. Toutes ces informations, il les obtient grâce au service de renseignement composé des capteurs et des stations de mesure des organes sensoriels, dont la peau fait partie intégrante.

Par de petits récepteurs — des capteurs répartis dans l'ensemble de sa structure —, la peau enregistre toutes les données possibles venant de l'environnement : stimuli de contact, de pression, de vibration, de température, de douleur. Dans la poignée de main, nous ressentons aussi la pression de la main que nous serrons. Nous sentons les vibrations du geste, nous sentons si notre vis-à-vis a la main sèche, moite, collante, froide ou chaude. Par un grand réseau de fibres nerveuses qui se trouvent à l'intérieur du derme, toutes ces informations sont transmises au système nerveux central, qui les traite, puis renvoie à l'organisme et à la peau les impulsions adaptées à la réaction. Quand les mains ont été assez malaxées, le cerveau met fin à l'opération par un nouvel ordre : « Mission accomplie ! »

Peau et cerveau sont ainsi dans un système d'échange très intime, conscient et inconscient. Le système nerveux végétatif est celui qui règle la contraction et la dilatation des vaisseaux sanguins cutanés, fait se dresser nos poils quand nous avons la chair de poule et active nos glandes sudorales, pour ne citer que quelques exemples.

Parfois cependant, nous n'avons pas le temps d'intégrer le cerveau dans le circuit, le trajet jusqu'à lui est trop long. Le temps qu'il soit informé et qu'il réagisse, il pourrait être trop tard. Pour ces cas-là, il y a les réflexes de protection. Pilotés directement par la moelle épinière, ils interviennent beaucoup plus vite. Nous en avons besoin lorsqu'il nous arrive d'avaler de travers : là, c'est le réflexe de toux qui se met en place, voire, plus expéditif encore, le réflexe vomitif. Même phénomène avec la fermeture réflexe de la paupière quand un insecte manque de nous rentrer dans l'œil.

Notre peau ne serait pas aussi apte à défendre son poste si elle n'avait pas à offrir un réflexe important en propre : le réflexe de retrait. Il se déclenche à la chaleur ou à la douleur. La douleur a une fonction majeure d'alerte pour notre organisme. La douleur cutanée est provoquée par la chaleur, le froid, une blessure, un acide, une solution alcaline, une pression, une inflammation ou un poison. Nos récepteurs sensoriels de la douleur ne sont pas facilement excitables et ne réagissent que si le stimulus est assez fort. La sensibilité des récepteurs est « bricolée », c'est-à-dire modifiée et adaptée, par des messagers provenant des tissus.

Lors d'une inflammation de la peau, des dents ou de tout autre endroit du corps, les tissus commencent à s'acidifier et des neurotransmetteurs se répandent en quantité phénoménale. Cela abaisse notre seuil de douleur, c'est-à-dire que nous devenons encore plus sensibles. Il arrive même que l'on ait mal partout dans le corps, jusqu'à la racine des cheveux, ce sont les « courbatures ». Notre corps, pour limiter les dégâts, nous force alors à nous mettre au lit et nous exhorte à prendre le temps de guérir.

Lorsque les récepteurs sensoriels de la douleur, ou nocirécepteurs, flairent un danger, ils envoient très rapidement au système nerveux central des messages d'alerte du genre : « Attention, douleur dans la cuisse gauche ! » ou « Gaffe, brûlure en vue à la main droite ! » La réaction ne se fait pas attendre : nous retirons la main, sautons de côté, esquivons la menace. Cette réaction réflexe ne passe pas par notre conscience. L'information transmise en urgence sur la douleur et le danger déclenche au niveau de la moelle épinière un réflexe d'évitement ultrarapide. Ce n'est qu'un instant plus tard qu'elle arrive au cerveau, qui se creuse alors la cervelle pour trouver des mesures préventives et des stratégies d'évitement supplémentaires.

De plus, dès qu'il est question de douleur, notre psyché n'arrête pas de mettre son grain de sel. Son échelle d'évaluation, qui lui est tout à fait personnelle, est fonction des expériences douloureuses traversées au cours de la vie. Il existe en effet une mémoire de la douleur où sont stockées les expériences passées. Chez quelqu'un qui a longtemps souffert, violemment, il suffit d'une douleur légère pour rouvrir tous les fichiers. C'est la raison pour laquelle les spécialistes recommandent d'administrer des calmants assez rapidement, sans attendre qu'il n'y ait plus rien à faire, et même d'en donner une petite dose préventivement, pour que le corps n'ait même pas à faire l'apprentissage de la douleur. On diminue ainsi le risque de devenir de plus en plus sensible à la douleur et de devoir sortir une artillerie de plus en plus lourde, juste pour l'apaiser un peu.

Les expériences douloureuses (physiques ou psychiques) aboutissent à des cicatrices invisibles dans notre psyché et affaiblissent notre organisme. En outre, la manière dont un enfant a vécu la douleur, avec ses parents, ses grands-parents ou à l'école maternelle, joue un grand rôle. Est-ce que de l'angoisse s'y ajoutait ? Avait-il ordre d'ignorer la douleur, au prétexte qu'un grand ne pleure pas ? Si cette expérience a été source dans l'enfance de plus d'attention, de réconfort, d'amour que d'autres situations et états émotionnels, on aura tendance à davantage manifester que l'on souffre.

Le médecin est régulièrement témoin de la diversité des réactions de ses patients à la douleur, à une piqûre par exemple. Leur tolérance varie en fonction de leur caractère (stoïque, héroïque, nerveux, hystérique, masochiste, peureux), de leurs origines, chaque société ayant sa propre culture de la douleur, et de leur niveau de stress personnel. J'ai vu des malabars tatoués et piercés, dotés de muscles énormes, se révéler particulièrement sensibles à la douleur et faire un malaise pour une simple injection…

Chez certains, la vue d'une seringue suffit à déclencher la panique. On commence à se faire tout un film dans la tête, on se contracte et on attend le sale moment où l'aiguille va s'enfoncer. Aïe, aïe, aïe ! Ça va faire mal ! En tant que médecin, on use alors d'un truc très simple, qui repose sur l'observation suivante : quand on s'est fait mal, on se frotte ou on se masse à l'endroit de la douleur. C'est un réflexe. On appelle ça l'anesthésie par pression. Le stimulus provoqué par le frottement de la peau couvre celui de la douleur, que du coup on ressent moins. Ainsi, lorsque j'administre un vaccin ou que je fais une injection intramusculaire, je malaxe un peu l'endroit où je vais piquer, si bien que le patient sent à peine quand j'enfonce l'aiguille. Il est alors persuadé que j'ai un vrai don pour les piqûres.

Tous sens dehors

En cas de danger sérieux, comme la menace d'une douleur, il faut des fibres nerveuses hautement conductibles, capables d'envoyer l'information au système nerveux central à vitesse grand V. Pour des sensations moins urgentes, le système nerveux n'est pas obligé de se mettre en quatre, il a le temps de communiquer calmement et posément au cerveau la nature des stimuli. Ainsi, les sensations de contact, de pression, de vibrations ou de température, mais aussi les douleurs plus sourdes, moins violentes, utilisent des fibres nerveuses plus lentes.

Quant à la vitesse du flux d'informations entre la peau et le cerveau, « lent » représente de 0,5 à 2 mètres par seconde, et « ultrarapide », quelque 90 mètres par seconde. Mais avant, pour que les stimuli puissent être enregistrés, il y a, disséminées partout à chaque étage de la peau, d'innombrables terminaisons nerveuses libres, semblables à des antennes. À certains endroits, on en compte jusqu'à 200 au centimètre carré. Ces capteurs mesurent les stimuli douloureux provoqués par la température (au-dessus de 45 °C ou au-dessous de 10 °C) ou par des actions mécaniques ou chimiques, et prennent aussi la mesure d'à peu près tout ce qui leur tombe sous le récepteur. Ils notent qu'aujourd'hui encore notre ceinture nous serre affreusement, ils enregistrent des choses aussi inattendues que l'état de nos cheveux lorsqu'on vient de les coiffer ou que le vent les a ébouriffés. Pour ce faire, les capteurs repèrent la position du cheveu dans sa racine pilaire et transmettent ensuite l'information concernant l'aspect qu'il a sur notre tête.

On sait aujourd'hui que certaines terminaisons nerveuses afférentes répandent des substances dans les tissus, et ce en plus de leur travail de transmission standard. Ces substances vivent leur vie incognito ou presque. En véritables agents doubles, elles participent à des opérations parallèles, telles que le déclenchement d'une inflammation dans les tissus. Elles redistribuent les cartes dans le système immunitaire, introduisent des leucocytes, des macrophages et des polynucléaires, et amènent les mastocytes situés dans les tissus à répandre d'autres transmetteurs, tels que l'histamine et la substance P, qui déclenchent démangeaisons, sensations de brûlure et gonflements. Tous les neurotransmetteurs

DES CAPTEURS DANS LA PEAU

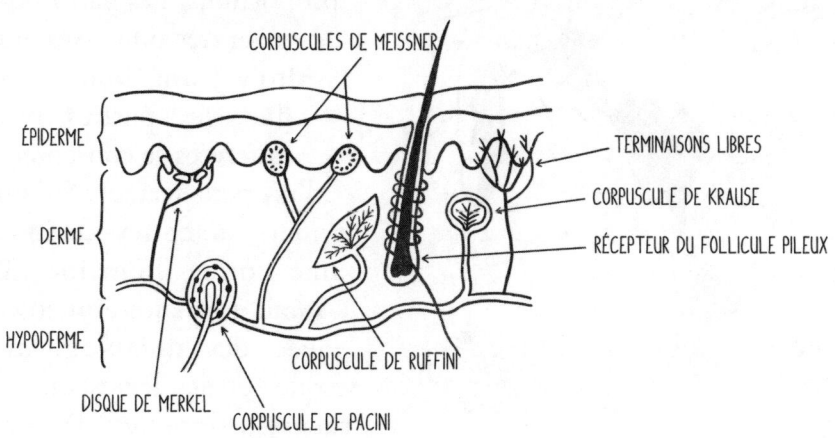

67

sont loin d'avoir été identifiés et étudiés, mais de nombreuses maladies de peau sont provoquées très précisément par les activités de ces nerfs et entretenues par les inflammations qui en découlent.

À ces capteurs des terminaisons nerveuses s'ajoute toute une série de détecteurs cutanés variés, aux noms impressionnants et énigmatiques, qui sont plantés dans le tissu comme des petits épis reliés aux fibres nerveuses par des pédoncules.

TYPE DE RÉCEPTEUR	FONCTION	EMPLACEMENT
Disques de Merkel	Pression, contact	Base de l'épiderme
Corpuscules de Meissner	Pression, contact, « tact »	Partie supérieure du derme
Corpuscules de Ruffini	Étirement	Milieu du derme
Terminaisons libres	Contact, température, douleur	Épiderme, ensemble du derme
Corpuscules de Pacini	Vibration	Hypoderme

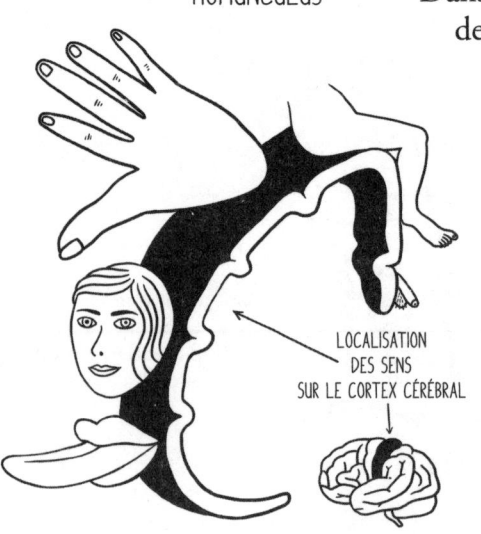

HOMUNCULUS

LOCALISATION DES SENS SUR LE CORTEX CÉRÉBRAL

Dans notre cerveau, chaque partie de notre enveloppe cutanée est représentée sans respect des proportions. Les parties de la peau très innervées ont droit à une zone étendue, les parties peu innervées se contentent d'un petit secteur. Si l'on donnait au cortex cérébral une forme humaine, il aurait des mains immenses avec des doigts gigantesques et des lèvres monstrueuses. Car c'est là que les sensations sont le plus intenses. Notre légendaire doigté s'explique par la présence de 2 500 récepteurs au centimètre carré à l'extrémité des doigts. Ce monstre de foire qu'abrite notre cerveau, les médecins l'ont baptisé d'un nom latin qui veut dire « petit être humain », *homunculus.*

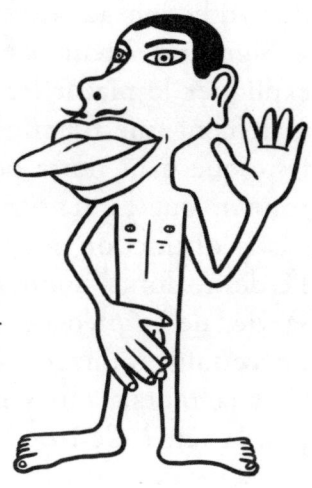

Au Moyen Âge, lorsqu'on a commencé à imaginer pouvoir créer artificiellement la vie par l'alchimie ou la médecine, l'homunculus symbolisait en gros le démon de la science. Après des apparitions diverses en littérature et dans la culture, il a trouvé une nouvelle gloire dans les années 1950 grâce aux neurosciences, comme métaphore de l'attribution de certaines parties du corps à certaines aires du cerveau.

Hormones : des sado-maso aux peace-and-love

La douleur n'est pas toujours investie négativement : elle peut aussi être ressentie comme agréable, nous l'apprenons d'ailleurs dès notre tendre enfance. Les enfants adorent se martyriser un peu, pincer, mordre, triturer et se bagarrer. Ils aiment aller jusqu'à la limite de la douleur et parfois même au-delà, un jeu qui à l'âge adulte garde encore tout son attrait.

Dans le cerveau, le centre de la douleur est tout près de celui du plaisir. Les stimuli externes sont traités par les deux aires cervicales. Quand il ressent une douleur, le corps sécrète de l'adrénaline, l'hormone du stress et de la fuite, ainsi que des substances antidouleur. Ces opioïdes calment la sensation douloureuse et rendent euphoriques. C'est le même phénomène que l'on peut observer lors de l'acte sexuel : l'orgasme, qui est à la frontière entre plaisir et douleur, déclenche un afflux d'opioïdes, dont l'effet potentiel, accessoirement, est de créer une addiction au sexe.

Sigmund Freud s'est longtemps creusé la cervelle pour expliquer le plaisir lié à la douleur, alors que celle-ci a normalement une fonction d'alerte. En fait, l'alerte ne se manifeste que dans notre pensée rationnelle. L'inconscient, lui, ne connaît que l'intensité des sensations et, selon Freud, ne fait pas la distinction entre une bonne sensation et une mauvaise. Le désir, dont l'homme poursuit si ardemment la quête toute sa vie, ne se préoccupe donc que d'intensité et peut trouver un certain avantage à la douleur. L'inconscient ne juge pas, c'est la morale qui s'en charge en interférant : « Mais ça va pas, la tête ? Ce truc fait mal, ne me dis pas que tu as envie de ça ! »

La psychanalyse est convaincue que le vrai plaisir ne s'obtient qu'en surmontant le déplaisir, ce qui expliquerait aussi pourquoi la douleur peut être à la fois terrible et magnifique. Certains objecteront qu'un orgasme n'est absolument pas douloureux. Il n'est évidemment pas question de nous laisser dicter par la science ce que nous devons ressentir. Et pas davantage par un psychanalyste. Cela rappelle la séquence d'un film de Woody Allen, *Manhattan,* où une jeune femme dit à une amie au cours d'une soirée : « Récemment, j'ai eu un orgasme, mais mon médecin dit que ce n'était pas le bon. »

Exquise ou horrible, la douleur est quand même sérieusement concurrencée par les contacts agréables, les caresses, les gratouillis, les massages, toutes choses que nous percevons via notre peau et qui déclenchent des sensations positives. Elles s'accompagnent de la sécrétion d'ocytocine dans l'hypophyse, l'hormone du contact et de l'attachement. Oui, vous avez bien lu, mais une petite explication s'impose.

L'ocytocine est connue depuis longtemps comme l'hormone produite par la mère qui allaite son enfant. Elle favorise la contraction des fibres musculaires qui entourent les glandes mammaires et hop ! le lait arrive. Accessoirement, elle rend la mère douce, patiente et capable de créer un lien fort avec son bébé. Une autre fonction relativement connue de cette hormone est le déclenchement des contractions à l'accouchement. Faire l'amour juste avant le terme peut donc provoquer des contractions, car l'acte sexuel entraîne la production d'ocytocine chez la femme, ainsi que chez l'homme d'ailleurs.

D'autres effets ont été découverts récemment. L'ocytocine est un antidépresseur qui, administré sous forme de spray nasal, aide à retrouver le moral quand on est en plein baby-blues. Dans le domaine sexuel, elle favorise l'orgasme chez l'homme et renforce l'attachement des partenaires l'un pour l'autre, au point qu'on l'appelle parfois l'hormone de la fidélité. Elle accroît l'attrait du partenaire, aide à régler les conflits, agit contre le stress en éliminant la cortisone, détend et rend heureux. Se toucher, se caresser, s'embrasser et faire l'amour, tout cela entretient le taux d'ocytocine. Lorsqu'un couple est en phase de retrait émotionnel, un rapprochement physique bien conduit peut faire remonter le taux d'ocytocine, et qui sait ? provoquer un retour de flamme.

Nous touchons ici, une fois encore, à un point sensible de notre société. Célibataires plus nombreux, personnes âgées isolées, interdits religieux dans certaines parties du monde : bien trop de gens manquent aujourd'hui de contacts physiques. Par manque de sensations agréables sur la peau, la sécrétion d'ocytocine est insuffisante ; cela provoque du stress, de l'anxiété, et perturbe les rapports humains.

Peut-être vous paraît-il poussiéreux, ce charmant mot d'ordre d'une autre époque : « Faites l'amour, pas la guerre ! » Les neurosciences confirment en tout cas son bien-fondé et son effet sur la santé autant que sur la paix. Alors, qu'attendez-vous ?

Dans la famille douleur, piochons maintenant la carte d'un parent proche : la démangeaison. Proche, mais différent sur un point précis : la douleur déclenche un réflexe de fuite, la démangeaison force plutôt à se rapprocher d'elle de manière quasi compulsive.

Lorsqu'un patient arrive à la consultation avec des poux ou la gale, toute l'équipe commence immédiatement à se gratter, alors qu'évidemment rien ne peut s'être transmis aussi rapidement. Résurgence, sans doute, d'une sorte d'attitude en miroir archaïque. Lorsque, autrefois, quelques membres de la tribu se grattaient, chacun s'y mettait à son tour pour se débarrasser d'éventuels parasites.

C'est pourtant bien connu : quand ça démange, gratter ne fait qu'aggraver les ennuis. Cette intervention extérieure incite les mastocytes du tissu cellulaire à libérer encore plus d'histamine, la substance qui provoque les démangeaisons. Mais pourquoi ne peut-on s'empêcher d'être aussi contre-productif ?

Cette simultanéité d'une sensation désagréable (ça me démange…) et du geste pour s'en débarrasser (… je gratte !) fait l'objet d'études psychologiques. Nous sommes tout simplement trop faibles pour résister à la tentation, nous explique la psychanalyse. Même si l'on sait pertinemment que c'est plutôt nocif, que des bactéries vont entrer dans la peau, que des plaies vont se former et qu'on va souffrir. Il entre là-dedans une part de masochisme, que chacun porte en soi à des degrés divers. Mais le grattage a aussi des aspects jouissifs cachés, ce qu'illustre bien cette blague un peu douteuse mais parfaitement adaptée au sujet : « Qu'y a-t-il de plus beau qu'un orgasme ? Une mycose ! Ça dure plus longtemps ! »

De nombreuses affections cutanées s'accompagnent de démangeaisons. Les informations ne sont pas transmises au cerveau par les fibres de secours d'urgence, mais par les fibres lentes. Il est probable qu'il existe aussi d'autres fibres nerveuses spécifiques, chargées uniquement de la transmission des démangeaisons.

Les démangeaisons peuvent être recouvertes par des stimuli de douleur ou de variations de température. Une sensation différente — pression, piqûre, chaud ou froid — entraîne les fibres nerveuses sur une autre piste. Le même effet peut être obtenu avec la capsaïcine, extraite du piment, une substance qui brûle très fort et favorise la sécrétion de substance P, un neurotransmetteur. On utilise des crèmes à la capsaïcine pour traiter les maladies cutanées accompagnées de démangeaisons, contre les douleurs consécutives à un zona et, dans certains cas, contre les contractures musculaires, également sous forme de pansements. Le produit brûle terriblement, mais agit en activant l'irrigation sanguine et le métabolisme à l'endroit de l'application, ce qui provoque une sensation de chaleur, calme la douleur et l'inflammation et, du coup, empêche d'y penser.

Les diverses sortes de démangeaisons sont communiquées au système nerveux central par différents signaux : du chatouillement à la brûlure, de la douleur aiguë à la douleur sourde, la gamme est large. Autant de neurotransmetteurs, autant de façons de calmer la démangeaison. Les patients atteints d'eczéma se frottent vigoureusement, ceux qui ont une piqûre de moustique ou un eczéma de contact se grattent, ceux dont les démangeaisons sont dues à des troubles métaboliques — diabète, maladies du foie ou des reins — creusent avec l'ongle jusqu'au trou dans la peau et ne ressentent du soulagement que lorsque ça saigne. Contre les piqûres d'ortie, on apprécie le froid ; contre le lichen plan, on frotte doucement. Triturer une peau qui démange vient des temps archaïques où l'homme n'avait que ses ongles pour déloger les parasites qui le colonisaient.

Un jour, j'ai été confrontée à une situation qui m'a terriblement ébranlée. La rédactrice en chef d'une revue était venue me voir pour des problèmes de démangeaisons extrêmes. Aucun des traitements antérieurs, cortisone, antiparasitaires, crèmes de soin, n'avait fait effet. La patiente m'avait apporté, dans d'innombrables petites boîtes, des insectes et des débris qu'elle avait trouvés sur elle ou dans son lit. Elle supposait que ces petites bêtes étaient la cause de ses terribles démangeaisons, or les bestioles en question n'étaient pas de vilains parasites mais de simples mouches et coléoptères. Quant aux débris, ce n'était en vérité que des croûtes, des squames et des particules de poussière. Rien d'autre que ce que l'on trouve dans n'importe quel appartement. Tout à coup, j'ai pensé à la maladie appelée délire parasitaire, ou syndrome d'Ekbom, une affection psycho-dermatologique dans laquelle les patients se croient envahis par des parasites qui n'existent que dans leur imagination délirante. La rédactrice en chef ne semblait pourtant pas en proie à des fantasmes. Comme rien qui puisse expliquer les démangeaisons n'était visible sur sa peau, je suis partie sur la piste d'une allergie, d'un trouble du métabolisme ou d'une tumeur sous-jacente. Les infections chroniques, le diabète, les maladies du foie, des reins ou de la thyroïde, mais aussi le cancer peuvent déclencher un prurit *sine materia,* une démangeaison « sans matière », c'est-à-dire sans lésion cutanée. Par précaution, j'ai donc tout de même adressé cette patiente à un radiologue. Le résultat fut bouleversant : on a découvert que la dame souffrait d'une forme rare de cancer, un sarcome, qui s'était étendu de la région abdominale aux poumons. Elle était là, la véritable cause de ses troubles. Il s'agissait d'une démangeaison paranéo-plasique, déclenchée par une grosseur maligne, une tumeur ou un lymphome (cancer du système lymphatique). La fixation obsessionnelle sur les insectes avait interféré et empêché un diagnostic plus précoce de la maladie. La patiente n'a survécu qu'un an et demi à l'opération et à la chimiothérapie.

La peau écoute aux por(t)es

Le froid, parfois simplement un souffle ou une caresse, déclenche la chair de poule. Les dermatologues appellent ce phénomène « érection pilaire ». Les poils, normalement implantés en biais dans la peau, se dressent à la verticale, et les couches cutanées qui les entourent se redressent, se bombent et font des bosses. Tout ça grâce à des petits muscles situés en profondeur dans chaque follicule pileux, les muscles arrecteurs du poil. Pilotés par le système nerveux végétatif, ils échappent à notre volonté.

La chair de poule s'accompagne d'une légère sensation de froid, un frisson qui parcourt tout notre corps. L'érection des poils agrandissant très légèrement la surface de la peau, la chaleur et la sueur s'en échappent plus facilement et nous ressentons alors le froid de l'évaporation.

Avoir la chair de poule quand il fait froid est une réminiscence de la préhistoire. Lorsque les poils se dressent, par exemple sur nos bras, c'est un peu comme un animal qui hérisse sa fourrure. Sur le même principe que celui d'une bouteille thermos qui retient la chaleur grâce au vide entre ses deux parois, l'air enserré dans le pelage se trouve un peu réchauffé et va protéger du refroidissement.

Le phénomène des cheveux qui se dressent sur la tête obéit au même mécanisme, mais signifie autre chose : pour nous comme pour nos amies les bêtes, il s'agit alors de « se gonfler », de se faire plus grand, plus large, plus fort, de dissuader.

Mais pourquoi un frisson redresse-t-il nos poils aussi dans les moments d'émotion, comme un film d'amour ou une musique bouleversante, voilà qui n'est pas encore parfaitement clair. Cela souligne une fois de plus, néanmoins, que la peau et le système nerveux ont une origine commune remontant au stade embryonnaire.

Les chercheurs qui s'intéressent au phénomène de la chair de poule se demandent si le crissement de la craie sur le tableau ou de l'ongle sur du polystyrène ne correspond pas à des fréquences sonores évoquant des cris de bébés animaux ayant perdu leur mère, et si le bruit d'une fourchette ou d'un couteau sur une assiette de porcelaine ne rappelle pas une situation de danger dont l'origine aurait évolué avec l'humanité. La seule certitude qui nous reste en fin de compte, c'est que les bruits ont une grande influence sur notre âme et notre peau.

Autre découverte surprenante des chercheurs, notre peau est même capable d'entendre, tout au moins au niveau des mollets, et à condition qu'ils soient poilus. Lorsqu'on leur parle, ils arrivent à percevoir le souffle, qui stimule doucement la peau et les poils. Flanqués d'un casque totalement hermétique, les sujets d'un test ont ainsi pu identifier des « sons » adressés à leurs mollets. D'autres régions cutanées, telles que la nuque et les mains, réagissaient aussi à ce qu'on a appelé l'audition aéro-tactile. Et là, surprise : les jambes non rasées entendaient mieux que les jambes lisses ! Cela procurait un avantage certain aux cobayes masculins, et conduit fatalement à se poser une question quelque peu sexiste : les femmes écouteraient-elles mieux leur mari si elles ne se rasaient pas les jambes ? À l'inverse, on peut aussi se demander pourquoi les maris, même non rasés, sont sourds à ce point aux sollicitations ménagères de leur épouse.

LES JAMBES NON RASÉES ENTENDENT MIEUX...

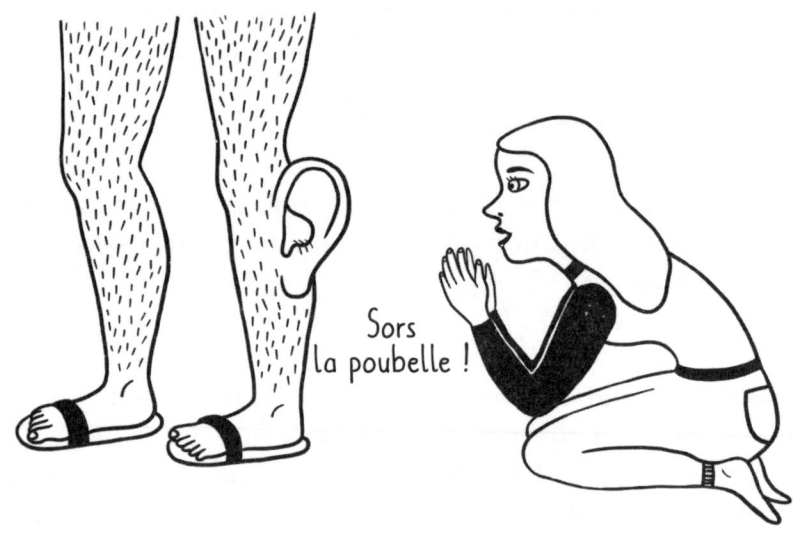

Sors la poubelle !

LES GLANDES ET LES SÉCRÉTIONS :
SUEUR, CROTTES DE NEZ ET AUTRES APHRODISIAQUES

Je ne sais pas comment vous réagissez lorsque vos parents parlent de leur vie sexuelle devant vous. Cauchemar pour certains, sans importance pour d'autres et même tout à fait positif pour d'autres encore puisque, disent-ils, ils sont le résultat de cet amour. Lorsque ce sont des amis de vos parents qui abordent ce sujet, vous êtes très probablement déconcerté, car on retombe toujours en enfance en présence de ses parents, même si on en est sorti depuis longtemps. C'est ce qui s'est passé lors d'une soirée chez mes parents. À table, une amie de ma mère s'est mise à expliquer d'une voix retentissante qu'il n'y avait rien de plus beau que l'odeur du sexe masculin dans les jeux érotiques. Mes parents ne savaient plus où se mettre, et je ne crois pas qu'ils auraient été aussi gênés si je n'avais pas été là. Moi, je retenais mon souffle, impassible, et j'observais les convives. On voyait bien que chacun était en train de se faire un film dans sa tête. Tous essayaient naturellement de s'imaginer quelle odeur pouvait bien avoir le sexe de l'époux en question, assis parmi eux...

Nos glandes cutanées, leurs sécrétions et ce que produit le métabolisme des populations de germes qui s'en nourrissent donnent à chaque être humain une odeur corporelle qui lui est propre.

Il existe deux types de glandes : les glandes sudorales classiques, ou eccrines, et leur variante, les glandes apocrines. Les premières sont les plus nombreuses ; nous en avons en tout quelque 3 millions, réparties sur toute la peau, sauf sur les lèvres et le gland. On les trouve à la base du derme, en petites pelotes emmêlées. Leur canal excréteur débouche à la surface de la peau.

Elles sont particulièrement nombreuses sur la plante des pieds (700 au centimètre carré) et sous les aisselles (environ 150 au

TROIS TYPES DE GLANDES CUTANÉES

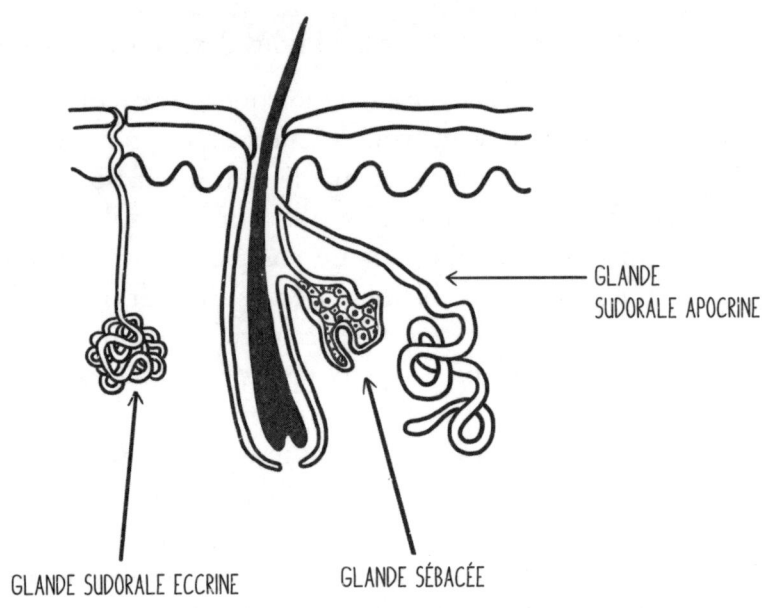

GLANDE SUDORALE APOCRINE

GLANDE SUDORALE ECCRINE

GLANDE SÉBACÉE

centimètre carré), et nettement plus clairsemées sur le dos (64 au centimètre carré). Celles des sportifs, plus grandes, peuvent produire au besoin 10 litres de sueur par jour, la production normale se situant entre 10 et 20 centilitres. Vous vous demandez peut-être pourquoi il faut quand même boire au moins 1,5 litre d'eau par jour. Eh bien, c'est parce que nous perdons aussi une grande quantité d'eau par les selles et les urines, la respiration et la perspiration insensible.

L'acétylcholine, le neurotransmetteur qui stimule les glandes sudorales, est aussi la substance qui met les muscles en action. Dans les deux cas, on peut la bloquer avec la toxine botulique, plus connue sous son petit nom de Botox®.

Chaleur, stress, surpoids, jouissance et émotions diverses peuvent aussi activer les glandes sudorales par le biais de neurotransmetteurs. Le stress fait transpirer les mains et les pieds, ce qui leur donne une meilleure adhérence. Comme notre corps de l'âge de pierre associe toujours stress et menace d'attaque, il prend la précaution d'humidifier les pieds et les mains pour éviter tout risque de glissade au cas où nous devrions fuir devant une bête féroce affamée. La sueur est constituée à 99 % d'eau provenant de notre sang. Elle aide à maintenir le pH acide de la peau, formant ainsi son manteau protecteur, et intervient dans la thermorégulation puisqu'elle nous rafraîchit en s'évaporant.

La sueur contient aussi quelques éléments fournis par le sang — chlorure de sodium, potassium, ammoniaque, acide lactique, urée, acides aminés, protéines, glucose, neurotransmetteurs, enzymes —, mais aussi des traces de médicaments et des virus. Théoriquement, la sueur est donc infectieuse, une transmission de l'hépatite B par simple contact est plausible.

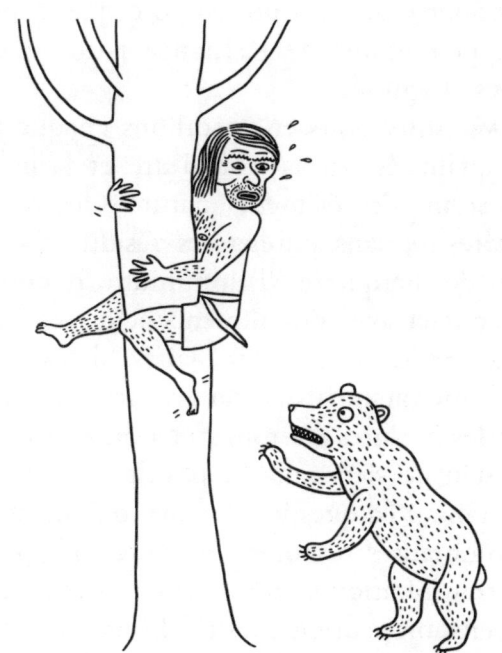

QUAND L'OURS CHASSAIT L'HOMME PRÉHISTORIQUE...

La transpiration excessive, générale ou localisée, est une maladie appelée hyperhidrose. Elle devrait toujours nous inciter à rechercher la présence d'une pathologie thyroïdienne ou d'un diabète, d'un cancer, d'une inflammation ou d'une infection. Une transpiration nocturne sévère, qui oblige à changer de pyjama par exemple, est un signe clinique à prendre très au sérieux.

Une forte sudation sera tout d'abord traitée avec des anti-transpirants contenant du chlorure d'aluminium, qui resserrent le canal excréteur des glandes sudoripares. Les déodorants à l'aluminium ont beaucoup fait parler d'eux ces derniers temps, car on imagine que le métal pourrait, par cette voie, pénétrer dans l'organisme, augmentant les risques de démence et éventuellement de cancer du sein. En réalité, une barrière cutanée non altérée est un barrage plutôt solide, qui ne laisse passer l'aluminium qu'à des doses infimes. On ne sait pas encore dans quelle proportion, mais on suppose que la peau rasée de frais offre un peu moins de résistance parce que la barrière protectrice y est fragilisée.

Une chose est sûre, nous en absorbons chaque jour de bien plus grandes quantités par la nourriture et l'eau potable, car l'aluminium est un des éléments naturels les plus abondants de l'écorce terrestre, sans oublier les résidus qui proviennent des feuilles ou des barquettes d'aluminium, notamment quand elles sont en contact avec des aliments acides et salés. Nombre de produits cosmétiques, crèmes solaires, dentifrices et rouges à lèvres, en contiennent aussi, tout comme les vaccins ou les cachets contre les brûlures d'estomac. La menace de démence ou de cancer du sein ne viendrait-elle pas de ce côté-là plutôt que des antitranspirants ? La question occupe toujours les chercheurs.

Pour les nombreuses personnes atteintes d'hyperhidrose, ces bloqueurs de transpiration sont en tout cas une aubaine. Parmi les autres moyens, on peut citer les médicaments qui agissent sur le système nerveux végétatif, les injections de toxine botulique dans les zones atteintes, la thérapie appelée ionophorèse, où l'on fait passer un courant électrique de faible intensité dans l'eau, ou l'extraction des glandes sudoripares par aspiration. Quant à l'opération qui consiste à interrompre des cordons nerveux, elle peut avoir des effets secondaires très graves. Appelée sympathectomie thoracique, cette opération, en sectionnant le nerf sympathique à l'intérieur du thorax, conduit à réduire fortement la sudation dans la région atteinte, mais déclenche souvent une transpiration compensatrice plus importante encore à d'autres endroits, sur les fesses par exemple. L'apparition d'une paupière tombante est une autre séquelle possible, car le nerf sympathique joue un rôle important dans la tension des paupières.

Une sudation abondante et permanente a pour effet d'imprégner la barrière protectrice de la peau d'une humidité constante, ce qui favorise la prolifération des souches bactériennes sur l'épiderme.

La sueur eccrine fraîche ne sent pas mauvais tant que les bactéries ne travaillent pas à la décomposer. La sueur qui sort des glandes sudorales apocrines, en revanche, a une odeur particulièrement prononcée. Après digestion par les bactéries, les acides gras de la peau et les cellules cornées dégagent aussi des effluves marqués. Il se forme alors des acides à l'odeur infecte, tels que les acides butyrique, formique, acétique, et tous les acides gras à chaîne courte que l'on peut trouver dans l'emmental, le beurre rance, un élevage de chèvres ou des vomissures.

Il faut d'ailleurs savoir que l'industrie agroalimentaire utilise ces acides dans l'élaboration de yaourts et de desserts. On peut ainsi créer des arômes artificiels de banane ou d'ananas. Délicieux, non ?

Une chaussure trop hermétique ou des plis corporels mal ventilés sont des pièges à sueur, bien humides, un paradis d'odeurs. Chez les bébés déjà, on peut renifler un arôme puissant entre les doigts de pied. Plus les bactéries sont tranquilles pour travailler, plus le bouquet est intense.

La sueur qui vient de nos glandes sudorales apocrines est légèrement visqueuse et laiteuse parce qu'elle contient davantage de lipides et de protéines. Au repos, après l'amour, lorsque l'amant épuisé a beaucoup transpiré et parfumé sa ou son partenaire, il arrive que se forme dans son nombril un lac de sueur trouble… un lac d'amour fait de sécrétions des glandes apocrines.

C'est un nectar bienvenu sur lequel se jettent les corynébactéries, qui prédominent chez l'homme. Chez la femme, la flore cutanée typique se compose en majeure partie de micrococques. De là vient l'odeur âcre de la sueur masculine, tandis que celle des femmes est plutôt aigre. Lorsque la sueur sent particulièrement mauvais, les médecins parlent de bromhidrose, un mot qui vient du grec *brômos,* « puanteur ».

Les glandes apocrines ont aussi, rassurez-vous, des fonctions positives. Leur canal excréteur ne débouche pas à la surface de la peau, comme pour les glandes sudorales classiques, mais dans le follicule pileux. Les poils du pubis, mais aussi les cheveux, ont pour principale fonction de diffuser les phéromones.

Humidifiés par la sueur, les poils des aisselles et du pubis peuvent produire davantage de froid par évaporation ; l'épaisseur de ce duvet sert également à éviter un contact peau contre peau trop étroit et permet une légère ventilation. Si nous avions des poils entre les orteils, c'en serait fini des pieds qui puent !

D'un autre côté, les poils pubiens et axillaires offrent une plus grande surface d'action à la sueur et aux bactéries qui provoquent des odeurs, un argument régulièrement employé en faveur de l'épilation. Mais voilà ! Tous les fondus de propreté qui ont tendance à astiquer leur entrejambe remarquent vite qu'une certaine note parfumée ne disparaît pour ainsi dire jamais, ou revient en très peu de temps. Imperturbablement, les glandes apocrines assurent le réapprovisionnement. Oui, c'est ainsi ! Dans la zone génitale et anale, sous les aisselles, sur le visage par endroits, sur la tête et le tronc ainsi que sur le bout des seins, les hommes et les femmes dégagent depuis leur puberté une odeur qui est propre à leur corps, qui est leur parfum personnel. Et qui a son utilité : les humains communiquent par des mots, mais aussi par leur comportement, leurs mimiques, leurs gestes et... leurs odeurs corporelles. Nous percevons très consciemment une partie de ces odeurs, par exemple quand quelqu'un sent affreusement la transpiration ou pue des pieds, mais le reste ne nous atteint que de manière inconsciente.

Chez les animaux, les odeurs ont fonction de signal. Depuis quelques années, de nombreux indices laissent à penser que ce même effet existe chez l'homme. Les phéromones — puisque c'est de cela qu'il s'agit — attirent le nouveau-né vers le sein maternel, influencent nos comportements sexuels et le choix d'un partenaire, mais elles peuvent aussi manifester la peur ou la menace via des émanations que notre conscience ne perçoit pas.

C'est pour cette raison que les chiens se précipitent toujours vers celui ou celle à qui la vue du quadrupède donne justement des palpitations. Les effluves de peur qui émanent de la personne à ce moment-là sont un pur délice pour la truffe du toutou raffiné. Pourtant, une montée d'adrénaline peut aussi déclencher d'autres signaux olfactifs, porteurs cette fois d'un message d'alerte. C'est alors un signal du genre « Attention, je suis dangereux, ne t'approche pas trop ! » qui parvient à l'organe renifleur de l'assaillant potentiel.

« Avoir quelqu'un dans le nez et ne pas pouvoir le sentir, c'est raide ! », disait Alphonse Allais. Mais la langue sait aussi positiver. Certains se féliciteront par exemple d'avoir « eu du nez », d'avoir eu « le nez creux », lors d'une rencontre dont l'intérêt, voire la dimension érotique, avait échappé au premier regard. Les femmes ont en ce domaine un sens particulièrement développé qui, combiné au don qu'elles ont de lire les émotions sur le visage des autres — et ce bien mieux que les hommes —, leur confère de nombreux avantages dans la vie quotidienne.

Si un homme veut se la jouer supermâle, il ira s'asseoir en écartant les jambes et, de temps à autre, croisera les bras derrière la tête d'un air décontracté. Une invitation à la gent féminine : « Hé, viens sentir un peu ! » Par cette attitude, il « aère » son entrejambe et ses aisselles, et diffuse des phéromones d'une irrésistible virilité. « Les mecs tout craché ! », soupirez-vous. Pourtant, quand une femme ramène ses cheveux en arrière d'un geste qui semble anodin, ce n'est pas juste pour arranger sa coiffure : elle aussi cherche l'occasion de pouvoir aérer ses aisselles afin d'attirer les hommes intéressés.

Tout le volet chimique du *sex-talk* passe d'ailleurs par les senteurs. L'androstadiénone est une hormone très présente chez l'homme, notamment dans le sperme, la peau et les poils des aisselles. D'abord inodore, elle se décompose progressivement et, après des senteurs d'urine, elle développe des notes semblables à celles du musc et du bois de santal. Des études ont

ÉROS PLACE SA MARCHANDISE

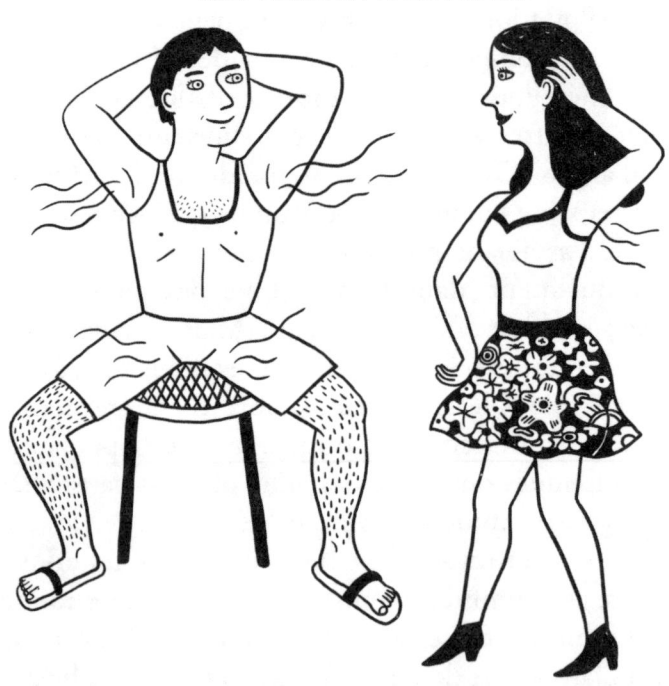

prouvé qu'elle modifie positivement l'humeur de la femme, si la situation s'y prête. L'estratétraénol, de son côté, fait démarrer les hommes au quart de tour et influe même sur leur système nerveux végétatif. Les larmes des femmes, en revanche, ont un effet totalement inverse. Certes, elles aussi contiennent des phéromones, mais quand les hommes les reniflent, leur désir sexuel diminue instantanément.

Des femmes qui vivent ensemble synchronisent leur cycle sous l'effet des phéromones ; pas facile quand on possède un harem... Et quand on laisse des hommes et des femmes choisir leur chaise dans une assemblée, ils se dirigent de préférence vers celle où était assise précédemment une personne de l'autre sexe. Cela a fait l'objet d'une expérience où l'on avait utilisé un spray parfumé aux phéromones et où les sujets-testés avaient inconsciemment perçu les effluves attirants et opté pour la « bonne » chaise.

Lorsque nous choisissons un partenaire, ce sont nos sens qui nous disent si le système immunitaire génétiquement déterminé de ce conjoint potentiel s'accorde au nôtre, ce qui garantirait la bonne santé de notre descendance. Quand on fait sentir à des femmes des tee-shirts ayant été portés par des hommes, elles choisissent ceux qui ont un marqueur du système immunitaire (appelé complexe majeur d'histocompatibilité, CMH) très différent du leur. Ce marqueur est assez semblable à l'intérieur d'une même famille, on peut en identifier les différents membres comme appartenant à un même groupe. Une manière d'éviter l'inceste, peut-être... Le choix instinctif du partenaire empêche donc de trop grandes ressemblances, mais aussi de trop grandes divergences entre les marqueurs du système immunitaire.

L'apparence physique et le caractère jouent naturellement un rôle dans le choix d'un partenaire, mais la biochimie entre deux êtres est d'une grande importance. Masquer ou modifier notre parfum individuel a donc des conséquences. En prenant la pilule par exemple, une femme voit non seulement sa sensibilité olfactive modifiée par les hormones artificielles, mais son odeur aussi. Si un couple se forme alors que la femme prend la pilule, il est possible que les deux partenaires ne puissent plus se sentir quand elle va l'arrêter. Dans le choix d'un parfum, la plupart d'entre nous vont instinctivement vers une fragrance qui renforce leur propre message olfactif. Pourtant, avec toutes nos eaux parfumées, nos savons, nos shampooings, nos déodorants et autres lotions pour le corps, nous risquons de couvrir notre odeur véritable et toutes les informations et les nuances importantes qu'elle contient. On ne trompe pas le nez d'un chien, mais celui d'un homme ou d'une femme, c'est possible. Et après, nous voilà dans de beaux draps... au lit avec le mauvais partenaire ou, pire encore, le mauvais conjoint...

Le nez, avec ses quelque 350 récepteurs, n'est pas le seul capable de sentir. L'intestin, les reins, la prostate et la peau sont eux aussi pourvus de récepteurs olfactifs. Grâce à eux, la peau peut ainsi renifler dans les kératinocytes et y débusquer des arômes de bois de santal, par exemple. Or, rappelez-vous, c'est justement l'odeur de la sueur masculine en décomposition. Arghhh ! Des chercheurs viennent de découvrir qu'on peut accélérer la guérison des plaies cutanées en activant ce récepteur. Alors délirons un peu : la sueur masculine aurait-elle des pouvoirs thérapeutiques ? N'y aurait-il pas dans cet arôme de bois de santal, en plus d'un aphrodisiaque, un produit de base pour les pommades cicatrisantes du futur ? Une question à laquelle la science devra répondre.

Nous savons déjà que les spermatozoïdes ont eux aussi des récepteurs olfactifs et que, en laboratoire, ils réagissent au parfum artificiel de muguet, qui les rend carrément fous. Et comme ils sautent sur tout ce qui bouge, c'est bien connu, on les a même vus jeter leur dévolu sur un arôme de menthol pour chewing-gum. Dans le corps de la femme, un spermatozoïde doit toujours se contenter du parfum de la progestérone, l'hormone féminine qui déploie ses charmes dans l'ovule.

Nous sommes tous entourés d'odeurs ; dans certaines situations, elles sont plus fortes que nous. Nous les humons avec avidité, ou bien nous nous en détournons en prenant un air écœuré. De même quand nous voyons quelqu'un se mettre les doigts dans le nez et, après un long travail de fouille, en extraire des choses diverses et variées. Pourtant, nous ne faisons pas tant les dégoûtés avec le résultat de nos propres investigations, au contraire. Nous examinons avec intérêt la couleur et la consistance de ce que nous avons récolté dans notre mouchoir ou ramené à la lumière du jour avec nos doigts. À quoi servirait ce précieux jeu de clés Allen de diamètres divers que la nature nous a offert si ce n'est pour le nettoyage en règle de notre appendice nasal ?

Ne me dites pas que vous ne jetez pas un œil dans votre mouchoir pour voir ce que vous venez de produire ! Quel soulagement, quand on est débarrassé d'une crotte de nez séchée ! Et vous, les hommes ! Quel plaisir, hein, au foot ou au jogging, de se boucher une narine et de catapulter par l'autre, le plus loin possible, un bon gros jet de morve bien épaisse !

L'endroit préféré pour se curer le nez semble bien être la voiture. Comme s'ils étaient invisibles derrière leurs vitres, les conducteurs au volant farfouillent allégrement dans leur nez et, pour plus d'un, ces sécrétions d'un blanc laiteux sont aussi une friandise salée bienvenue pour calmer un petit creux.

Notre dégoût pour la morve des autres vient de ce que notre cerveau sait, depuis des millions d'années, que certaines choses risquent de nous rendre malades, voire de mettre en péril notre existence. De fait, avant le développement des antibiotiques, des mucosités infectées d'un jaune-vert suspect étaient une sérieuse menace, le vert signifiant alerte aux bactéries et le jaune signalant le pus.

La morve et les crottes de nez contiennent plusieurs composants : les sécrétions aqueuses-visqueuses des glandes nasales et le mucus des cellules caliciformes, ainsi appelées parce que leur profil fait penser à un calice. Ces cellules implantées dans la muqueuse nasale y déversent leur contenu pour l'humecter. Additionné de composants aqueux issus des glandes, le mucus prend alors une consistance qui va de caoutchouteuse à desséchée, ce qui explique les divers états des crottes de nez. Celles-ci sont des sécrétions nasales plus ou moins séchées, mélangées à de la poussière, à du sang, à du pus ou à des agents infectieux.

Les sinus aussi contribuent parfois à l'approvisionnement en crottes de nez. Ceux qui sont en connexion avec le nez sont des cavités sombres creusées dans les os de la face, elles aussi tapissées de muqueuses. On pourrait penser qu'elles ne servent qu'à nous donner de vilaines sinusites, mais on leur accorde une raison d'être plus importante, celle d'aérer les os de la face pour qu'ils soient moins compacts et moins lourds, comme quand on emballe un petit paquet dans un grand carton. Les sinus fonctionnent aussi un peu comme des climatiseurs, en réchauffant et en humidifiant l'air que nous inspirons avant qu'il ne pénètre dans la trachée et les poumons.

Les plus grandes cavités à l'intérieur de notre crâne sont les cavités nasales et les sinus maxillaires. Elles ne sont pas très bien ventilées et, lorsque la porte d'entrée gonfle, en cas de rhume par exemple, ça devient vite étroit et étouffant à l'intérieur. Le climat idéal pour les bactéries, qui font de la cavité un enfer. Et là, ça fait vraiment mal.

Les germes, la saleté et la poussière que nous respirons par le nez sont interceptés par notre mucus nasal visqueux. Les grosses particules de poussière et les insectes sont retenus par les poils du nez, véritables sentinelles à l'entrée de nos voies respiratoires. Malheureusement, le système de filtration de notre nez ne nous protège pas suffisamment des poussières fines, qui pénètrent jusque dans les plus petites vésicules pulmonaires.

Les cils vibratiles minuscules qui sont fixés sur la muqueuse nasale ont une fonction importante : ils transportent la morve comme sur un tapis roulant en direction du pharynx, où la luette fait alors office de toboggan. Nous avalons cette morve sans même nous en rendre compte, l'estomac la tue à l'acide et l'élimine. L'hiver, ou quand l'air est sec à cause du chauffage, les agents infectieux sont moins bien éliminés par les muqueuses, car celles du nez sont aussi plus sèches, et les infections augmentent.

Tout comme notre épiderme fabrique davantage de pellicules lorsqu'il veut se débarrasser d'agents pathogènes ou de substances irritantes, notre nez cherche à se libérer des infections en développant une rhinite. Se curer le nez quand on est enrhumé a souvent des effets préjudiciables, le doigt récolteur n'étant généralement pas lavé après. Bactéries ou virus contagieux se transmettront alors facilement à l'occasion d'une poignée de main ou de l'ouverture d'une porte, ou en tenant la barre dans le bus. Si ces germes tombent sur un organisme affaibli à ce moment-là, c'est lui qui attrapera le rhume ou la grippe. Pour cette raison aussi, il ne faut pas oublier de se laver les mains avant les repas !

Le décrotteur de nez a également tendance à répandre les bactéries de son nez sur sa propre peau. Avec un peu de malchance, il peut alors se former sur le nez, la lèvre ou le menton des croûtes de couleur jaune miel, qui n'ont rien de doux ni de sucré puisqu'elles sont pleines de streptocoques ou de staphylocoques hautement contagieux. Cette maladie cutanée, dont le point de départ est souvent le nez et qui trouve dans les doigts des distributeurs rêvés, s'appelle *Impetigo contagiosa* (qui veut dire en gros « attaque contagieuse ») ou simplement impétigo.

Les dermatologues ont intérêt à ce que les muqueuses soient saines, car la peau, qui aime bien dramatiser, réagit à son tour en cas d'infection par de l'urticaire, de l'eczéma, du psoriasis ou des démangeaisons. Souvent, le système immunitaire, qui cherche en fait à lutter contre les agents pathogènes sur la muqueuse, s'attaque en même temps à la peau. On parle alors de para-infection.

Gardarem lou cérumen !

Tous nos orifices corporels ont des systèmes de défense bien faits, propres à chacun, pour empêcher des matières dangereuses ou tout autre intrus d'entrer dans l'organisme.

Selon certaines croyances, les perce-oreilles se glissent à reculons dans nos oreilles puis, avec la pince qu'ils ont à l'arrière-train, nous découpent le tympan pour s'enfoncer dans notre cerveau et y déposer leurs œufs. En réalité, comme tous les autres insectes, ces bestioles trouvent nos oreilles horribles : le milieu ambiant est affreusement amer à cause du cérumen, et à peine l'ont-ils goûté qu'ils prennent leurs pattes à leur cou.

Dans les oreilles, nous avons deux sortes de glandes : des glandes qui sont une variante des glandes apocrines et des glandes sébacées de grande dimension. Ensemble, elles produisent le cérumen, amer et poisseux, qui contient plus de mille composants. Les ORL déconseillent à juste titre d'enlever cette matière jaune. Si on enfonce un coton-tige trop profondément, on risque de repousser le cérumen vers l'intérieur au lieu de le retirer. Il peut alors se déposer sur le tympan, durcir et rendre subitement sourd. L'ORL doit alors, à l'aide d'un instrument, extraire le bouchon de cérumen avec beaucoup de précautions. Il en ressort parfois de véritables petits blocs durs de couleur ambrée.

Les substances amères et le cérumen protègent l'oreille non seulement des insectes, mais aussi des infections, de la poussière et de l'eau. Ils agissent en outre comme nettoyants de l'oreille. Pour des oreilles saines, le lavage à l'eau chaude suffit largement. Bien des gens ont du mal à renoncer aux cotons-tiges, malheureusement, et se curer les oreilles devient pour certains un geste quasiment érotique. Farfouiller dans l'oreille procure d'agréables sensations, mais peut donner envie de tousser car on excite alors en passant le nerf qui déclenche le réflexe de la toux.

Glandes sébacées et vers de peau

Le cérumen n'est rien d'autre qu'une variété de sébum corporel, cette remarquable invention de la nature. Tout comme les glandes sudorales et apocrines, nos glandes sébacées sont situées au premier sous-sol, dans le derme. Reliées à des follicules pileux, elles sont au nombre de 100 à 1 000 par centimètre carré selon les parties du corps. Lorsqu'elles ont fini de produire le sébum, elles déversent leur contenu dans le canal pilaire et s'anéantissent d'elles-mêmes.

Le sébum a une odeur bien à lui. Vous pouvez vous faire une idée de la variété de ses arômes en reniflant divers cuirs chevelus. La barbe, les vêtements non lavés et les dermites séborrhéiques sentent aussi nettement le sébum, et il n'y a pas de raison de trouver ça répugnant. Deuxième source de lipides pour notre peau après la barrière cutanée, le sébum protège et agit comme un soin. Pour notre épiderme, c'est comme une crème de jour maison, constituée de divers lipides et composés chimiques de cire. Nos cheveux eux-mêmes en profitent abondamment, car le sébum les rend souples et brillants. Quand on se peigne, et qu'on se masse le cuir chevelu, on renforce la brillance en répartissant encore mieux le sébum, qui glisse le long du cheveu. Le nez

POILS ET GLANDES SÉBACÉES

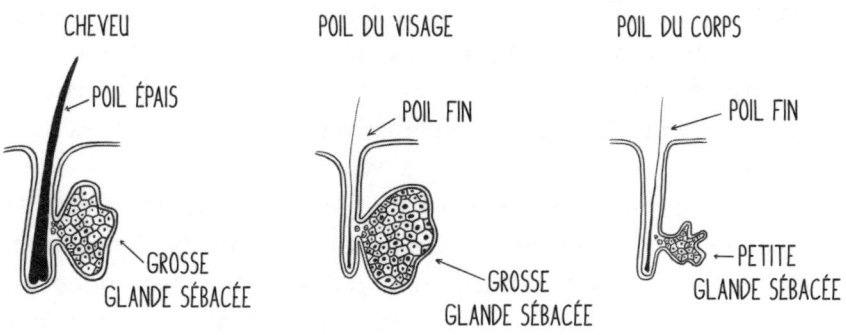

CHEVEU

POIL ÉPAIS

GROSSE GLANDE SÉBACÉE

POIL DU VISAGE

POIL FIN

GROSSE GLANDE SÉBACÉE

POIL DU CORPS

POIL FIN

PETITE GLANDE SÉBACÉE

se prête particulièrement bien à une petite rencontre-découverte avec le sébum. Quand on presse les pores avec les doigts, il en sort un petit ver de sébum. Comme l'intestin, qui avec sa forme tubulaire produit des selles en forme de boudin, les pores cylindriques produisent des petits boudins, des vermisseaux. Nous fabriquons, soit dit en passant, jusqu'à onze kilomètres par an de ces « vers de peau ». Si nous ne pressions pas, le sébum qui continue d'être produit et d'avancer depuis l'intérieur veillerait à ce que des gouttelettes perlent constamment en surface et se répandent en douceur sur la peau. C'est exactement à cela, en fin de compte, que sert ce système de pot de crème endogène.

Mais le sébum graisseux a d'autres pouvoirs encore. Il combat localement la prolifération des germes. Ainsi, les zones grasses abritent moins de familles d'agents pathogènes que d'autres parties de la peau : la plupart d'entre eux ne se plaisent pas dans le sébum, sauf bien sûr les amateurs de graisse, comme les acariens de la famille *Demodex,* la levure *Malassezia furfur,* au nom de dragon, les bactéries *Propionibacterium acnes,* friandes de boutons d'acné, et les corynébactéries. Ces dernières s'engagent en faveur d'un milieu cutané sain ; elles décomposent les lipides de la peau, libèrent des acides gras et contribuent ainsi à un pH acide, le fameux film hydrolipidique.

Les glandes sébacées sont particulièrement nombreuses et développées sur la tête, le visage — la zone T, front-nez-menton —, le dos et la poitrine. Elles sont plus petites et en moins grand nombre sur les bras et les jambes. Cela explique que la peau s'y dessèche plus facilement, surtout lorsque l'activité des glandes (liée aux hormones) diminue au cours de la vie. En cas d'acné ou sous l'effet d'un contraceptif hormonal, les glandes sébacées se développent, deviennent hyperactives et produisent du sébum en excès.

De nombreux produits cosmétiques promettent de réguler la séborrhée et/ou de lutter efficacement contre la peau grasse. Pipeau ! Les glandes sébacées sont enfouies très profondément dans la peau, ancrées au deuxième sous-sol, et aucune crème ne va si loin. Même les crèmes contre l'acné vendues sur prescription médicale ne peuvent endiguer la diarrhée séborrhéique.

En traitant sa peau par des moyens agressifs et desséchants, tels que lotions ou gels, on ne fait que supprimer les lipides de la couche cornée et endommager sa barrière protectrice. En revanche, on n'impressionne pas du tout les glandes sébacées, qui poursuivent allégrement leur production. C'est la raison pour laquelle nombre de personnes souffrent en même temps de peau grasse et de peau sèche : pendant que les glandes sébacées sont hyperactives et huilent à tour de bras, les lipides épidermiques sont soumis à des frictions vigoureuses et éliminés par des gommages et des applications de lotion pour peau grasse. Résultat, une peau déboussolée.

Si les traitements externes n'ont aucune influence sur les glandes sébacées, les hormones masculines, elles, en ont une — les eunuques n'ont pas d'acné… —, de même que le médiateur de croissance IGF-1. Ce « facteur de croissance 1 similaire à l'insuline » est lié de près à la junk-food, alimentation industrielle malsaine qui contient trop de lait, de farine blanche et de sucre.

4 AU TROISIÈME SOUS-SOL, L'HYPODERME : UNE ENVELOPPE (BIEN) GARNIE

Au troisième sous-sol de la peau se trouve ce que les Romains appelaient *subcutis,* de *sub,* « sous », et *cutis,* qui désigne la couche formée par l'épiderme et le derme. Mais c'est chez les Grecs que la langue française est allée chercher son hypoderme, et *hypo* aussi veut dire « au-dessous ». Nous sommes donc bien sous l'épiderme et le derme.

Cet hypoderme est notre amortisseur, un amortisseur mou, qui confère en même temps à notre corps sa silhouette et ses courbes gracieuses. Sans hypoderme, nous serions tout en arêtes et en angles vifs, parce que les os et les articulations pointeraient partout. C'est ici aussi que se trouve notre couche d'isolant contre le froid : le tissu adipeux sous-cutané. Les gens minces ont donc froid plus vite que les enrobés, dont la couche adipeuse est parfois épaisse de plusieurs centimètres. La peau est non seulement notre plus vaste organe, mais également le plus lourd : sans tissu adipeux, elle ne pèse que 3 petits kilos sur la balance ; avec lui, elle en affiche jusqu'à 20.

LA CELLULITE, OU VIVE RUBENS !

Jeune fille, j'ai eu un premier grand amour, un homme au regard ardent, provocateur et à la fois attentionné, plein de tendresse. Un cavalier fougueux et musclé du nom de Castor, qui essayait, avec son compagnon Pollux, de hisser sur son cheval deux beautés nues pas vraiment graciles. Cet homme de mes rêves, je l'avais trouvé sur une peinture de Rubens, l'*Enlèvement des filles de Leucippe.*

Le tableau, qui date de 1618, dégage un érotisme typiquement baroque où la chair nue et sensuelle est partout. Chez les deux jeunes femmes se dessine une réserve de tissu adipeux sous-cutané bien visible, qui se remarque à des petits bourrelets et capitons suspects sur les cuisses.

Aujourd'hui, certainement, on retoucherait les dames du tableau à coups de Photoshop. Pourtant, du point de vue de l'évolution, une femme qui possède quelques réserves de graisse est en fait très utile à l'espèce, car elle pourra, même en temps de famine, fournir des calories à la progéniture qu'elle porte dans son ventre, comblant ainsi chez le géniteur les espoirs d'une descendance saine.

Le corps des femmes de ce tableau baroque correspond très exactement à l'idéal de beauté de l'époque. De nos jours, les médias et la mode nous imposent un autre idéal qui, poussé à l'extrême, devient pathologique. Pensez aux filles totalement décharnées, véritables squelettes portemanteaux, qui défilent sur les podiums des créateurs de mode.

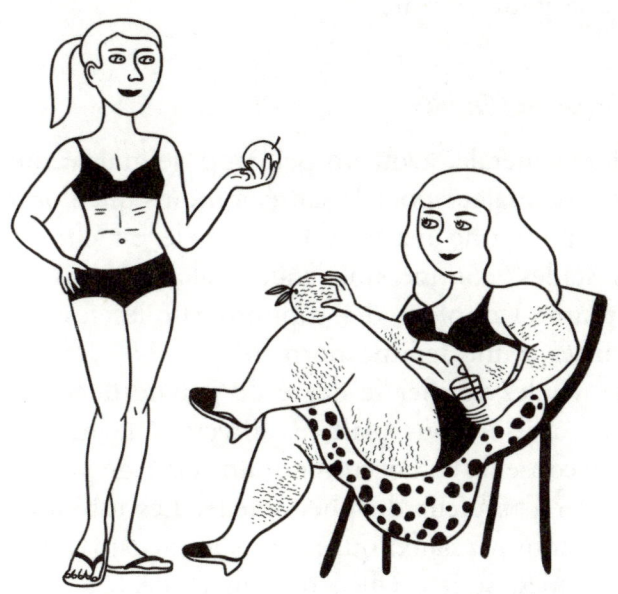

Comme souvent dans la vie, tout est affaire de mesure. Il est bon d'avoir un petit quelque chose sur les côtes, mais pas trop. Et puis, toutes les graisses ne se valent pas. Il y a de la mauvaise graisse, de la graisse acceptable et même de la bonne graisse. Chez les personnes à forte surcharge pondérale et tour de taille imposant, la mauvaise graisse se trouve à l'intérieur de la cavité abdominale, dans les organes et autour d'eux. Cette graisse rend malade parce qu'elle libère de grandes quantités de transmetteurs d'inflammation nuisibles, ce qui accroît sensiblement les risques d'hypertension, d'infarctus, d'accident vasculaire cérébral, de diabète et de cancer. La bonne graisse, c'est la graisse brune, très rare, disséminée chichement en quelques endroits de notre corps. La graisse acceptable est celle qui se trouve dans le tissu adipeux sous-cutané, même si celui-ci est un peu plus abondant qu'on ne le voudrait, car cet important dépôt de graisse est rapidement disponible en cas de famine ou de temps difficiles. Simplement, sa capacité d'accueil est limitée. Quelqu'un qui absorbe en permanence trop de calories va aussi stocker la graisse dans son abdomen, sous forme de graisse viscérale qui, en grande quantité, est mauvaise pour la santé.

Peau d'orange et capitons

De manière générale, avoir un peu trop de graisse sous-cutanée est sans risque majeur pour la santé, à moins que l'on ne prenne la cellulite pour une maladie. Certes, elle est chronique, avec plusieurs stades, comme une vraie maladie, mais en fait elle désigne plutôt l'ampleur des capitons sur les fesses, le ventre ou les cuisses d'une femme normale.

Si vous voulez vérifier le degré de gravité de votre cellulite, enlevez le bas, s'il vous plaît, et direction le miroir pour un autotest. Je conseille en l'occurrence un éclairage par le haut pour bien mesurer l'ampleur du phénomène. Les cabines d'essayage des centres commerciaux, qui n'ont sûrement pas été inventées par des femmes, sont un lieu d'examen idéal.

Globalement, on peut distinguer trois stades.

Stade 1 : quand vous êtes debout ou allongée, votre peau est lisse comme une peau de pêche ; c'est seulement si vous la malaxez qu'apparaissent des bosselures en nids d'abeilles.

Stade 2 : quand vous êtes allongée, tout est encore lisse, mais malheur à vous si vous vous levez : là, les bosselures deviennent visibles. Le dermatologue compréhensif parlera ici de capitons. Les deux sœurs qu'on enlève sur le tableau de Rubens en sont à ce stade, et au stade suivant.

Stade 3 : les capitons (ou la peau d'orange) se voient aussi bien quand vous êtes debout que couchée. Les bosselures se dessinent même sous le tissu fin d'un pantalon ou d'une jupe, ce qui vous pousse parfois à toutes sortes d'achats désespérés. Vous accumulez les crèmes hors de prix, aux vitamines et à la caféine, puis viennent les régimes, les massages et toute la série des méthodes ruineuses utilisant le chaud, le froid, les vibrations, le vide ou les ondes de choc radiales. Les résultats, quand il y en a, sont généralement modestes et de courte durée.

Quantité d'articles scientifiques ont beau faire état d'améliorations prétendument mesurables, la femme capitonnée qui subit traitement sur traitement ne remarque rien de tout cela dans la vraie vie. Je me souviens d'une femme, la soixantaine robuste, qui nageait tous les jours dans le lac de Zurich et avait pour son âge une superbe silhouette. Elle était prête à m'offrir un pont d'or si ma science médicale pouvait la débarrasser de sa cellulite aux bras et aux jambes. Elle avait déjà fait le tour de la planète et essayé toutes les méthodes onéreuses possibles, en vain. Il est des choses qui ne s'achètent pas, même avec tout l'or du monde. L'art du médecin, aussi grand soit-il, ne pouvait pas réellement venir à bout de son problème.

Les résultats positifs dont certaines études font état en matière de réduction de la cellulite sont encore, pour l'instant, à classer dans la rubrique des vœux pieux. Me vient à l'esprit cette jolie formule : « Je ne crois aux statistiques que lorsque je les ai moi-même falsifiées. »

La cellulite touche principalement les femmes, les minces comme les rondes. Le tissu graisseux sous-cutané, présent chez tous les individus, est formé de lobules adipeux séparés par les fibres du tissu conjonctif. L'architecture de ces fibres, autrement dit le point dans lequel elles sont tricotées, est déterminée par l'œstrogène, l'hormone féminine. Les femmes mettent en place des fibres conjonctives perpendiculaires à la peau. Chaque point d'ancrage tire la peau vers lui, la couche adipeuse rebondit entre deux et fait faire le gros dos à la peau, qui est à nouveau tirée vers le bas par la fibre suivante, comme un édredon matelassé. Le but, c'est qu'une femme puisse rapidement stocker les réserves de graisse nécessaires en cas de grossesse. En tant que femme, je ne peux m'empêcher de brandir ici l'étendard de la silhouette baroque de Rubens comme symbole de la féminité par excellence : les rondeurs qui enrobent çà et là le corps féminin ont été voulues par l'évolution, c'est l'éternel féminin ! Les hommes aussi, naturellement, ont un tissu adipeux sous-cutané, mais le leur n'a pas que des fibres verticales. Ces veinards ont la

CELLULITE FÉMININE VS CELLULITE MASCULINE

FEMME

HOMME

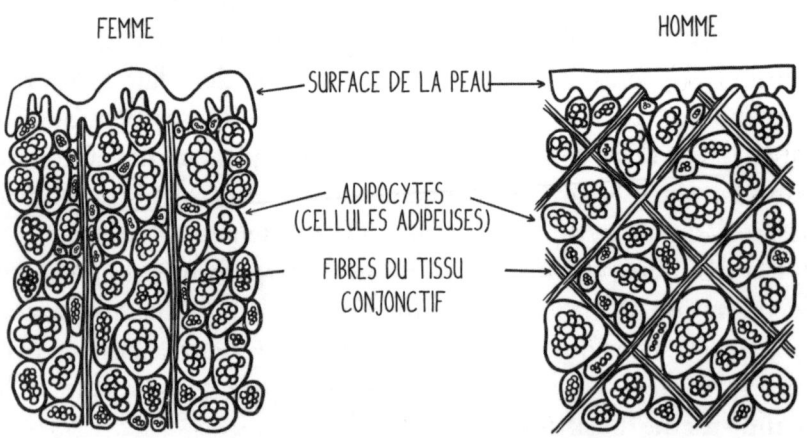

SURFACE DE LA PEAU

ADIPOCYTES
(CELLULES ADIPEUSES)

FIBRES DU TISSU
CONJONCTIF

chance d'avoir aussi un tissage en diagonale. La graisse est donc traversée par un réseau de fibres entrecroisées qui maintient les tissus en place et tendus, même chez les hommes bien potelés.

Vous comprenez sans doute maintenant pourquoi crèmes et baumes, qu'ils soient bon marché ou honteusement chers, ne peuvent rien contre la cellulite. Ils ne pénètrent pas assez profondément dans la peau et le tissu adipeux pour y détricoter un maillage tenace et importun. Même les coûteux procédés médico-chirurgicaux — laser, radiofréquence, cryolipolyse, injections, vacuothérapie ou ondes de choc — n'y parviennent qu'à grand-peine.

Je ne veux néanmoins pas saper définitivement le moral des femmes car, soit dit en passant, les hommes aiment les fesses à tous les stades de la cellulite. Si on arrive à perdre de la graisse, on affame les petits lobules qui font le gros dos, ils ressortent donc un peu moins. Si on se muscle, la cellulite est certes toujours là, mais sur une base musculaire. Si on bouge beaucoup ou qu'on se fait masser, on obtient un drainage lymphatique qui chasse un peu le liquide accumulé dans le tissu adipeux, au moins pour quelques heures. Et quand on a une alimentation riche en antioxydants, qu'on évite le soleil et la cigarette, les tissus conjonctifs restent assez fermes pour contenir la graisse, plus longtemps en tout cas qu'un réseau fibreux distendu.

DES ÉCHANGES QUI PEUVENT RAPPORTER GROS

Pour les uns, la peau est le plus vaste organe producteur de cellulite, de boutons ou de grains de beauté. Pour les autres, c'est tout simplement le plus grand organe producteur d'hormones, car les cellules cutanées, véritable merveille de biochimie, hébergent les sites de production d'hormones et de transmetteurs les plus divers. On a découvert à ce jour dans les cellules de la peau et du tissu graisseux sous-cutané quelque trente hormones et groupes d'hormones différents. Une partie de la production est destinée à la peau elle-même, le reste est distribué dans tout l'organisme. Tout cela fait réellement de la peau le plus vaste organe producteur d'hormones de notre corps.

La fonction du tissu adipeux chez la femme au moment de la ménopause est à cet égard remarquable. Alors que les ovaires ont cessé depuis longtemps toute activité, le tissu adipeux continue de produire des hormones féminines, l'œstrone et l'œstradiol, grâce auxquelles les femmes restent plus longtemps jeunes et peuvent encore mener une vie sexuelle très épanouie. Là encore, vous le voyez bien, une certaine dose de tissu adipeux sous-cutané a son intérêt.

J'ai bien dit : une certaine dose ! Si on suralimente en permanence un tissu adipeux dont les capacités d'absorption sont limitées, on emmagasine trop de graisse de réserve. De la mauvaise graisse.

Les régimes ne font généralement du bien qu'aux fabricants de produits minceur, beaucoup d'entre nous en ont fait la douloureuse expérience. La recherche mise depuis quelque temps sur une nouvelle approche. À la naissance, nous avons de la graisse brune qui disparaît au cours de l'existence. Elle est brune parce qu'elle contient beaucoup de mitochondries, qui sont de vraies centrales énergétiques et qui l'aident à produire de la chaleur en brûlant des graisses. Comme les bébés ne sont pas encore capables d'activer leurs muscles pour frissonner quand ils ont froid, la graisse brune les protège des refroidissements.

Pour les enragés de la perte de poids, ne serait-ce pas le rêve d'avoir plein de graisse brune, qui leur tiendrait chaud et pourrait brûler les surplus de graisses ? N'y a-t-il pas moyen d'empêcher cette graisse spéciale de disparaître ? De fait, les chercheurs ont constaté qu'en s'exposant régulièrement au froid (quelques degrés seulement au-dessous de notre température de confort), c'est-à-dire à 17 °C environ, l'adulte parvient à faire revenir sa masse de graisse brune, qu'on appelle alors graisse beige. On espère que chacun pourra un jour booster sa graisse brune, par le biais de cures de froid ou de stimulations hormonales, et développer ainsi son propre poêle à combustion. Un bon moyen d'expérimenter héroïquement sur vous-même la validité de ces données scientifiques serait par exemple de pratiquer un sport d'endurance l'hiver en tenue estivale. Pas la peine de vous jeter tout de suite dans un lac gelé...

PARTIE 2

ÇA NOUS TOMBE SUR LE POIL

5 PARTENAIRE À TOUT ÂGE

La peau à travers les âges de la vie : la question intéresse les artistes, l'industrie cosmétique et même les réseaux sociaux, vidéos à l'appui. De fait, notre peau remplit des missions différentes au cours des phases de l'existence, et voit donc son aspect changer. Elle est la toile qui recueille les traces que notre vie y dépose. Notre peau raconte des histoires.

PEAU DE BÉBÉ

Une peau de bébé lisse et douce invite aux câlins, aux baisers, aux caresses et aux massages. Ça tombe bien, le bébé en a grand besoin, car ce contact physique pose les bases essentielles d'une vie heureuse.

Avant que le bébé ne découvre le monde, l'embryon qu'il était a connu une série de développements, qui concernent aussi la peau. Au cours de la grossesse, deux tissus embryonnaires primitifs donnent naissance à l'épiderme d'une part, au derme et aux tissus adipeux de l'hypoderme d'autre part.

Petit à petit, l'épiderme du fœtus se kératinise, et les cellules qui desquament vont former une substance cireuse appelée vernix caseosa. Pendant le dernier tiers de la grossesse, cette crème maison très efficace recouvre la peau du fœtus et lui évite d'être ramollie par le liquide amniotique. Le vernix caseosa se compose — exactement comme les crèmes de soin qui essaient de l'imiter — d'eau et de lipides, mais aussi de protéines. Il mélange les sécrétions séborrhéiques du fœtus avec les lipides protecteurs présents dans la couche cornée de son épiderme. Les lipides sont composés de cires, de céramides, de cholestérol, d'acides gras libres et de squalène, un liquide huileux. Amalgamé à des cellules épithéliales desquamées, ce mélange graisseux colle à la peau du fœtus.

Vers la fin de la grossesse, le fœtus perd une partie de son vernix. Si le bébé naît après terme, il arrive qu'il ait le bout des doigts tout fripé, comme les lavandières d'autrefois ou comme nous quand nous restons trop longtemps dans le bain. La peau du bébé né à terme, elle, est intacte, mais elle est deux fois plus fine que celle d'un adulte, et la couche cornée est plus molle. Cependant, elle épaissit assez vite, en fonction des points d'appui des différentes parties du corps. Cela se voit particulièrement bien sur les pieds : un enfant qui ne marche pas encore a la plante des pieds bien tendre. Dès qu'il trottine, de la corne se forme très rapidement.

Le nombre des mélanocytes est déjà le même que dans une peau d'adulte, mais la production de mélanine n'a pas encore vraiment démarré. Les nouveau-nés sont donc très sensibles au soleil, d'autant que la résistance de la peau est encore faible. La jonction entre l'épiderme et le derme grâce au profil ondulé des membranes basales (vous vous rappelez, le « plateau à œufs » ?) n'est pas totalement achevée, et les bébés attrapent plus facilement des ampoules. L'élasticité de la peau, elle non plus, n'a pas atteint son maximum. Le tissu adipeux sous-cutané d'un bébé n'est pas encore blanchâtre comme chez l'adulte, il contient de la graisse brune. Les nourrissons sont plus exposés au refroidissement que les adultes parce que, proportionnellement au volume de leur corps, leur surface cutanée est plus importante : ils perdent donc davantage de chaleur. La graisse brune est leur chauffage intégré, capable de métaboliser les acides gras et d'en tirer de la chaleur. Au fil des mois, elle est remplacée par de la graisse blanche.

Les bébés, et en particulier ceux qui sont nourris au sein, développent au cours des premières semaines une acné du nourrisson et une dermite séborrhéique avec pellicules du cuir chevelu, boutons et points noirs. Avec le lait maternel, ils absorbent des hormones mâles — eh oui, les femmes aussi ont des hormones mâles —, alors qu'ils produisent les leurs et que le placenta les avait déjà approvisionnés en hormones maternelles. Comme ce sera aussi le cas plus tard, à la puberté, ces hormones stimulent les glandes sébacées et favorisent la prolifération de *Malassezia furfur*, amateur de gras et faiseur de boutons, qui déclenche la formation sur le cuir chevelu de squames grasses jaunâtres, sans démangeaisons. On confond parfois ces squames avec les croûtes de lait, ces pellicules sèches et blanches qui démangent et tombent en poudre fine, et qui surviennent plutôt chez les bébés à eczéma atopique.

Les boutons sortent en général au moment où on prend les premières photos, ce qui est ballot. En plus, les bébés qui juste avant avaient une belle tignasse, ont maintenant la boule à zéro — encore la faute des hormones mâles.

PEAU D'ADO

À la puberté, l'activité des glandes sexuelles augmente et une multitude d'hormones sont produites dans les glandes surrénales, les ovaires et les testicules. Elles se disséminent dans tout le corps et contribuent à la formation des caractères sexuels masculins et féminins. Font partie de ces hormones la testostérone et d'autres hormones mâles que l'on retrouve aussi dans le sang des filles, mais à moindre dose que chez les garçons.

Les glandes sébacées, qui sont situées dans le derme et font déboucher leur canal excréteur dans le canal pilaire, ont des récepteurs à hormones mâles, hormones auxquelles elles s'offrent effrontément. Bien entendu, les hormones mâles ne disent pas non et s'empressent d'aller s'unir aux récepteurs. Sans traîner en chemin, ces nouveaux couples gagnent directement les noyaux cellulaires afin d'y manipuler l'ADN, le poste de commandement des cellules, qui à son tour incite ces dernières à produire du sébum à gogo.

Bizarrement, les glandes sébacées sont très altruistes. Quand elles ont fini leur tâche, leurs cellules éclatent, déversent leur contenu dans le canal pilaire et se dissolvent elles-mêmes au cours de l'opération.

Six jours plus tard environ, le sébum se met en route le long de la tige pilaire, direction la lumière du jour. En temps normal, il se répand alors à la surface de la peau, lui conserve sa souplesse, la défend contre les agents pathogènes indésirables, prend soin des lèvres et rend les cheveux brillants.

Mais si le sang contient trop d'hormones mâles, si les récepteurs sont hypersensibles ou simplement trop « entreprenants », les cellules des glandes sébacées peuvent s'emballer. Le canal pilaire est face à une offre massive de sébum : énorme bombance en vue pour les agents pathogènes amateurs de gras ! Les levures métabolisent la graisse et excrètent à qui mieux mieux les restes du festin. Ces restes, qui sont des acides gras, irritent tellement la paroi des pores, au revêtement fragile, que celle-ci produit de plus en plus de cellules dans l'espoir de se débarrasser de toutes ces impuretés. Malheureusement, il se forme à l'orifice du pore une sorte de bouchon corné qui obstrue la sortie : c'est un comédon.

La forme courante est le comédon avec un point noir au milieu, qui lui donne son nom habituel. Le point noir est un comédon ouvert. Sa couleur fait qu'on pense souvent à de la crasse. Il s'agit en réalité de dépôts de mélanine. Rien ne sert de se laver encore plus, ça ne fera pas partir cette saleté imaginaire.

Je me souviens encore très bien d'un garçon qui me donnait des cours particuliers de chimie. Tout son visage, et en particulier son nez, était couvert de comédons incroyablement gros et noirs. Je n'arrêtais pas de les regarder, fascinée et perturbée à la fois. Il avait aussi quantité de « points blancs », ces comédons fermés dont le contenu blanc jaunâtre transparaît sous la peau. Je ne me doutais pas encore, à l'époque, que l'acné et la chimie organique étaient aussi liées, puisque dans les deux il est question d'acides gras.

Les points noirs manquent de modestie et se contentent rarement de leur statut. Ils aspirent à mieux et se lancent volontiers

COMÉDON

COMÉDON FERMÉ

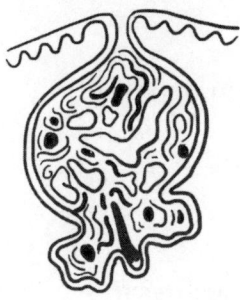

COMÉDON OUVERT

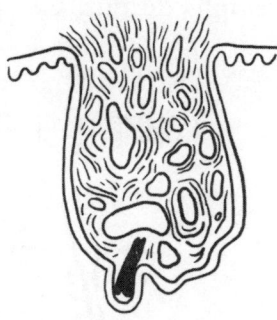

dans une carrière de vrai bouton bien mûr. Ça se passe très exactement au moment où le bouchon corné est bien enfoncé dans le comédon et où le sébum, stocké dans les profondeurs, ne peut plus se déverser à l'extérieur. La masse s'accumule sous le bouchon et continue de dilater le pore jusqu'à l'explosion, ou presque. À l'intérieur du pore, le signal d'inflammation est lancé, et on assiste à un véritable feu d'artifice inflammatoire qui se voit nettement en haut, sur la peau. Progressivement, tout cela rougit, épaissit et enfle, et un petit chapeau de pus vient parfois coiffer le tout, comme un point sur un *i*.

Si l'orifice du pore n'est pas dégagé à temps et que le bouton ne se vide pas vers le haut, à l'air libre, le sébum, les bactéries et les masses cornées se déversent alors dans le deuxième sous-sol du parking souterrain, le derme. On peut imaginer qu'ils n'y sont pas bien accueillis. Le service de sécurité du parking donne l'alarme, et les commandos de déblayage rappliquent vite fait. Comme l'inflammation fait rage depuis un moment dans les couches profondes de la peau, on ne peut plus, à ce stade, la traiter de l'extérieur. Lorsque la défense et les phagocytes chargés du nettoyage ont fini le job, il ne reste souvent que le triste spectacle d'une cicatrice. Là encore, les dermatologues sont allés farfouiller dans la malle au trésor des mots et y ont pêché des termes du genre « cicatrice en cratère » ou « pic à glace ».

Certaines bactéries sont aussi capables de fabriquer des petits boutons remplis de pus. Ces bactéries, les staphylocoques dorés

COMMENT SE FORME UN BOUTON

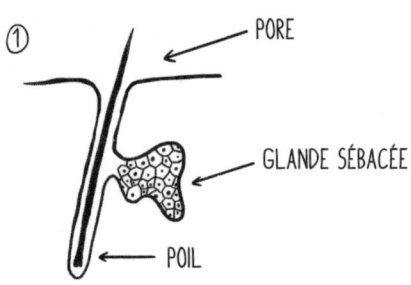

① PORE

GLANDE SÉBACÉE

POIL

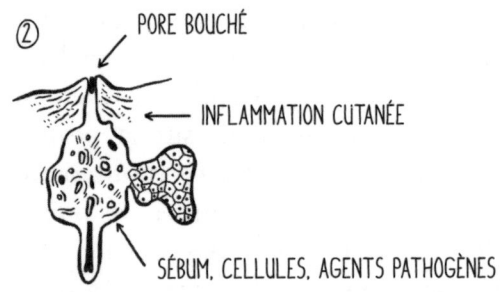

② PORE BOUCHÉ

INFLAMMATION CUTANÉE

SÉBUM, CELLULES, AGENTS PATHOGÈNES

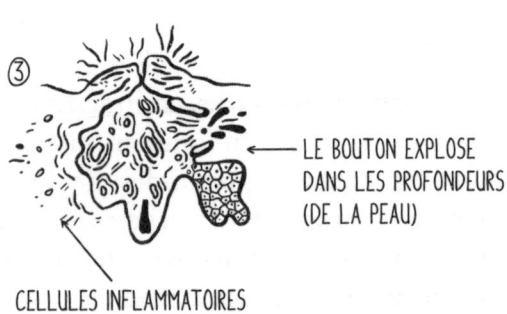

③

LE BOUTON EXPLOSE
DANS LES PROFONDEURS
(DE LA PEAU)

CELLULES INFLAMMATOIRES

(*Staphylococcus aureus*), sont très résistantes. On les trouve partout, et elles peuvent être extrêmement dangereuses. Traduit du latin, leur nom signifie « grains de raisin dorés », et l'on constate au microscope en effet qu'elles ressemblent à des raisins et forment sur la plaque de culture des agrégats jaune doré. Un bouton de pus s'appelle une pustule, et lorsqu'un médecin entend le mot pus, il lui revient probablement aussitôt en mémoire l'une des rares formules qu'il ait retenues de ses études : *Ibi pus, ubi evacua*, « là où il y a du pus, il faut l'évacuer ».

La consistance du pus va du très fluide au crémeux. Les médecins examinent sa couleur et son odeur, qui leur donnent de précieux renseignements sur le germe d'origine. Avec du pus jaune, on pense au staphylocoque doré, et s'il est bleu-vert, à un germe du nom de *Pseudomonas aeruginosa*. Lorsque le pus est brun-rouge, c'est qu'il y a du sang dedans. Lorsqu'il pue affreusement, des germes intestinaux sont en cause, *Escherichia coli* par exemple, ou des bactéries qui ne peuvent vivre qu'en l'absence d'oxygène (d'où leur qualificatif d'anaérobies). Les champignons et les levures peuvent aussi provoquer des pustules.

Cependant, il existe aussi des pustules stériles, donc non infectieuses. Dans certaines formes de psoriasis, des pustules apparaissent sur les mains et sur les pieds en dehors de tout germe. Le pus est en fait simplement une accumulation de globules blancs hors d'usage qui s'étaient rassemblés pour former la défense et qui y ont laissé leur vie.

Boutons et implosions

Dans l'acné, les comédons sont le début des ennuis. C'est en tout cas leur présence qui permet de poser le diagnostic.

Les boutons d'acné ne contiennent souvent qu'un petit boudin ou bouchon de sébum, de forme plus ou moins allongée, des petites pellicules cornées et la quantité normale de germes présente dans les pores gras. Leur contenu peut être visqueux, onctueux, parfois encore cireux. Ils sont disponibles dans les coloris blanc, jaune et ambré.

Au fond, les boutons d'acné sont comparables à des volcans. Le cône du volcan correspond à l'épaississement et à l'élevure de la peau. Le cratère du volcan est souvent bouché par des pierres ou de la terre, analogue ici au bouchon du comédon. La cheminée est remplie de magma ; dans le bouton d'acné, c'est un mélange de sébum, de cellules épithéliales desquamées et de bactéries. La chambre magmatique, tout au fond, c'est la glande sébacée avec sa production sans fin. Une éruption entraîne une décongestion, le bouton peut guérir. Si un volcan implose, il s'effondre et toute la structure est détruite, chambre magmatique, cheminée et cratère. Lorsqu'un bouton implose, le désastre est énorme là aussi et provoque une cicatrice, plate ou en creux.

En plus de ces marques visibles, et même si elle n'est pas trop violente, l'acné contribue à élargir considérablement les pores, à cause de micro-inflammations souterraines qui ont rendu les tissus du canal pilaire fibreux et durs, presque cicatriciels, laissant le canal distendu et béant, incapable de s'assouplir et de se resserrer de lui-même.

Vous vous demandez peut-être pourquoi l'acné s'attaque au visage, parfois au dos et au décolleté, mais pas au cuir chevelu, qui est pourtant un lieu de forte production de séborrhée, due à d'importantes glandes sébacées. La différence tient à la longueur et à l'épaisseur des cheveux.

Sur la tête, c'est un poil épais et vigoureux qui loge dans le pore. Comme un drain, il canalise le sébum vers le cuir chevelu.

Même avec des cheveux gras, beaucoup de sébum et des glandes sébacées volumineuses, ça fonctionne bien. Les cheveux graissent rapidement et se mettent en paquets, c'est vrai, mais il ne se forme pas de boutons. C'est exactement l'inverse sur la peau du visage et du corps. Là, on a des glandes sébacées qui peuvent être gigantesques et, dans les pores, des poils de duvet minuscules, tout fins, à peine visibles. Ils sont bien trop chétifs pour drainer les masses de sébum vers l'extérieur. Si le flux de sébum augmente, c'est l'embouteillage dans les pores.

Presse-bouton et triturations

Le risque de vilaines cicatrices n'est pas moindre quand on met la main à la pâte. C'est tellement tentant de percer un bouton mûr ! Là, le dermatologue met en garde : presser un bouton n'est pas sans danger.

Si néanmoins on ne peut pas s'en empêcher, on doit respecter certaines règles d'hygiène : se laver soigneusement les mains, se couper les ongles à ras et désinfecter le pourtour du bouton qui va subir l'assaut. On réduit ainsi les risques de faire pénétrer davantage de bactéries dans la peau et d'infecter le bouton de l'extérieur. Avec de longues griffes au bout des doigts, on peut infliger des micro-blessures à la peau, endommager sa barrière protectrice et ouvrir grand la porte aux germes.

En aucun cas on ne doit triturer le bouton, ce que l'on a tendance à faire quand rien ne veut sortir sous une pression modérée. Les conséquences peuvent être terribles, car on renvoie loin à l'intérieur tous les résidus que l'on expulse du pore. La pression monte dans le pore, déjà fortement dilaté et enflammé, et il ne va pas tarder à imploser dans le derme. Alerte générale ! Cicatrice en vue !

Après guérison, les boutons très enflammés laissent souvent des taches brunes très moches. Un bouton mal pressé multiplie ce risque. Le bouton est parti, la tache reste. Il serait plus judicieux, pour améliorer son évolution, d'étirer la peau autour du bouton. Une légère pression, relâcher, écarter, légère pression... jusqu'à le vider quasiment de son contenu. Ça peut marcher, ou pas. Les boutons situés au-dessus de la lèvre supérieure sont d'ailleurs particulièrement à risque, car il y a là de nombreux vaisseaux qui irriguent également le cerveau. À presser un bouton sans savoir-faire professionnel, on risque une migration des germes vers le haut, si l'on peut dire, avec pour conséquence possible une diffusion de l'infection vers les veines du cerveau.

Les boutons d'acné se traitent bien. Pour une acné « vulgaire », avec des boutons normaux, on utilise des crèmes ou des gels délivrés sur ordonnance qui freinent la tendance des pores à la kératinisation et ont une action locale sur l'inflammation. En revanche, on l'a déjà dit, on ne peut agir de l'extérieur sur la surproduction des glandes sébacées, et les produits cosmétiques anti-boutons d'acné ne dessèchent souvent que les lipides de la barrière cutanée.

L'apparition de pustules, de nodules et de cicatrices doit inciter à un traitement oral. Ne traitez pas une acné juvénile sévère comme un mal nécessaire auquel on ne peut échapper à la puberté. Il faut agir, et sans attendre. L'hyperactivité séborrhéique peut être contrecarrée par l'isotrétinoïne, un dérivé de la vitamine A disponible sous forme de gélules ou de comprimés, mais dont la prise n'est pas sans risques ni effets secondaires. Les jeunes femmes sous traitement à l'isotrétinoïne doivent avoir une contraception fiable, la vitamine A et ses dérivés représentant des risques sévères pour un embryon. Le traitement doit être supprimé un mois au minimum avant toute conception.

Malgré tout, cette substance est une vraie bénédiction pour de nombreux patients. Les femmes sous contraception, mais aussi les hommes, guérissent de leur acné, et leur peau bénéficie en plus des effets anticancérigènes et rajeunissants de cet actif, non autorisé pour ces indications bien que son efficacité ait été démontrée par de nombreuses études. Le traitement proposé aux jeunes est habituellement de six mois à haute dose (de 30 à 40 milligrammes par jour), celui des adultes est à plus long terme et à dosage plus faible (de 20 à 40 milligrammes par semaine). Chez la femme, une pilule contraceptive anti-androgénique peut avoir un effet positif sur l'acné. Les effets secondaires sur l'organisme féminin sont toutefois considérables : prise de poids, rétention d'eau, stimulation des tissus de la glande mammaire avec risque accru de dégénérescence et, souvent, baisse de la libido.

Le changement d'habitudes alimentaires est une méthode moins risquée. Il peut contribuer à réguler l'hyperséborrhée et l'activité inflammatoire. La première étape est de renoncer à l'alimentation industrielle moderne : farine blanche, sucres, laitages en grande quantité et acides gras trans. Préférez beaucoup de légumes, des céréales complètes, des fruits à coque, le poisson et l'huile de foie de poisson, avec leurs acides gras oméga-3, si importants. Les bactéries anti-inflammatoires que l'on peut prendre sous forme de probiotiques ou cultiver dans son intestin grâce à une alimentation riche en fibres sont un moyen supplémentaire d'obtenir une peau visiblement plus saine et sans boutons.

PEAU D'ADULTE

Les adultes aussi ont parfois des boutons. En dehors de l'activité hormonale et de l'alimentation, il existe une autre cause que vous avez peut-être déjà pu observer sur vous-même : le stress. Il déclenche la sécrétion d'une hormone particulière ayant pour effet d'augmenter la production de sébum et l'activité inflammatoire des glandes sébacées. Une pilule contraceptive inappropriée ou un stérilet hormonal sont également une cause assez fréquente d'acné, car le progestatif qu'ils contiennent peut se comporter en partie comme une hormone masculine.

Utiliser régulièrement des cosmétiques trop gras — produits solaires, crèmes de jour, maquillage, gel ou cire pour cheveux — suffit cependant à boucher les pores et à empêcher l'écoulement du sébum. Celui-ci s'accumule particulièrement quand le produit utilisé contient des huiles minérales, comme la paraffine ou les huiles de silicone. Cette acné, dite acné cosmétique, on peut l'éviter très facilement en mettant tout ce bazar à la poubelle. Quand on a tendance à l'acné, il ne faut appliquer sur sa peau que des produits non-comédogènes.

La répartition des boutons renseigne également sur leur possible origine. L'abondance de comédons sur la zone T (front et nez) est un phénomène typiquement lié à la puberté. Sur les joues et le cou, on les trouve plutôt chez les femmes adultes. Ils sont profonds et douloureux. Souvent, l'état de la peau se détériore juste avant l'ovulation, et plus encore avant les règles, car c'est là que se situe le pic d'activité de l'hormone du corps jaune qui favorise les comédons, tandis que diminue au contraire le taux d'œstrogène, l'hormone anti-boutons, qui donne une jolie peau. Si les boutons se situent plutôt sur les parties rondes du visage, joues, front, nez ou menton, on parlera alors de rosacée. La principale différence avec l'acné est l'absence de comédons. La couperose n'apparaît qu'à l'âge adulte, le plus souvent chez les individus à peau claire ; la peau est facilement irritée, avec une tendance aux boutons et à la dilatation des capillaires cutanés. Ceux qui en sont atteints souffrent souvent de troubles oculaires ou de problèmes intestinaux.

Si les boutons sont plutôt petits, remplis d'eau, sans sébum, s'ils démangent légèrement, ourlent le pourtour des lèvres en laissant une bande de couleur chair et touchent essentiellement le menton, le pli nasolabial ou la paupière, alors il s'agit plus probablement d'une dermite péri-orale, autrement dit une inflammation autour de la bouche. C'est une surhydratation et un gonflement des pores causés soit par l'application d'une crème à la cortisone sur le visage, soit par trop de produits cosmétiques. C'est ce qui arrive par exemple aux hôtesses de l'air, qui se maquillent beaucoup et essaient de compenser la sécheresse de l'air en cabine en utilisant trop de crème hydratante.

La brusque augmentation de cette acné cosmétique aggravée est due en partie à la télévision haute définition, qui dévoile sans pitié le moindre poil de nez, la moindre ride et le moindre pore dilaté. On prépare ceux qui doivent affronter la caméra en les tartinant de fonds de teint nouvelle génération, riches en huiles de silicone qui bouchent les pores. Cette dermite péri-orale conduit les présentatrices et les comédiennes, sans oublier leurs confrères masculins, à venir en masse dans les cabinets médicaux.

À peine notre peau s'est-elle remise de la puberté que déjà elle commence à vieillir. Certes, nous vieillissons dès le premier jour de notre vie, mais ça ne se voit qu'à partir de 25 ans, quelquefois plus tôt encore. Il n'y a d'ailleurs pas que la peau, tout l'organisme vieillit, car le processus est génétiquement programmé. Cela se voit plus ou moins, et plus ou moins vite, en fonction de notre mode de vie. Son influence est primordiale, surtout sur le vieillissement cutané.

Presque tout se passe dans le derme, au deuxième sous-sol. Sont concernées les cellules du tissu conjonctif disséminées là, appelées fibroblastes, et les fibres produites par ces cellules, le collagène et l'élastine. La disposition des fibres du tissu conjonctif les fait ressembler à un bas nylon qui s'étire facilement en longueur.

Le collagène est constitué de fibres de protéines robustes qui confèrent à la peau solidité et résistance. L'élastine correspond aux fibres élastiques de nos vêtements stretch et permet à la peau d'être extensible. La longévité des fibres équivaut à la demi-vie humaine, 70 ans, mais elles ne se forment que dans les premières années de l'existence, et leur dégradation est irréversible.

Il n'y a pas que le nombre de fibres de collagène et de fibres élastiques qui évolue avec l'âge. Les vaisseaux sanguins s'altèrent également, car ils sont eux aussi entourés de fibres élastiques qui vieillissent. Votre regard n'a-t-il jamais été attiré par des petites veines très apparentes sur le nez ou les joues de certaines personnes âgées ou vieillissantes ? Ce sont des vaisseaux sanguins qui ne peuvent plus se resserrer complètement et qui deviennent ces veinules rouges transparaissant sous la peau.

Désormais, les cellules de l'épiderme ont besoin de 50 jours au lieu de 28 pour se régénérer. Les blessures guérissent plus lentement, les ongles ne poussent plus aussi vite : un patient âgé atteint de mycose de l'ongle devra être traité pendant près d'un an avant que ses ongles n'aient complètement repoussé.

La superbe tignasse d'autrefois s'éclaircit ? La faute à la baisse des œstrogènes chez les femmes ménopausées, et, chez les hommes, aux effets persistants de la testostérone.

Un jeune visage éclatant, sans rides ni traits anguleux, tire son charme des petits capitons de graisse du derme. Si les jeunes hantés par la folie de maigrir savaient que c'est à la graisse qu'on doit la jeunesse et la beauté ! Sur le visage, les bourrelets sont bien enveloppés dans le tissu conjonctif. Malheureusement, lui aussi se relâche au cours de la vie et, quand on est en position debout, les petits capitons s'affaissent inéluctablement, soumis qu'ils sont à la dure loi de l'attraction terrestre. Un beau jour enfin, les joues et les orbites se creusent.

En comparaison de ce que l'on a été, on semble affaibli, fatigué, atone. Quand on est jeune, le visage est comparable à un triangle reposant sur la pointe, or ce triangle s'inverse au fil des années.

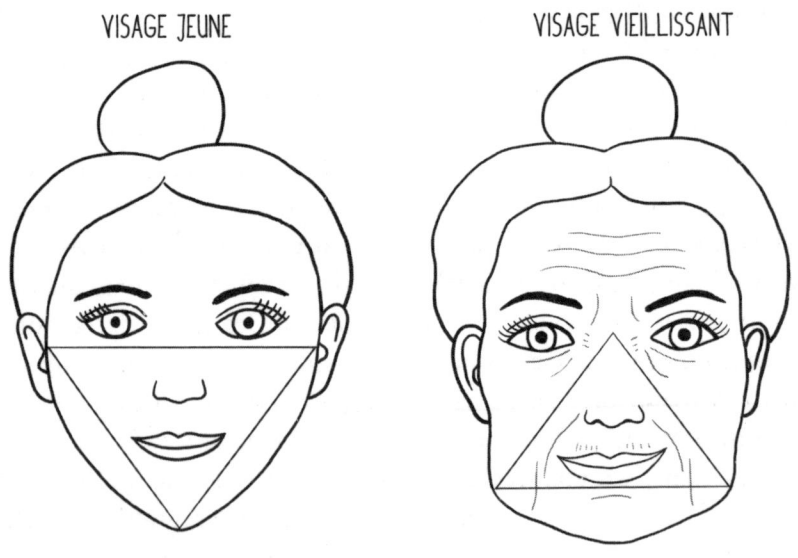

VISAGE JEUNE VISAGE VIEILLISSANT

Le surpoids ne protège que jusqu'à un certain point de ces transformations. Certes, s'il y a beaucoup de graisse sous-cutanée, les poches seront un peu plus rembourrées, mais personne n'échappe à l'affaissement.

Quand on n'a pas encore le regard qui se creuse dans la zone du sillon lacrymal, on peut avoir des poches sous les yeux. Encore un signe de vieillissement caractéristique. Il faut se représenter le tissu conjonctif comme un solide filet de pêcheur aux mailles serrées. Lorsqu'on est jeune, il maintient les couches de la peau bien serrées contre les os de la face. Quand le filet se détend, tout glisse un étage plus bas, fait des bosses et commence à pendre, voire à pendouiller, comme souvent sous le menton.

Ce relâchement du tissu conjonctif tient à la baisse de la production d'hormones sexuelles, à la baisse de la sécrétion d'hormones de croissance et aux influences néfastes auxquelles la vie nous expose. Les accélérateurs du vieillissement sont des radicaux libres qui endommagent les tissus, la structure des protéines, les molécules de glucides et de lipides, ainsi que le patrimoine génétique des cellules. Le corps peut en éliminer une partie grâce à des enzymes et à des vitamines susceptibles de neutraliser ces radicaux libres, mais si les rayons UV et la fumée de cigarette interfèrent sans cesse, ce subtil système de réparation est sensiblement perturbé. Les radicaux libres activent alors des enzymes qui détruisent le collagène, rendent le tissu conjonctif cassant et bloquent la formation d'un matériau frais.

Oui, le vieillissement est une affaire délicate, c'est surtout une affaire de point de vue. Mettons la gravitation hors circuit, allongeons-nous et sourions : tout ce qui pend disparaît, et ainsi nous restons tous et pour longtemps des beautés allongées.

La peau d'adulte ne supporte pas bien le rasage. Hommes et femmes ont facilement des boutons après s'être rasés. Ce sont de mini-infections dues à des germes cutanés qui pénètrent dans l'épiderme à travers les microcoupures faites par la lame, surtout si elle est vieille. Le rasage sur peau humide est plus agressif que le rasage électrique. Le nickel contenu dans les lames de mauvaise qualité, la mousse à raser, l'après-rasage et la bande hydratante des rasoirs jetables sont susceptibles de déclencher irritations et allergies de contact.

Si on est sensible, on peut soit garder ses poils, soit se faire faire une épilation durable au laser, soit opter pour l'épilation à la cire, même si elle n'est pas garantie non plus sans irritation. Mon conseil en cas de problèmes avec la barbe : désinfection des lames, qui doivent toujours être bien aiguisées, ou, mieux encore, rasage électrique. Autre conseil : les solutions antiseptiques, avant et après, et une crème lubrifiante antibactérienne légèrement moussante préparée par le pharmacien pour remplacer la mousse à raser (par exemple Triclosan 1 % dans *Linimentum aquosum*). Attention : les peaux sensibles doivent s'abstenir de toute solution alcoolisée ou eau parfumée.

PEAU ÂGÉE

La peau des personnes âgées est tachetée de couleurs diverses. Les zones constamment exposées au soleil, comme le visage, le décolleté, le dessus des mains et les bras, sont parsemées de taches brunes et blanches. On remarque souvent d'innombrables veinules rouges, des zones très sèches et des rides d'affaissement ; de manière générale, la peau est très mince, fragile, et elle a tendance à saigner facilement.

Les glandes sébacées cessent soudain leur activité ou la réduisent considérablement. Si la peau contient moins de lipides, l'efficacité de la barrière cutanée diminue d'autant, et la capacité à fixer l'eau également. Les facteurs hydratants endogènes, comme l'acide hyaluronique, diminuent énormément. La peau perd de sa résistance, de son élasticité et de son éclat, les contours deviennent flous. La peau devient, comme dit la publicité, « plus exigeante ». À cela, l'industrie cosmétique répond avec des crèmes pour peaux matures. Ces crèmes sont en général plus grasses et regonflent la couche cornée pour quelques heures, mais leur pouvoir de rajeunissement est bien sûr tout aussi faible que celui des crèmes anti-âge à d'autres périodes de la vie. Elles impressionnent peu les fibres des rides, toujours aussi avachies au deuxième sous-sol.

Les femmes constituent la plus fidèle clientèle de la cosmétologie, car le vieillissement de la peau est particulièrement dramatique chez elles. Non qu'elles auraient une perception d'elles-mêmes exagérément critique, mais tout simplement à cause de la ménopause, le taux d'œstrogènes chutant à ce moment-là très rapidement. Durant les cinq premières années de cette nouvelle phase dans la vie d'une femme, la teneur de sa peau en collagène se réduit de près de 30 %.

Les hommes, eux, sont épargnés plus longtemps par la chute de l'activité hormonale, une totale injustice ! S'ils font du sport et restent minces, ils peuvent en effet maintenir leur taux de testostérone sur une plus longue période. Quand il finit par baisser, néanmoins, ils grossissent et se retrouvent souvent avec un ventre proéminent sur des jambes amaigries. La graisse peut se fixer aussi sur le mont pubien, et le changement hormonal entraîner un raccourcissement du pénis, réel ou par simple effet d'optique, ainsi qu'un développement du tissu mammaire.

La réduction du tissu conjonctif entraîne l'élargissement des pores du visage, à quoi s'ajoute la prolifération de certaines glandes sébacées. Ce sont plus particulièrement les hommes qui ont tendance à développer des kystes sébacés bénins sur le visage, mais aussi de la couperose, avec déformation du nez et grosses veines violacées sur les ailes. Sur leur nuque, là où la peau est épaissie, on voit souvent des lignes formant des losanges, un phénomène parfois appelé peau de cultivateur ou, en langage dermatologique, *Cutis rhomboidalis nuchae,* nuque rhomboïdale.

Les hommes ne sont pas non plus immunisés contre les méfaits du soleil. Apparaissent d'énormes comédons ou des taches brun-blanc-rouge sur le cou, là où dans leur jeunesse se voyait parfois un suçon violacé. On néglige souvent, à tort, de mettre de la crème sur cette partie sous les oreilles. Pas trop mal protégée chez les femmes qui ont les cheveux longs, elle reçoit en plein les rayons du soleil si on a les cheveux courts. Regardez attentivement les hommes de plus de 50 ans, et je suis sûre que vous trouverez chez plus d'un une érythrose héliodermique du cou, autrement dit des rougeurs causées par le soleil.

Les rides sont la conséquence d'un manque d'élasticité et de la réduction des lipides, c'est vrai, mais aussi de nos mimiques et de nos expressions, qui s'ajoutent à cette moindre élasticité de la peau vieillissante. Les muscles de la mimique sont ceux qui permettent à notre visage d'exprimer toute la gamme de nos émotions, de la fureur à l'amusement, de la tristesse à la joie. Moins la peau est rétractable, plus on voit les rides d'expression. C'est là, si on y tient, qu'on peut utiliser le Botox®. Une remarque au passage : boire beaucoup n'est d'aucune utilité pour lutter contre le vieillissement ; ça repulpe un peu les tissus, mais ne change rien à la qualité des fibres ni à leur élasticité.

Les personnes âgées, du fait d'un système immunitaire moins réactif, ont tendance à développer davantage de maladies infectieuses, telles que zonas, mycoses des pieds ou des ongles. L'irrigation sanguine est moindre elle aussi, surtout aux extrémités, et les varices négligées pendant des années peuvent dégénérer en ulcères de jambe.

Le cou, les aisselles et le tronc des personnes âgées sont semés d'excroissances de toutes sortes, de breloques qui pendouillent, d'angiomes séniles (ou taches rubis) et de kératoses séborrhéiques (ou verrues de vieillesse). Les cancers de la peau, ou leur stade préliminaire, naissent en particulier sur les terrasses ensoleillées du corps que sont le visage et le décolleté.

Si vieillir n'offrait aussi de bons côtés — on a pu devenir (plus) sage, conserver son enthousiasme et garder l'espoir de vivre encore nombre de bons moments, entouré des gens que l'on aime et qui nous aiment —, on pourrait être tenté de dire que la vieillesse est un processus ingrat.

6 LE SOLEIL ET LA PEAU : AMIS, MAIS PAS TROP !

Le soleil et les taches sont aussi indissociables que l'ombre et la lumière. Pour exemple, les taches de rousseur, semis espiègle de petites taches brun clair qui éclosent sur le visage avec le soleil et s'estompent en hiver. Ces petits points de mélanine ont été dispersés par la nature dans la couche basale de notre premier sous-sol, l'épiderme. Ils sont souvent la marque d'une sensibilité particulière au soleil, sans que les mélanocytes (les cellules pigmentaires) ne changent pour autant de forme, ni n'augmentent en taille ou en nombre. Ils étaient déjà là, l'exposition à un fort rayonnement solaire ne fait que les mettre encore plus en lumière. Côté esthétique, les avis sont partagés. Les uns sont très attachés à leurs taches de rousseur, quand d'autres ne les aiment pas du tout et subissent de douloureuses séances de laser pour les faire enlever.

La production de la peau en matière de points et de taches ne s'arrête pas là. Prenons les taches de vieillesse : la peau endommagée par le soleil les brandit comme une sorte de panneau « stop » contre les expositions aux UV, et on les trouve, été comme hiver, sur les parties du corps les plus maltraitées par le soleil. On devrait les rebaptiser « taches de soleil »... Les mélanocytes y sont plus gros. Pas étonnant, puisqu'ils doivent cracher de la mélanine en permanence, et à haute dose. Ils nous signalent ainsi très clairement qu'ils ne veulent plus absorber de soleil. Reste à savoir si ça nous fait de l'effet et nous décide à sortir la crème et le chapeau de paille...

La troisième sorte de taches brunes, ce sont les grains de beauté, petits nids de mélanocytes situés dans l'épiderme, dans le derme ou la zone intermédiaire, que nous avions à la naissance ou qui se sont développés au cours de la vie. Ce sont en fait des tumeurs bénignes de cellules pigmentaires. On peut avoir beaucoup de petits points de ce genre, comme les coccinelles, ou quasiment pas. Le rayonnement solaire favorise leur dégénérescence, c'est pourquoi les dermatologues passent une grande partie de leur temps à scruter les grains de beauté de leurs patients.

La plupart des gens ont entre 30 et 40 grains de beauté, mais 15 % d'entre eux en ont plus de 100. Jusqu'à l'âge de 30 ans, les grains de beauté migrent depuis les couches profondes de la peau vers la surface. Après 50 ans, ils ont tendance à se retirer et à retourner au fond des tissus. Leur raison d'être, personne jusqu'ici n'a su l'expliquer. Pour consoler ceux qui s'escriment à tous les compter, des chercheurs britanniques ont découvert que le vieillissement cutané et les manifestations de la sénescence en général, comme l'ostéoporose, apparaissent chez les « tachetés » plus tard que chez les « sans-taches ».

La raison se trouve dans les terminaisons des chromosomes, les télomères. Les chromosomes portent notre patrimoine génétique sous une forme enroulée, et les télomères viennent coiffer leurs terminaisons comme un bonnet. Au cours du processus de sénescence, les télomères s'usent progressivement, jusqu'à ce que les cellules arrêtent de se diviser ou se nécrosent. Chez les personnes qui ont beaucoup de grains de beauté, on a découvert de grandes réserves de télomères, dans lesquelles puiser de quoi rester jeune plus longtemps.

BESOIN DE LUMIÈRE, POUR QUOI FAIRE ?

Trop de soleil nuit, c'est sûr. Pourtant, notre organisme a besoin de lumière, pour tout un tas de raisons. La lumière émane aussi bien du soleil que du feu, des éclairages électriques que des substances fluorescentes, mais celle que l'homme préfère est sans conteste celle du soleil, paquet-cadeau qui contient quantité de rayons différents. Nous ne pouvons pas les voir pour la plupart,

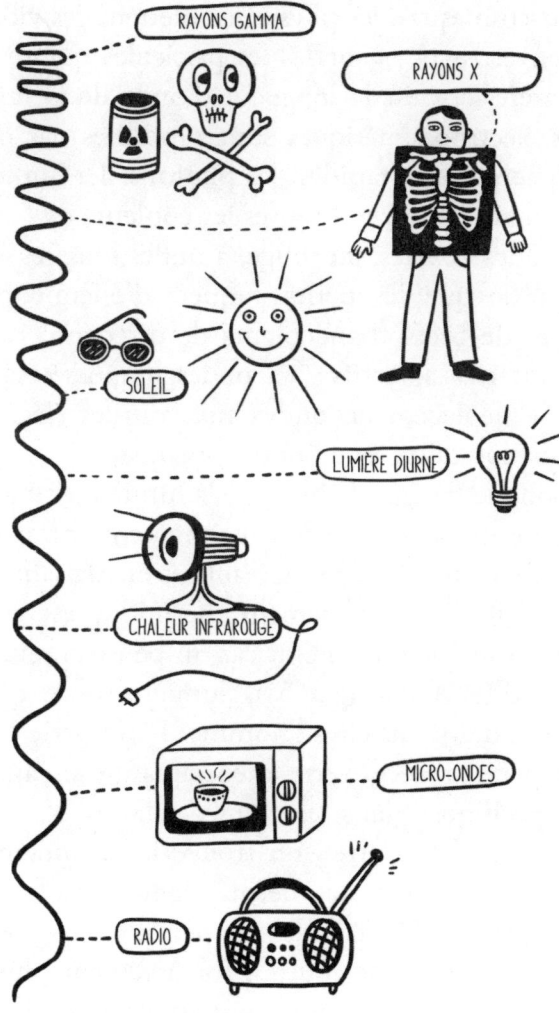

mais ils ont une grande influence, en partie positive, en partie négative, sur nous et notre organisme.

Les physiciens désignent la lumière visible et ses rayons concomitants invisibles par le nom prosaïque d'ondes électromagnétiques.

Tandis que les changements de couleur de la lumière mettent en transe guérisseurs et alchimistes, qui y décèlent des énergies et des vibrations cosmiques, les physiciens mettent ces vibrations en chiffres et convertissent en ondes les particules qui en émanent. Ce qui les intéresse, c'est la longueur d'onde de la lumière.

Les ondes électromagnétiques sont produites par des petites particules d'énergie ultrarapides, les photons. La lumière visible pour l'œil humain comprend toutes les couleurs de l'arc-en-ciel, du violet, à ondes courtes, au rouge, à ondes longues. « À ondes courtes » signifie que les petits paquets d'énergie pétaradent dans l'air avec de brefs changements de direction, carburent à tout va et sont très agressifs ; « à ondes longues » signifie que les photons se déplacent en ondes aux courbes élégantes, sont donc un peu plus doux pour notre organisme.

D'autres longueurs d'onde bordent la lumière visible. Du côté des ondes longues se trouve le rayonnement infrarouge (IR), celui qui dégage cette chaleur si agréable et bienfaisante que nous dispense le soleil. Ce rayonnement thermique est en principe inoffensif. En principe seulement, car on pense aujourd'hui que c'est la partie d'IR-A contiguë à la lumière rouge qui favorise le vieillissement des tissus chez l'homme. L'industrie cosmétique a déjà réagi à cette découverte préoccupante en ajoutant des ingrédients spécifiques dans les crèmes solaires.

Du côté des ondes courtes, on trouve le rayonnement ultra-violet (UV) tant redouté des dermatologues. Le soleil envoie d'abord les rayons UVA, à ondes un peu plus longues, puis les rayons UVB, à ondes plus courtes, foncièrement plus agressifs, et enfin les rayons UVC, extrêmement dangereux. Ces derniers sont les seuls qui n'atteignent pas la surface de la terre car ils sont arrêtés par la couche d'ozone et l'oxygène de l'atmosphère… du moins tant que les trous dans la couche d'ozone ne sont pas trop importants. Certains de ces trous sont déjà responsables du passage de rayons UV bien trop nocifs : en Australie par exemple, on a relevé un accroissement dramatique des cancers de la peau.

Plus les ondes sont courtes, plus elles sont dangereuses. Les ondes radio ou la lumière visible sont parfaitement inoffensives, mais les ondes plus courtes provoquent des rides et des cancers, et celles encore plus courtes, comme les ondes des rayons gamma, sont mortelles pour l'homme.

La lumière du jour est un mélange de nombreuses longueurs d'onde. Nous l'absorbons avec nos yeux, notre peau et notre système nerveux. Elle déploie ses effets à l'intérieur de notre organisme. Une lumière colorée et des points de lumière créent une atmosphère — de romantique à hypertonique —, leur éclat et leur tonalité jouent sur notre humeur. Le manque de lumière nous fatigue, nous déconcentre ou nous déprime. Qu'ils soient positifs ou inquiétants, tous les effets de la lumière et du manque de lumière s'expliquent par la neurophysiologie.

Réparation, stimulation et addiction

La lumière règle notre rythme circadien à travers les variations du taux de mélatonine. Dans l'obscurité, il augmente ; à la lumière du jour, il retombe.

La mélatonine est vraiment polyvalente. Puissante hormone du sommeil, elle provoque l'impression de fatigue et favorise l'endormissement. C'est aussi un antioxydant, un facteur anti-cancer et anti-âge qui, accessoirement, stimule la pousse des cheveux. Elle se forme le soir, quand la nuit tombe, à partir de son précurseur, la sérotonine ; pendant que nous dormons, secondée par d'autres vaillants collègues du service de restauration du patrimoine génétique, elle répare les dégâts causés à la peau par le soleil. Hélas ! Le service en question n'a pas de recette miracle, sinon il n'y aurait pas de cancers cutanés et les rides arriveraient moins vite... mais nous aurions l'air bien plus vieux sans ce sommeil réparateur.

La mélatonine stimule le système immunitaire et aide à endiguer le cancer de la peau. Quand on est stressé, que l'on dort peu ou, pire encore, avec la lumière allumée, on manque de mélatonine dans le sang, on est plus triste et on vieillit plus vite. L'hiver, de nombreuses personnes souffrent de fatigue et de troubles dépressifs. La faute cette fois à trop de mélatonine. Les mois où il y a peu de lumière, cette hormone du sommeil n'est pas suffisamment éliminée. On se sent amorphe et sans énergie, comme si c'était encore la nuit. Pour nous sentir bien, nous avons besoin de mélatonine la nuit et de sérotonine le jour. Quand il fait clair, notamment en été (et aussi quand on fait du sport, d'ailleurs), la production de sérotonine est importante. C'est un antidépresseur actif qui, en quelque sorte, fournit les matériaux de construction de la mélatonine. On peut constater déjà combien l'obscurité, le sommeil et la lumière du jour concourent à maintenir l'équilibre entre mélatonine et sérotonine, garant d'un moi heureux et harmonieux. Les émotions printanières et les envies d'accouplement dépendent étroitement, dans le règne animal du moins, de la chute de la mélatonine liée à l'augmentation de l'ensoleillement.

Des études récentes ont montré que la lumière du soleil agit directement dans la peau sur la production et le métabolisme de la sérotonine et de la mélatonine. Fabriquée et métabolisée dans les cellules épithéliales — kératinocytes, mélanocytes et cellules du tissu conjonctif —, la mélatonine protège le matériel génétique et la structure des protéines qui servent à fabriquer notre peau, et ce sur deux étages de notre parking souterrain, épiderme et derme. Elle est encore plus efficace que les vitamines E et C, dont le potentiel de protection est pourtant avéré. Ces découvertes sont en train d'être mises à profit dans la protection solaire, et même dans la régénération des tissus. Une thérapie contre la chute des cheveux, visant à stimuler les racines par application de mélatonine, a déjà prouvé son efficacité.

La lumière solaire accroît le taux de sérotonine, l'hormone du bonheur, ce qui pourrait expliquer non seulement la dépression hivernale par manque de soleil, mais aussi l'engouement pour le bronzage. Le besoin compulsif d'être bronzé porte désormais un nom, la tanorexie, association de l'anglais *tan,* « bronzage » et du grec *orexie,* « appétit ». La tanorexie est comparable à l'ano-rexie, cette pathologie où les malades se trouvent toujours trop gros même s'ils sont très maigres et se privent de manger. De la même manière, ceux qui souffrent de tanorexie se trouvent toujours trop pâles, même si leur peau évoque le poulet rôti.

Les inconditionnels du bronzage s'exposent bien trop au soleil ou dans les cabines UV. Cette addiction, qui s'explique par la production de sérotonine, est probablement liée à un trouble psychique concernant la perception de son propre corps. Des chercheurs ont découvert une autre véritable « hormone de la dépendance », sécrétée dans la peau lors d'un bain de soleil, la bêta-endorphine ; elle agit comme un opiacé du genre héroïne, rend dépendant et combat la douleur.

Sous l'effet des rayons UV, les cellules épithéliales fabriquent une substance appelée pro-opiomélanocortine, qui produit l'hor-mone responsable de la coloration brune de la peau par sti-mulation des mélanocytes. La bêta-endorphine est un produit accessoire de ce processus. Sa fonction exacte dans la peau n'est pas connue mais, puisque la bêta-endorphine déclenche des comportements addictifs, il se pourrait que la nature, à travers cette addiction au soleil, ait inventé un système permettant de fournir à coup sûr à notre organisme une vitamine essentielle qui se forme dans la peau sous l'influence des UV, la vitamine D.

La vitamine D

Chacun sait qu'avec l'aide du soleil nous produisons nous-mêmes de la vitamine D. Beaucoup en tirent prétexte pour se passer de crème solaire, craignant que le blocage des UVB n'empêche la vitamine D de se former dans leur peau en quantité suffisante.

Il existe heureusement une deuxième source importante de vitamine D, car celle-ci est tellement essentielle à l'homme que la nature a créé deux moyens de se la procurer, le soleil et la nourriture. La vitamine D se trouve à haute dose notamment dans les poissons gras, comme le saumon, le hareng, le thon, la sardine et l'anguille, ainsi que dans l'huile de foie de poisson. Elle est présente aussi dans le foie de veau, le jaune d'œuf et certains champignons, quoique moins concentrée. Que nous puissions synthétiser la vitamine D nous-mêmes à partir de précurseurs en fait plutôt une hormone qu'une vitamine.

La vitamine D a une influence considérable sur notre état général, on le voit au nombre de congrès qui traitent de ce sujet dans toutes les spécialités médicales. Tous les médecins constatent l'importance de la vitamine D pour tel organe ou système organique qui intéresse leur spécialité. Les psychiatres rapportent que c'est un antidépresseur actif, qu'il aide à combattre la dépression hivernale et les troubles du sommeil. Les immunologues vantent l'amélioration des défenses du corps humain grâce à la vitamine D. Les gynécologues signalent depuis des années son importance dans la lutte contre l'ostéoporose. Depuis peu, les médecins du sport mêlent leur voix à ce concert de louanges : tout le système moteur — os, articulations et muscles — en profite, la forme et l'endurance s'améliorent, les douleurs articulaires diminuent. Médecins internistes, oncologues et neurologues ne veulent pas être en reste et parlent de signaux positifs dans la prévention et le traitement des maladies cardio-vasculaires, des attaques d'apoplexie, des lymphomes et autres types de cancer, des maladies auto-immunes et du diabète. La vitamine D est prescrite avec succès dans la sclérose en plaques, le métabolisme du foie, les affections pulmonaires et les traitements antidouleur. Enfin, nous autres dermatologues constatons des avancées en relation avec la vitamine D dans la prévention du cancer de la peau, mélanocytaire ou non, mais aussi dans la réduction de la chute des cheveux, des infections cutanées et du psoriasis. Sur la vitamine D, les tenants de la médecine fondée sur l'expérience et celle, à l'opposé, qui s'appuie plutôt sur les études cliniques s'accordent comme rarement. Pourtant, le sujet fait toujours débat, généralement moins sur l'utilité de la vitamine du soleil, incontestée, que sur les apports journaliers recommandés. Les indications des institutions officielles varient considérablement selon les pays. En Norvège, elles sont ainsi quatre fois supérieures à celles de la France. De nombreux spécialistes estiment que la majorité des citoyens en Europe ont des carences en vitamine D. Le fait est que le manque de soleil en hiver vide rapidement nos réserves. Il est un autre fait établi : même dans les pays du désert ou dans les zones équatoriales, les femmes qui doivent porter un voile intégral pour des raisons religieuses ont tendance à souffrir d'énormes carences en vitamine D et d'ostéoporose sévère.

Seuls les rayons UVB peuvent stimuler la formation de la vitamine D dans la peau. Les UVA n'en sont pas capables. Les séances en cabine UV, où l'on utilise essentiellement des UVA, n'ont donc aucun intérêt pour la synthèse de la vitamine D. Qu'en est-il des crèmes solaires ?

Quelques études ont prouvé que l'utilisation de crème solaire n'induisait pas de baisse du taux de vitamine D dans le sang des sujets testés, ce qui est plutôt une bonne nouvelle. Pourtant, ce résultat pourrait aussi être dû au fait que la crème solaire n'a pas toujours été appliquée en couche assez épaisse, que des parties ont pu être oubliées ou que l'on a omis de remettre de la crème, de telle sorte que les UVB ont pu passer assez largement pour que le taux déjà présent reste stable.

Avec ou sans crème solaire, la plupart d'entre nous ont un taux de vitamine D trop bas par rapport aux recommandations actuelles, même en été, même les personnes qui sont régulière-ment dehors, comme les professeurs de tennis, les jardiniers ou les skippers. Ça, c'est plutôt une mauvaise nouvelle...

On devrait toujours faire mesurer son taux de vitamine D. Selon le résultat, des compléments alimentaires peuvent être prescrits, aux enfants en bas âge comme aux adultes. Il y aurait d'autres solutions : boire de l'huile de foie de morue, avaler chaque matin 400 g de maquereaux bien gras ou encore ingur-giter chaque jour 10 kilos de brie ou de foie de veau, 18 œufs, 20 litres de lait entier, 600 grammes d'avocats ou 1 kilo de champignons… Les doses habituellement prescrites vont de 400 UI (unités internationales) par jour à 20 000 UI en prises espacées de quelques jours. À titre de comparaison, un bain de soleil de 15 à 30 minutes fait engranger 20 000 UI dans les conditions optimales, mais elles sont absorbées par la peau et non par l'appareil digestif, ce qui fait une différence pour le métabolisme.

Pour les détracteurs des crèmes solaires, voici un compromis : protégez-vous au moins le visage, plus fragile et constamment exposé, ce qui augmente les risques de cancer, et mettez plutôt vos fesses ou votre ventre nus 15 minutes au soleil. Les personnes ayant une peau robuste peuvent aller jusqu'à 30 minutes, après quoi, prudence ! Sous peine de très mauvaises surprises…

Les affections cutanées chroniques, telles que psoriasis et eczéma atopique, peuvent s'atténuer grâce à la lumière solaire, qui fait baisser les défenses immunitaires à la manière d'une crème à la cortisone. C'est ce qu'on appelle l'héliothérapie. En Israël, on l'a mise à profit depuis des décennies. Associée aux bains dans l'eau fortement salée et minéralisée de la mer Morte, elle a un effet anti-inflammatoire sur la peau.

LA FACE OBSCURE DU SOLEIL

La lumière solaire a hélas aussi des côtés sombres : coups de soleil, rides, taches, allergies. La baisse des défenses immunitaires a également pour conséquence de favoriser les infections. Le soleil aggrave les comédons, le lupus érythémateux (une maladie auto-immune), la rosacée (veinules rouges et petits boutons) et l'herpès, il provoque conjonctivites et cataractes, et il est aussi responsable de lésions rétiniennes et d'opacifications du cristallin. Dans le pire des cas, c'est le cancer de la peau.

Allergies au soleil et acné solaire

Si on est sujet aux boutons, on choisira une crème solaire non-comédogène. Un comédon peut être provoqué par des produits de soin trop gras qui se déposent sur les pores et les bouchent. De même, les UVA favorisent la formation des boutons. Cette affection, mélange d'acné et d'allergie au soleil, est nommée acné solaire. Les médecins appellent l'intolérance au soleil « photodermatose ».

L'allergie au soleil recouvre toutes les réactions indésirables de la peau face au soleil : le plus souvent, il s'agira d'un prurit accompagné de petits boutons et de vésicules rouges ou de papules assez larges et d'inflammations douloureuses. Les causes en sont multiples. Il peut s'agir de dépôts médicamenteux présents dans la peau et qui réagissent mal au soleil, ou bien de substances qui collent à la peau, contenues dans des produits de soins corporels ou des crèmes solaires comportant des adjuvants tels que parfums, colorants, émulsifiants et conservateurs. Les filtres chimiques censés être une protection solaire peuvent même, s'ils sont détruits par le rayonnement solaire, être l'élément déclencheur d'une allergie. Il est donc recommandé d'utiliser des crèmes solaires testées, et si possible adaptées aux peaux allergiques. La règle d'or en cas d'allergie au soleil est d'éliminer les UVA, à l'origine des inflammations et des démangeaisons. Les produits de soins corporels doivent par principe être hypoallergéniques. Attention aussi aux jolis petits flacons de gel douche ou de lait pour le corps offerts à l'hôtel. Pour une bonne prévention, il est recommandé de s'habituer au soleil lentement et par étapes, et d'absorber une bonne quantité de colorant orange : le bêta-carotène.

Un cuir bien tanné

Pour les Européens d'aujourd'hui, le bronzage est un marqueur social. Un individu bronzé est perçu comme sportif et en bonne santé. Quand on a été enfant dans les années 1970, comme moi, on se souvient des crèmes solaires avec indice de protection 2 ou 4. Un peu plus tard, on osa même le 8 ! Et rappelez-vous la graisse à traire ou l'huile de bergamote, qui promettaient un bronzage rapide et durable, et la naïade à la peau chocolat sur les flacons de Piz Buin®, qui un beau jour — merci Photoshop — a pris une couleur beige clair quand on a commencé à se douter qu'un bronzage excessif frôlait la maltraitance.

Jusqu'alors, un coup de soleil n'était pas tragique, la rougeur disparaîtrait pour faire place à un beau bronzage, voilà ce qu'on disait. Mais un bronzage qui serait signe de bonne santé, ça n'existe pas. Toute rougeur, tout hâle est une réaction désespérée de la peau à l'agression des rayons ultraviolets.

Aujourd'hui, nous luttons contre les conséquences de cette insouciance vis-à-vis du soleil. La note à payer nous arrive avec vingt ou trente ans de retard : nous avons un taux de cancers de la peau plus élevé que jamais, et les chiffres ne cessent d'augmenter de façon dramatique.

Les séances d'UV en cabine ne sont pas moins criminelles pour notre peau. En général, quand le dermatologue entame son laïus contre l'abus de soleil et d'UV, le patient a l'air absent ou agacé. Son regard est dans le vague, ses pensées sans doute déjà quelque part dans les Caraïbes. Là où le médecin est sûr de capter enfin son attention, c'est quand il insiste : « Savez-vous que trop de soleil donne aussi des rides et de vilaines taches de vieillesse ? » Ah ! Abomination ! Panique ! C'est pile la petite phrase qu'il faut pour toucher le patient.

La peau qui a grillé toute une vie au soleil ou sous les tubes des cabines UV perd son élasticité, elle devient granuleuse, tannée, ridée et tachetée. Quant aux vaisseaux cutanés, ils ne sont plus assez resserrés pour accomplir leur tâche ; démotivés, ils traînent dans le derme, mais on les voit de l'extérieur et ils ont l'air de câbles rouges dilatés. Un peu comme les varices sur les jambes, ils peuvent entraîner une accumulation de lymphe (lymphœdème), avec un épaississement de la peau du visage. Les dermatologues appellent cela l'élastose actinique. La poïkilodermie — encore un mot d'origine grecque —, qui signifie « peau variée, variable », désigne une peau de couleur hétérogène. En résumé, on pourrait qualifier les dégâts causés par les UV de « syndrome du visage tanné polychome ».

À ce stade, on ne peut plus guère entreprendre sur la peau que des petits travaux de réfection au scalpel, au laser, aux ultra-sons et autres luminothérapies, c'est-à-dire au prix de beaucoup d'énergie, de patience, d'argent et de pas mal de souffrance... Pourtant, on peut toujours ouvrir le parachute avant de s'écraser. Si on arrive à ne plus exposer au soleil les endroits de la peau gravement abîmés, on donne à son système immunitaire une chance de lutter, au moins partiellement, contre les précancers cutanés en cours de formation.

CANCER DE LA PEAU

Mais qu'est-ce au juste, un cancer de la peau ? Que le soleil modifie notre peau n'a rien de si extraordinaire. Malheureusement, toutes les taches ne sont pas anodines. La faute aux UVA, aux UVB et aussi aux rayons infrarouges du soleil.

Autrefois, on croyait que seuls les UVB étaient cancérigènes parce qu'ils provoquent des mutations de l'ADN. On pensait que les UVA en étaient incapables, jusqu'au jour où on a eu l'idée d'envoyer des souris de laboratoire dépourvues de poils se faire bronzer en cabine UV. Soumises à des UVA, elles ont développé... un cancer de la peau. On sait aujourd'hui que ces rayons freinent les défenses antitumorales et immunitaires cutanées, empêchant le corps de se défendre contre les tumeurs. À cela s'ajoute la libération de dérivés hautement réactifs de l'oxygène, les radicaux libres, qui endommagent le matériel génétique.

Les ondes longues des UVA entrent profondément dans la peau. Sans réduire l'ADN en miettes au passage, comme les UVB, elles font tout de même des dégâts insidieux. Or les cabines UV soumettent l'organisme à un dosage effarant de ces rayons nocifs, bien supérieur au rayonnement solaire normal.

Tordons le cou à un autre mythe sur les cabines UV : en se faisant pré-griller sous les tubes à ultraviolets on se préparerait mieux aux vacances. Faux ! Les séances d'UV n'ont aucun effet préventif contre les coups de soleil. La pigmentation qui en résulte est de piètre qualité et éphémère, et il n'y a pas d'épaississement protecteur de la peau. En outre, les UVA des cabines de bronzage n'augmentent pas le taux de vitamine D.

Bref, se faire rôtir en cabine UV est de l'ordre des coups et blessures volontaires avec préméditation. D'un point de vue dermatologique, il faut abolir les cabines UV.

Depuis peu, on considère que le rayonnement infrarouge A (IR-A) est à la fois un signal de danger et le danger lui-même. Quand on a trop chaud au soleil, il faut réagir et se mettre à l'ombre. La nature s'est ingéniée à créer des signes d'alerte que l'on ne devrait jamais ignorer. Il n'existe pour l'instant aucune crème solaire qui protège contre les infrarouges, on peut seulement se tartiner de produits aux antioxydants et aux enzymes réparatrices vendus en pharmacie et censés neutraliser les méfaits du rayonnement. Les vêtements et l'ombre sont nettement plus efficaces.

LE GENTIL OXYGÈNE ET LE MÉCHANT RADICAL LIBRE

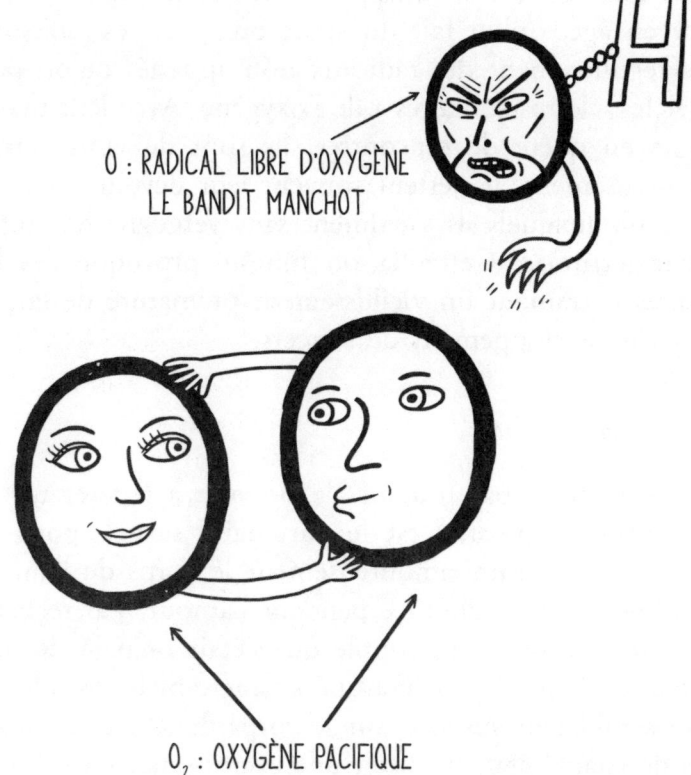

O : RADICAL LIBRE D'OXYGÈNE
LE BANDIT MANCHOT

O_2 : OXYGÈNE PACIFIQUE

Les rayons UVB à ondes plus courtes ne pénètrent que dans l'épiderme et y restent bloqués en attendant de pouvoir investir le deuxième sous-sol, mais ils y font des ravages considérables et infligent des lésions directes au matériel génétique. Si le système de réparation de notre organisme n'arrive pas à éliminer ces dégâts, c'est un cancer de la peau qui se développe.

« Radicaux libres », ce n'est pas le nom d'un parti politique, mais celui de liaisons d'oxygène agressives et hyperactives. Le symbole chimique de l'oxygène est O, et la formule O_2 indique la liaison de deux atomes d'oxygène composant la bienheureuse molécule double O_2. Pour que la liaison soit stable, les deux atomes se tiennent par leurs petits bras.

Mais quand on a un coup de soleil, quand on fume, qu'on avance en âge, qu'on fait du sport ou qu'on est stressé, il se forme régulièrement des radicaux non appariés qu'on pourrait appeler les « loups solitaires » de l'oxygène. Avec leur bras libre, toujours en quête de rencontres, ils sont de vrais crampons. Malheureusement, ils jettent souvent leur dévolu sur les tissus ou l'ADN, auxquels ils s'arriment sans vergogne en empiétant sur leur territoire. Cette liaison funeste provoque des lésions tissulaires entraînant un vieillissement prématuré de la peau et favorise le développement de cancers.

L'amour sauve des vies !

Le médecin n'est pas toujours le premier à repérer un cancer cutané. Bien souvent, c'est le partenaire sexuel, pour autant qu'il regarde toujours amoureusement le corps de l'autre… et que la lumière reste allumée pendant l'amour. J'ai reçu récemment à mon cabinet un couple qui s'était préparé de manière exemplaire : le mari avait marqué à l'encre bleue tous les points qui lui semblaient suspects sur le corps de sa femme. Certains grains de beauté étaient plutôt une excroissance en relief ou un petit bourrelet de chair qu'il avait remarqué en la caressant. Ces formations-là sont en général totalement bénignes, le médecin peut les enlever facilement d'un petit coup de ciseaux. Les chirurgiens s'amusent parfois à les ligaturer avec du fil chirurgical pour qu'ils se nécrosent et tombent d'eux-mêmes.

Le dépistage du cancer cutané chez le dermatologue sert à distinguer les grains de beauté bénins des moins bénins. On s'attarde surtout sur ceux qui ont un contour irrégulier et/ou une couleur non homogène, et risquent de dégénérer. Ces bombes à retardement sont appelées grains de beauté dysplasiques ou atypiques. Si on en découvre, il faut observer leur évolution très régulièrement ou les faire enlever tout de suite par mesure de précaution.

Pour un examen de dépistage, le patient doit se déshabiller complètement, mais certains gardent leurs chaussettes. Or si, « Pour que le diagnostic soit bon, il faut ôter le pantalon », j'ajoute toujours : « Et, pour en avoir le cœur net, aussi les chaussettes. » Le dermatologue doit pouvoir examiner toutes les parties du corps, y compris la tête et les cheveux, les endroits cachés derrière les oreilles, la bouche, les yeux, les ongles, le pli fessier et les organes génitaux. Un grain de beauté dégénéré pourrait se cacher jusque sous le prépuce.

La pudeur ne doit pas faire obstacle au dépistage du cancer cutané, pas plus celle du médecin que celle du patient. Je me souviens encore qu'au cours de ma formation une femme était arrivée à l'hôpital avec un mélanome. Le cancer était à un stade très avancé, il avait déjà métastasé. Mais où était la tumeur initiale ? La patiente fut soumise à toutes sortes d'examens lourds, au scanner entre autres. Personne ne trouvait le foyer primitif, le mélanome originel qui avait disséminé les nombreuses tumeurs secondaires si dangereuses. On ne savait plus que penser. Le foyer primitif s'était-il dissous ? Était-il dissimulé à l'intérieur de l'organisme ou dans la membrane interne d'un œil, par exemple ? Un cas rare, certes, mais qui se produit. Un jour, le chef de service a décidé de réexaminer cette patiente en détail. Il a regardé tout le corps, quand l'idée lui est enfin venue d'aller voir sous le slip. Bien sûr, la tumeur primitive était là… Comment avait-on pu passer à côté ? Manifestement, le premier examen avait été pratiqué par un jeune médecin inexpérimenté ou trop pudique, qui n'avait pas osé insister pour que la patiente se déshabille entièrement. S'il avait regardé aussi sous la culotte, la tumeur aurait pu être enlevée rapidement et on aurait pu s'épargner bien des recherches de diagnostic. Le scanner ne peut détecter les mélanomes dangereux dont l'épaisseur ne dépasse pas 1 à 2 millimètres. Il faut vraiment le regard d'un médecin.

Il y a deux sortes de cancers cutanés. Les cancers mélanocytaires sont liés à un mélanome, lequel se développe la plupart du temps à partir d'un grain de beauté. Les mélanomes sont très rares avant la puberté. Dans 10 à 20 % des cas toutefois, la dégénérescence des mélanocytes intervient dans une peau jusque-là intacte. Le mélanome peut, de n'importe quel endroit de la peau ou des muqueuses, envahir les ganglions lymphatiques ou tout autre point à l'intérieur du corps. Chez les hommes, le mélanome survient assez souvent sur le tronc, le dos en particulier ; chez les femmes, il apparaît plutôt sur les jambes et le visage. Les mélanomes situés sur la plante des pieds sont particulièrement dangereux en raison de leur forte tendance à métastaser et parce que, souvent cachés sous la couche cornée, ils sont ignorés trop longtemps, car pris pour de la crasse.

Les cancers non mélanocytaires regroupent les carcinomes basocellulaires et les carcinomes spinocellulaires, ou épidermoïdes. Les premiers se forment par la dégénérescence des cellules basales dans l'épiderme ou celle de la gaine des follicules pileux, les seconds résultent de la dégénérescence des kératinocytes qui forment la couche granuleuse de l'épiderme. Le carcinome basocellulaire ne métastase pour ainsi dire jamais, mais s'enfonce profondément dans la peau et s'étend de manière souterraine, si bien qu'il peut rester longtemps ignoré, d'autant qu'il est en grande partie incolore. Entre-temps, il a détruit d'importantes structures tissulaires, notamment sur le visage.

Les tumeurs du carcinome basocellulaire sont généralement de couleur chair ou rougeâtres. Souvent mal diagnostiquées, les rougeurs de nature cancéreuse avec des croûtes de squames sont traitées comme de l'eczéma, avec des crèmes à la cortisone. Dans un carcinome basocellulaire « modèle », le bord renflé en collier de perles qui décore la tumeur est traversé de veinules rouges dilatées, agencées de manière presque artistique, et le centre est occupé par un ulcère ouvert.

Les principaux facteurs de risque sont les expositions prolongées au soleil, les séances d'UV et un type de peau clair. Peuvent s'y ajouter les facteurs génétiques, un système immunitaire affaibli et le contact avec des substances cancérigènes telles que l'arsenic. La plupart des carcinomes basocellulaires apparaissent sur nos « terrasses ensoleillées », les plus menacées étant le front dégarni, le nez, le coin des yeux, les pommettes, les oreilles et parfois le torse.

Le carcinome épidermoïde, qui s'attaque lui aussi volontiers à nos terrasses ensoleillées, ainsi qu'aux lèvres des fumeurs, peut tout à fait métastaser si on tarde à le traiter et si ses cellules sont fortement dégénérées. Les facteurs de risque sont les mêmes que pour le carcinome basocellulaire, encore que des virus du papillome humain (HPV) y jouent probablement un rôle, spécialement aux endroits du corps non exposés au soleil. On connaît plus d'une centaine de types de ces virus, et certains d'entre eux ont une nette tendance à faire dégénérer les cellules. Ces HPV sont connus sous leur forme bénigne comme verrues des mains ou des pieds. Les verrues génitales sont généralement bénignes elles aussi, mais certains types peuvent être en cause dans la formation de cancers, sur la peau, le col de l'utérus, le pénis et la poitrine. Le carcinome épidermoïde peut également envahir les muqueuses, avec un risque élevé de dégénérescence. Le tabagisme est un facteur de risque essentiel.

Ceux qui sont longtemps passés à côté de leur cancer cutané racontent toujours des histoires étonnantes. Ils ont cru que ce n'était rien qu'un bouton, les entend-on dire, ou que la plaque bizarre sur leur tête était la conséquence d'un coup, ou encore que cette plaie qui ne voulait pas guérir sur la lèvre supérieure était due à la lame du rasoir. Près de 10 000 nouveaux cas de mélanomes sont enregistrés en moyenne chaque année en France. Les autres cancers cutanés touchent environ 60 000 personnes par an ; 80 % d'entre eux sont des carcinomes basocellulaires, et 20 % des carcinomes épidermoïdes.

Pour un individu à peau claire qui s'expose largement aux UV sans protection appropriée, le risque de développer un cancer cutané au cours de sa vie est de près de 100 %. La majeure partie des lésions (environ 80 %) intervient dans les vingt premières années de la vie. Elles ne sont visibles que plus tard, vingt à trente ans après en général.

Il y a quelques années, c'étaient les plus de 60 ans qui constituaient le « groupe cible » pour les cancers non mélanocytaires. Aujourd'hui, mon plus jeune patient atteint d'un carcinome basocellulaire a tout juste 28 ans, et beaucoup ont la quarantaine. Chez les jeunes Françaises de 20 à 30 ans, le mélanome représente la première cause de mortalité. Principales responsables, les séances d'UV. Le risque de développer un mélanome est vingt fois moins important chez les Noirs américains que chez les individus à peau claire. Parmi ces derniers, les plus touchés dans le monde sont les Australiens. On relève toutefois chez les Africains, les Asiatiques et les Hispaniques des cas particulièrement graves de mélanomes muqueux, donc situés en dehors des zones exposées au soleil. Cela confirme que d'autres facteurs déclenchants doivent exister, génétiques notamment. Un dépistage régulier du cancer cutané est d'autant plus important.

Contrôle rapide

Sur vous-même et ceux qui vous sont chers, prenez le temps de faire un contrôle rapide des grains de beauté. Pour la plupart d'entre eux, on peut très bien déterminer soi-même s'ils sont bénins ou malins. Un grain de beauté suspect sera excisé en quelques minutes par le dermatologue, ainsi ne risquera-t-il plus de dégénérer. Il est très important de ne jamais faire enlever un grain de beauté au laser sans prélèvement préalable. Cela ôterait toute possibilité de biopsie en laboratoire, seule façon de savoir avec certitude s'il s'agissait d'un grain de beauté normal, à risque ou cancéreux.

CONTRÔLE DES GRAINS DE BEAUTÉ : LA RÈGLE ABCDE

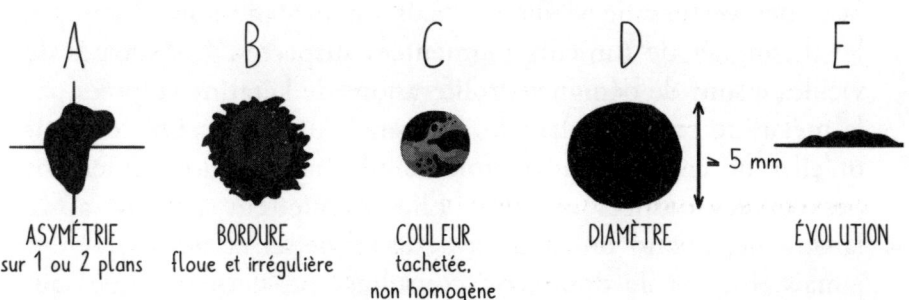

A
ASYMÉTRIE
sur 1 ou 2 plans

B
BORDURE
floue et irrégulière

C
COULEUR
tachetée,
non homogène

D
DIAMÈTRE
≥ 5 mm

E
ÉVOLUTION

Pour jouer au dermatologue, suivez la règle ABCDE.

A pour asymétrie : plus le grain est asymétrique, plus il y a de risque.

B pour bordure : des bords flous et irréguliers sont mauvais signe.

C pour couleur : une couleur non homogène, avec du brun, du noir, du gris, du rouge, du blanc laiteux ou du violet doit inquiéter. Une couleur uniforme, entre beige et brun moyen, est en principe normale.

D pour diamètre : à moins de 5 mm de diamètre, un grain de beauté est généralement bénin. À partir de 5 mm, et si l'on constate une croissance, ce n'est pas bon signe.

E pour évolution : un grain de beauté qui a toujours été bombé, protubérant, flasque ou même pendant reste en principe éternellement bénin, mais si un grain de beauté plat s'épaissit ou devient granuleux, c'est un signal d'alarme absolu et il faut l'enlever au plus vite. Il en va de même pour celui qui démange, qui saigne ou qui s'étend.

Peut-on arracher sans danger des poils pris dans un grain de beauté ? Pas sûr. En revanche, si on égratigne un grain de beauté par mégarde, avec la ceinture de son pantalon par exemple, pas de panique ! Les risques de cancer n'en seront pas aggravés pour autant.

Lors de ce test rapide, on découvre toujours des lésions que l'on a du mal à identifier. Souvent, ce sont des excroissances rugueuses, assez grosses et de couleur brune. Généralement, ce sont des verrues de vieillesse, mais un profane aura du mal à les distinguer de tumeurs pigmentées suspectes. Les verrues de vieillesse sont de bénignes proliférations de kératine colorées par la mélanine produite dans l'organisme. Au microscope, on voit qu'elles ne contiennent aucune cellule pigmentaire, seulement des cellules cornées colorées. Elles s'émiettent souvent après la douche, quand on frotte avec la serviette, et ne dégénèrent jamais. En cas de doute, on consultera un dermatologue, qui pourra tout simplement gratter ces excroissances ou les traiter au laser. Là aussi, il est judicieux d'en envoyer un échantillon au laboratoire. Une ablation au laser sans aucun prélèvement est toujours un risque à éviter.

L'appellation « verrues de vieillesse » n'étant pas très appréciée par les patients, les dermatologues parlent plus volontiers de kératose séborrhéique. Le sébum n'a pas grand-chose à voir là-dedans, mais ce nom vient du fait que les kératoses en question ont parfois l'aspect luisant du gras. En fait, on l'a dit, leur apparence est le plus souvent rugueuse et cornée. Les profanes les confondent d'ailleurs facilement avec les verrues virales, qui ont aussi une surface cornée et râpeuse. Mais, bonne nouvelle, contrairement aux verrues virales, les verrues de vieillesse ne sont pas contagieuses !

La surveillance des grains de beauté suppose une grande vigilance personnelle et des visites régulières chez le médecin. Les applis pour smartphone qui proposent l'analyse des grains de beauté ne sont pas encore fiables. Le dermatologue lui-même en apprend à tout âge, j'en ai fait l'expérience. Une de mes patientes, médecin, m'avait montré un grain de beauté marron clair apparu sur le bord de son pied. D'allure bénigne, il ressemblait à un lentigo (une tache de soleil). Elle voulait que je l'enlève rapidement au laser, parce qu'elle le trouvait inesthétique. J'avais préféré la méthode chirurgicale, et envoyé le prélèvement comme d'habitude au laboratoire. Le résultat était terrifiant : dernier stade avant une forme particulièrement grave de mélanome.

On peut très facilement, on le voit, passer à côté de cancers cutanés localisés sur les pieds. Celui-ci s'appelle en l'occurrence mélanome acrolentigineux. Fort heureusement, la membrane basale de la patiente, c'est-à-dire la couche intermédiaire entre l'épiderme et le derme, n'avait pas encore été attaquée par les cellules malignes. Elle a pu être opérée à temps et guérir totalement. Si j'avais, comme elle le demandait, enlevé uniquement le pigment ou une partie des cellules malignes au laser, ça se serait vraisemblablement très mal terminé.

Les phototypes

Plusieurs facteurs favorisent le mélanome. En plus du soleil, des séances d'UV, des coups de soleil dans l'enfance et à l'âge adulte, ce sont aussi : un grand nombre de grains de beauté (plus de cinquante), un cancer de la peau dans la famille, la présence de grains de beauté atypiques, c'est-à-dire irréguliers, ou de nombreux grains de beauté de couleur hétérogène chez les personnes atteintes du syndrome des nævus dysplasiques.

Si l'on présente un ou plusieurs facteurs de risque, une visite annuelle chez un dermatologue est vivement recommandée, et ce à tout âge.

Le dépistage est fondamental, preuve en est la campagne de dépistage du cancer de la peau la plus importante au monde lancée par l'Allemagne en 2003 et 2004 dans le Land de Schleswig-Holstein, qui a porté sur 370 000 citoyens. Ce dépistage systématique a permis d'enregistrer une diminution de moitié du taux de mortalité par mélanome ! Certes, on a découvert bien plus de mélanomes que d'habitude, mais à un stade si précoce qu'ils ont pu être opérés à temps et guéris avant d'avoir métastasé. Depuis 2008, grâce à ces bons résultats, l'Assurance maladie allemande prend en charge le dépistage du

TYPE DE PEAU	DESCRIPTION	COUPS DE SOLEIL	BRONZAGE	TEMPS DE PROTECTION NATURELLE POUR UNE EXPOSITION
1	Peau : très claire, laiteuse Taches de rousseur : souvent Cheveux : blond clair, roux Yeux : verts, bleus, rarement bruns	Toujours, forts	Aucun	10 minutes
2	Peau : claire Taches de rousseur : parfois Cheveux : du blond au châtain clair Yeux : verts, bleus, noisette, rarement bruns	Presque toujours, forts	Au mieux, légère coloration après un coup de soleil	15 minutes
3	Peau : claire ou légèrement mate Taches de rousseur : non Cheveux : du blond foncé au châtain	Rares, pas très forts	Bronze bien	20 minutes
4	Peau : mate Taches de rousseur : non Cheveux : du brun foncé au noir Yeux : foncés (origine : Bassin méditerranéen, Asie)	Très rares	Bronze vite, bronzage foncé	30 minutes
5	Peau : foncée Taches de rousseur : non Cheveux : du brun foncé au noir Yeux : foncés (origine : Amérique latine, Afrique du Nord, Inde, Asie)	Extrêmement rares, uniquement à très hautes doses d'UV (par exemple sur un glacier)	Bronzage très foncé	Plus de 50 minutes
6	Peau : noire Taches de rousseur : non Cheveux : noirs Yeux : noirs (origine : Afrique, aborigènes d'Australie)	Pratiquement jamais	Bronzage très foncé	Plus de 60 minutes

cancer de la peau. Avec une tumeur de 1,5 mm d'épaisseur déjà, 33 % des malades ont une espérance de vie inférieure à dix ans ; à partir de 4 mm, ils sont 57 % à mourir dans les dix ans.

Le dépistage est une chose, les bonnes mesures de protection en sont une autre. L'un des plus grands facteurs de risque de cancer de la peau, c'est le rayonnement solaire. Pour s'en protéger efficacement, on doit d'abord connaître son type de peau et la quantité de soleil que l'on peut supporter. On distingue six grands types suivant la couleur et la sensibilité au rayonnement ultraviolet.

Les différents types de peau sont adaptés aux différentes latitudes et à l'ensoleillement qu'on y trouve. Ainsi le type nord-européen est-il pâle pour pouvoir capter le moindre rayon de soleil, afin de maintenir au plus haut le taux de vitamine D. Le type de peau de la zone équatoriale est foncé, ce qui lui donne une protection suffisante contre les effets nocifs du rayonnement.

S'ABRITER, SE COUVRIR, SE TARTINER

Par chance, notre organisme s'est inventé quelques mécanismes d'autoprotection contre les rayons UV. L'un d'eux est le brunissement. Les rayons UVA déclenchent un bronzage express, qui se met en place immédiatement et pour le temps de l'exposition. Des particules de mélanine déjà constituée sont envoyées à la surface de la peau, tandis qu'un processus chimique colore des précurseurs de mélanine pas encore bruns. Ce bronzage d'un brun grisâtre ne dure pas et n'offre au patrimoine génétique qu'une protection minime.

Plus efficaces, les UVB stimulent la formation de nouveaux pigments, ce qui peut prendre jusqu'à trois jours mais protège mieux nos cellules. Le résultat est un teint qui va du cuivré au café. La mélanine, notre colorant endogène, préserve des rayons

UV nocifs parce qu'elle fait bouclier devant le noyau des cellules, véritable écran solaire interne, et parce que le rayonnement active sa production.

Un moyen de protection des cellules encore plus important, c'est l'épaississement de l'épiderme, ou hyperkératose, qui réduit la pénétration des rayons nocifs. Sa formation peut prendre jusqu'à trois semaines. Si on part en vacances blanc comme un linge, c'est au mieux au retour que le processus commencera à être utile, à point pour la reprise du travail. Lorsqu'une peau épaisse ne sert plus à rien, elle desquame. Après des vacances au soleil, on a souvent l'impression que la peau est sèche et couverte de petites pellicules, qu'elle pèle. Mettre de la crème ne sert à rien, l'épiderme doit faire ce qu'il a à faire : desquamer, se débarrasser, évacuer. Adieu, chère hyperkératose !

Les mécanismes endogènes sont à même de faire monter l'autodéfense contre les UV du facteur 2 au facteur 4. Chez les bébés, cette protection n'opère pas encore. Les adultes, quant à eux, doivent compléter leur protection naturelle ou renoncer à se rendre dans des régions qui ne correspondent pas à leur type de peau. Sinon, gare aux dégâts à long terme.

Chemise, pantalon, chapeau... Pour les Européens du Nord qui s'aventurent dans des contrées méridionales ou sont souvent dehors en été, il est nécessaire de compléter l'arsenal personnel par tous les moyens. La règle de base des dermatologues : s'abriter, se couvrir, se tartiner.

L'image classique du touriste anglais sur les bords de la Méditerranée illustre parfaitement les types de peau 1 et 2, ou types celtiques. Au bout de 10 à 20 minutes au plus, un sérieux coup de soleil le menace, la fameuse dermatite phototoxique. La peau est rouge, douloureuse, elle cloque, et à certains endroits elle n'est déjà plus réparable du fait de graves lésions de l'ADN. Elle est donc éliminée. Le patient anglais sera bien inspiré de porter un chapeau, qui fera de l'ombre sur son visage, sa nuque et ses oreilles. Les lunettes de soleil protégeront ses yeux et la peau fragile de la paupière inférieure. L'idéal enfin, ce sont des vêtements longs mais aérés, au tissage serré.

Aux heures chaudes, entre 11 et 15 heures, notre Celte devrait faire la sieste (les autochtones montrent l'exemple). L'indice UV, qui indique l'intensité des rayons UVB, est alors très élevé. Une protection solaire est indiquée à partir de l'indice 3, mesuré parfois jusqu'en automne dans les pays européens. À l'équateur, il peut aller au-delà de 11. On peut consulter l'indice UV du jour sur les sites internet de météorologie.

Vous vous dites peut-être que, dans ce cas, vous vous ferez rôtir avant et après la sieste ? Lourde erreur. Les UVA sont tout aussi problématiques. Particulièrement intenses entre 10 et 16 heures, c'est vrai, mais actifs dans l'air aussi aux autres heures du jour. À l'ombre ou sous un parasol, le rayonnement est encore présent à 50 %. Il traverse même les vitres des voitures et des avions. Les pilotes de ligne présentent très souvent des précancers et des cancers de la peau, leur risque de développer un mélanome est deux fois plus élevé que celui des personnels au sol.

On n'est guère plus en sécurité dans l'eau, comme le sait quiconque s'y est attardé muni d'un tuba. À 50 centimètres de profondeur, on a encore 60 % de rayonnement UV. La réflexion de la neige et de l'eau augmente le rayonnement de 50 à 90 %. Et attention ! les nuages ne le réduisent que de 10 %, voilà pourquoi on peut attraper un coup de soleil sous un ciel couvert.

La peau celtique arrive tant bien que mal à fabriquer des pigments, sans que cela renforce sa protection car la mélanine de ce type de peau n'est pas assez puissante. Elle requiert une crème solaire à indice élevé, à appliquer sans modération.

La crème solaire porte toujours un chiffre. FPS 50 (facteur de protection solaire 50), par exemple, signifie que le temps de protection naturelle de 10 minutes pour une peau de type 1 est multiplié par cinquante. Notre Anglais pourrait donc rester théoriquement 500 minutes, soit plus de 8 heures au soleil.

C'est beaucoup trop ! La crème solaire n'est quand même pas un écran total, elle laisse encore passer pas mal de rayons UV. En plus, on en applique rarement assez.

Savez-vous que, pour que la crème solaire tienne ses promesses, un adulte devrait à chaque application s'enduire de l'équivalent de deux petits verres à liqueur, soit 40 millilitres ? Des études montrent que nous n'étalons en général que de 0,5 à 1 milligramme de crème par centimètre carré de peau au lieu des 2 milligrammes exigés. Si une famille partie en vacances avec un tube de crème solaire en revient sans l'avoir vidé, c'est que l'application a été très insuffisante.

De plus, une partie se volatilise toujours avec la transpiration, les vêtements ou les bains de mer. Après s'être baigné, il faut absolument remettre de la crème. L'indice de protection n'en est pas prolongé d'autant, comme le pensent certains, il se maintient juste au même niveau… sans compter qu'il y a des zones entières que nous oublions volontiers de tartiner.

CRÈME SOLAIRE : LE BON USAGE

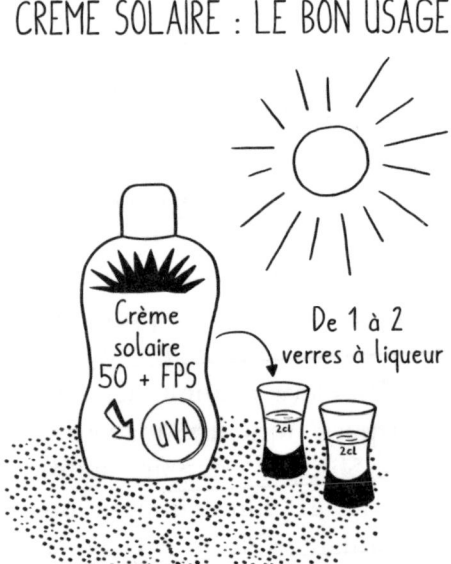

L'été dernier, j'observais mon voisin travailler torse nu dans son jardin. Il avait déjà monté une tente pour les enfants et s'était affairé dans le potager quand sa femme lui a rappelé qu'il devait se mettre de la crème. Agacé de devoir s'interrompre, il s'en est versé vite fait une bonne dose dans les mains, en a étalé un peu sur les bras et s'est tapoté le reste dans le dos. Affaire réglée !

À la tombée de la nuit, alors qu'il arrosait ses fleurs, j'ai de nouveau risqué un œil sur son dos nu. Cette fois, un superbe tatouage flamboyant luisait par-dessus la clôture : tout était rouge, sauf l'empreinte des mains, restée bien blanche...

Les hommes et les crèmes ? Je sais, ça rime avec problème ! Comme ils ont déjà tendance à avoir la peau grasse, ils les évitent, car ils les trouvent trop collantes. Heureusement, on peut acheter aujourd'hui en pharmacie des laits ou des gels parfaits pour ce genre de client. Ils contiennent nettement moins de gras, ne bouchent pas les pores, pénètrent rapidement dans la peau et ne font pas transpirer. Car à quoi sert la meilleure crème du monde si on ne l'utilise pas ?

En plus de son indice de protection élevé (50+), une crème solaire doit protéger des UVA, ce qu'indique le sigle UVA inscrit dans un cercle sur le tube ou le flacon, conformément aux directives européennes. Sans cette protection spécifique, on évitera certes les UVB et les coups de soleil, mais les UVA nocifs continueront à pénétrer dans la peau sans que la sensation de brûlure nous alarme, et nous renvoie vite à la maison.

La mention « résiste à l'eau » ne doit pas induire en erreur. Cela veut dire en fait qu'il reste sur la peau, après le bain, 50 % des substances filtrantes. Se retartiner est donc impératif !

Jusqu'à l'âge de 2 ans, un enfant ne devrait en principe jamais être exposé directement au soleil, mais ce n'est pas toujours possible. Des vêtements aérés, couvrant bras et jambes, sont en tout cas recommandés, de même qu'une crème solaire spéciale enfant, avec indice de protection élevé, et sans risque pour la santé. Un coup de soleil sévère peut avoir des répercussions sur une vie entière. Néanmoins, beaucoup de parents s'inquiètent des risques d'allergie ou de perturbation endocrinienne. Ils hésitent entre un filtre plutôt chimique ou plutôt minéral. En fait, cela importe peu, car aujourd'hui les normes imposées aux produits solaires — vendus en pharmacie et spécialement pour les enfants — sont très strictes.

Pour qu'un filtre UV développé par l'industrie puisse convenir à une crème solaire, il lui faut, comme tout candidat à l'emploi, des compétences techniques, mais aussi des qualités « relationnelles ». Il ne doit pas se décomposer sous l'effet du soleil, en d'autres termes il doit être photostable, car un filtre altéré est un allergène potentiel. Il doit ne pas affecter la santé, ne pas contenir de perturbateur endocrinien et, si possible, ne pas pénétrer dans les couches profondes de la peau en traversant la frontière de la membrane basale. Il doit être apte à travailler en équipe. Les produits solaires actuels mélangent en effet pour la plupart filtres chimiques et filtres minéraux.

Les filtres solaires chimiques absorbent les rayons UV. Lorsque les molécules ont ingurgité un paquet d'énergie solaire (rappelez-vous, les photons), elles sont un court instant dans un état de grande excitation. Le rayonnement UV est alors restitué en rayonnement visible à ondes longues, ou rayonnement infrarouge. Une équipe de filtres solaires judicieusement constituée peut absorber différentes longueurs d'onde et intercepter ainsi à la fois les UVA et les UVB. Ce faisant, les membres de l'équipe se protègent mutuellement, si bien que le soleil ne peut pour ainsi dire plus détruire les filtres chimiques. L'interaction entre les filtres réduit leur nombre, ce qui bénéficie visiblement au client final : la peau. Pas de résidus, moins d'allergies au soleil.

Les filtres chimiques font régulièrement débat. L'expérimentation animale a montré les effets de perturbation endocrinienne de certains filtres sur les souris, mais celles-ci en avaient reçu des doses exorbitantes. Les bonnes crèmes solaires ne contiennent pas de filtres chimiques classés dangereux, et rappelons-nous qu'un coup de soleil est bien plus risqué. De plus, nous absorbons quotidiennement dans notre alimentation des doses de phyto-œstrogènes nettement plus élevées que ce qu'une crème solaire pourrait contenir. L'eau du robinet, entre-temps, nous donne à boire de véritables œstrogènes (rejetés dans l'eau via l'urine après la prise de la pilule). Et que dire des perturbateurs endocriniens que sont les parabènes, présents comme conservateurs dans d'innombrables produits cosmétiques !

Pour les tout-petits, il existe aujourd'hui des filtres solaires chimiques réputés sans danger, souvent mélangés à des filtres minéraux. Les crèmes solaires de ce type contiennent de très fines particules d'oxyde de titane et d'oxyde de zinc, qui, au lieu d'absorber les rayons ultraviolets, les reflètent et les dispersent comme des petits miroirs, ou des miniparasols à surface réfléchissante. L'avantage est qu'elles éloignent toutes les longueurs d'onde. Elles sont indestructibles par les UV, ne pénètrent pas très profondément dans la peau et ne présentent aucun effet de type hormonal. Aucune allergie à ces particules n'est connue à ce jour.

S'ils n'étaient pas combinés avec des filtres chimiques, les filtres minéraux auraient bien du mal à atteindre des indices de protection élevés (20 et plus) sans laisser sur la peau un film blanc peu plaisant. Chez les tout-petits, ce n'est pas gênant, mais chez les adultes, si : on préfère tous ressembler à un surfeur plutôt qu'à un cachet d'aspirine.

On essaie depuis peu de corriger cet effet blanc en incorporant les filtres minéraux sous forme de nanoparticules, si petites (moins de 1 000 nanomètres, ou 1 micromètre) qu'elles pénètrent un peu plus profondément dans la couche cornée. La protection dure plus longtemps, car elle est moins menacée par le frottement, la transpiration ou la baignade. Les nanoparticules ne peuvent pas réfléchir la lumière visible, si bien que la crème ne produit plus d'effet blanc sur la peau. Une conquête de l'esthétique !

Les filtres minéraux sont très bien tolérés, mais si la base est trop grasse elle peut donner des boutons et une sensation d'inconfort. On y remédiera pour les peaux à problèmes avec une crème ou un gel non gras, légers et bien tolérés, achetés en pharmacie.

Avant de vous donner quelques trucs qui amélioreront un peu votre protection solaire, voici une petite digression à l'intention du lectorat féminin : beaucoup de femmes qui utilisent une crème de jour ou un fond de teint à filtre UV incorporé se croient ainsi en sécurité, à tort. Sécurité trompeuse, en effet, car ces produits contiennent souvent un filtre contre les UVB, mais pas contre les UVA. Attention donc si le tube porte bien l'indication FPS 15, mais pas de cercle UVA. Sans le savoir, vous courez un plus grand risque en matière de rides et de cancer cutané. Un dernier point : si vous appliquez une crème de jour le matin et que vous mettez par-dessus de la crème solaire, vous surchargez votre peau. Offrez-vous plutôt une préparation mixte avec protection UVA + UVB et soin ou maquillage en même temps.

Protection ++ : trucs et astuces

S'abriter, se couvrir, se tartiner : ce triple accord vous permet déjà d'éviter une catastrophe UV. Vous pouvez faire plus encore à l'aide d'antioxydants tels que les vitamines A, C et E. Incorporés dans certains produits de soin et crèmes solaires, ils sont efficaces en applications externes, mais il y a mieux : les manger ! Mangez des fruits et des légumes de toutes les couleurs : carottes pour le bêta-carotène, concentré de tomates pour le lycopène (encore plus actif que dans les tomates fraîches), épinards, chou vert, betterave, thé vert et un peu de vin rouge, tout cela fait du bien à la peau de l'intérieur. Et puisque le processus de formation du cancer cutané est le même que celui des rides, vous faites d'une pierre deux coups en prenant des phytonutriments et des antioxydants. Vous voulez en faire plus encore ? Là, je sors une nouvelle fois ma vitamine préférée, la vitamine D. Faite maison par la peau, ingérée sous forme de complément alimentaire ou de poisson gras frais, la vitamine D participe à la prévention de tous les types de cancers cutanés. Elle s'arrime à des récepteurs de la peau qui inhibent le développement des tumeurs. La vitamine D fonctionne alors comme une clé, le récepteur étant la serrure.

Portez de bonnes lunettes de soleil à verres larges : la paupière inférieure est mince et fragile, et, tendue comme elle l'est sur l'os de la pommette, elle est particulièrement exposée au soleil et risque la brûlure en permanence. Là, les lunettes de vue peuvent protéger. Petite consolation pour tous les porteurs de verres, ils ont généralement moins de rides autour des yeux car, même non teintés, les verres organiques protègent des rayons ultraviolets grâce aux matériaux incorporés pour qu'ils ne jaunissent pas au soleil.

Encore une bonne nouvelle pour ces dames : le rouge à lèvres protège du cancer de la lèvre. Même si les associations de consommateurs constatent régulièrement, dans les produits de soin pour les lèvres aux huiles minérales, la présence de substances cancérigènes, telles que les hydrocarbures aromatiques. Pour être plus sûre, optez pour un rouge à lèvres sans huile minérale. Mais pour les lèvres elles-mêmes, le petit bâton coloré est déjà un moyen de défense formidable contre le soleil.

Autobronzant douceur

Maintenant que vous savez comment vous protéger d'un excès de soleil, je vais vous apprendre comment bronzer quand même avec des hydrates de carbone, saine alternative aux méchantes radiations.

Avec des hydrates de carbone ? En fait, avec de la dihydroxyacétone, ou DHA, une substance sirupeuse, au goût sucré, qui se fixe par réaction chimique sur les particules de protéines de la couche cornée de l'épiderme, provoquant un effet de brunissement. C'est la réaction de Maillard, que vous avez pu observer mille fois dans votre cuisine et qui donne à votre rôti, au pain, au café ou aux frites leur aspect doré et leur arôme particulier.

La dihydroxyacétone est devenue l'actif de prédilection de tous les autobronzants modernes. Elle est présente dans notre métabolisme, peu ou prou sous la même forme, et n'est donc pas nocive. Dans les crèmes, on la trouve parfois en combinaison avec une substance similaire, l'érythrulose, qui donne un teint légèrement plus rouge. Attention à ne pas laisser l'autobronzant au soleil, il pourrait libérer de faibles quantités de formaldéhyde, composé nocif et allergène.

Mais il y a un hic : la couleur ne tient pas longtemps et fait des marques, et pas seulement si on a bâclé le travail. Comme vous le savez, les kératinocytes desquament lentement, qu'ils soient colorés ou transparents. Aux endroits de frottement, les squames bronzées finissent dans les vêtements et, là où la couche cornée est plus rêche ou plus épaisse, la coloration est plus foncée (léopard tacheté ou tigre rayé, au choix).

Bronzer sans soleil, c'est aussi ce que promet un produit vanté sur Internet, une protéine du nom de mélanotan, variante synthétique de la mélanine, l'hormone humaine qui stimule les mélanocytes. Baptisé « pilule Barbie », le mélanotan est vendu illégalement sous forme liquide à s'injecter soi-même et promet, outre un bronzage sans défauts, une augmentation de la libido et une perte de poids. Le produit rêvé, penserait-on. Il n'en est rien. À moins qu'on ne rêve d'avoir des nausées, de l'hypertension, des érections involontaires, des bâillements intempestifs et des grains de beauté stimulés au point de pouvoir dégénérer en mélanome. Alors de grâce, pas touche !

Blanc is beautiful ?

En Europe, nous connaissons depuis longtemps les conséquences d'un bronzage excessif. Ce que nous connaissons moins, c'est l'inverse : les moyens extrêmes par lesquels de nombreux Africains,

Noirs américains, Indiens et Asiatiques essaient d'éclaircir, voire de blanchir, leur peau — avec de terribles effets secondaires. Dans ces sociétés, la peau claire passe pour plus séduisante, on l'associe à une bonne santé et à un statut social élevé. Un teint plus clair est perçu comme un gage de réussite professionnelle et sociale. En Asie, plus particulièrement en Chine, les femmes à la plage portent des face-kinis antibronzage, des masques en tissu qui couvrent le visage, avec des fentes pour les yeux et la bouche. Et elles se font un teint de porcelaine grâce au maquillage.

Selon l'OMS, près de 77 % des femmes au Nigeria et jusqu'à 40 % dans les pays asiatiques utilisent des produits de blanchiment. D'un point de vue dermatologique, le blanchiment de la peau n'est indiqué que pour quelques problèmes majeurs de nature médicale posés par des taches brunes très étendues, donc dues à une pigmentation excessive. Entrent dans ce cadre les taches hormonodépendantes provoquées par les hormones féminines, la grossesse ou la pilule contraceptive, conjuguées aux effets du soleil. Souvent aussi, des hyperpigmentations du même ordre apparaissent après des inflammations, parce que la violence du processus inflammatoire a fait passer de la mélanine du premier au deuxième sous-sol, et qu'elle y reste pendant des mois.

Dans le cas de taches inesthétiques dues au soleil, l'éclaircissement de la peau peut aussi se justifier. On applique des produits blanchissants qui réduisent la production de mélanine. Le traitement doit être bref et sur une surface limitée. Les traitements au laser sont aussi très efficaces.

Attention, il est très dangereux et extrêmement nuisible pour la santé d'appliquer sur de grandes surfaces des produits fortement dosés en hydroquinone ou en mercure (ou dérivés mercuriels), ainsi que des crèmes fortes à la cortisone. Incorporés à des laits ou à des crèmes pour le corps au nom attirant, par exemple Star White, Complexe Éclaircissant ou White Plus Total, ils sont en vente libre dans les supermarchés de certains pays. Les conséquences sont parfois fatales : perte de l'élasticité cutanée, marques de vergetures, inflammations avec des taches sombres, brun-gris et noires, boutons et nodules purulents sur le visage, infections à levures, problèmes de cicatrisation, pilosité renforcée, veinules distendues ou troubles hormonaux dus à la cortisone. Testée sur les animaux, l'hydroquinone s'est avérée cancérigène, et le mercure provoque de graves lésions aux reins, au cerveau et aux nerfs chez l'homme comme chez l'animal, sans compter qu'il empoisonne l'eau et les sols, pénétrant ainsi dans la chaîne alimentaire.

POURQUOI GUÊPES ET MOUSTIQUES NOUS ADORENT

L'été à peine arrivé, notre peau se couvre de marques rouges qui démangent. Les moustiques attaquent ! Mais pourquoi piquent-ils constamment les mêmes tandis que d'autres sont épargnés ? Une personne sur cinq au moins se fait régulièrement dévorer.

En l'occurrence, les femelles sont les seules à vouloir notre sang. Elles ont besoin des protéines et du fer qu'il contient pour pondre leurs œufs. Ces dames moustiques pourraient fort bien ne vivre que de nectar et de sucs végétaux, mais, pour leur progéniture, il leur faut un mets de choix non végétarien, une bonne soupe au sang d'humain ou d'animal. À cet effet, maman moustique ponctionne d'une trompe déterminée les capillaires enfouis dans le derme de ses victimes. À chaque piqûre, elle les soulage de 0,001 à 0,01 millilitre de sang.

La salive de moustique est un cocktail subtil d'anesthésiant (pour piquer sans se faire remarquer), de fluidifiant sanguin (pour que le sang ne coagule pas dans la trompe en risquant de la boucher), de substances vasodilatatrices (qui assurent un meilleur captage de la source), d'enzymes et de protéines. Celles-ci contribuent à diffuser le cocktail dans les tissus et ont en outre une action antibactérienne. En réaction aux substances exogènes provenant de la salive du moustique, les mastocytes du derme libèrent de l'histamine, transmetteur de démangeaisons. En dépit des substances antibactériennes contenues dans la salive du moustique, il peut arriver qu'une piqûre s'infecte parce que, en se grattant, on aura provoqué une lésion de la barrière cutanée et laissé entrer des bactéries.

Les moustiques ont par ailleurs des préférences marquées pour tel ou tel sang. La proie humaine doit avoir une odeur bien spécifique. La sueur humaine, décomposée sur la peau par les bactéries, donne des cocktails odorants très personnalisés. Mélangés dans des proportions bien définies, l'acide lactique, l'ammoniaque, l'acide urique et les acides gras attisent la voracité des moustiques. Et pour les moustiques tropicaux, ce qu'il y a de plus attirant, c'est l'odeur de pieds. Ils adorent les pieds qui puent, avec toute leur ménagerie de bactéries diverses et variées. En Tanzanie, on essaie pour cette raison de leurrer les moustiques de la malaria en suspendant des chaussettes puantes aux fenêtres et aux portes des maisons. Une équipe scientifique qui s'y connaît sur le sujet travaille effectivement à la création de pièges à moustiques parfumés à l'« eau de pieds », susceptibles d'endiguer la propagation du paludisme.

Le parfum humain est fait d'un grand nombre de composants. On ne sait pas encore très exactement quels sont les arômes stars chez les moustiques outre l'odeur de sueur, mais il est certain que les gènes jouent aussi un rôle. Le CO_2 que l'on rejette en faisant du sport, notamment, semble de même mériter à tout prix le détour pour ces insectes piqueurs, qui le repèrent jusqu'à 50 mètres de distance et rappliquent toutes ailes dehors. Le parfum, les adoucissants textiles, les crèmes corporelles et les gels douche parfumés les attirent également. Un mets de choix pour les moustiques, c'est le sang des porteurs du groupe O, fréquemment piqués ; dans le langage populaire, c'est parce qu'ils ont le « sang sucré ». Les porteurs du groupe A, en revanche, sont nettement moins attirants. Personne ne peut dire exactement pourquoi. Le fait est que la peau de la plupart des gens développe un signal chimique qui révèle leur groupe sanguin à ces experts du siphonnage.

Le plat préféré des moustiques serait donc un sportif de groupe O parfumé à l'after-shave, hors d'haleine, suant à grosses gouttes et puant des pieds. Dans leur panthéon gastronomique, il ne pourrait être détrôné que par une sportive enceinte, parce que la température de son corps est plus élevée et qu'à l'expiration elle rejette encore plus de CO_2.

Alors, que faire pour que les moustiques ne vous prennent pas pour un buffet à volonté ? Les répulsifs au diéthyltoluamide (DEET) ou à l'icaridine sont des armes chimiques très efficaces qui éloignent moustiques et tiques pendant cinq à six heures, mais le DEET est irritant pour les muqueuses et le système nerveux, donc déconseillé aux jeunes enfants et aux femmes enceintes. L'icaridine, un peu moins agressive, est pourtant loin d'être un produit bio. Les substances bio ne sont pas non plus une solution de remplacement satisfaisante, car elles sont beaucoup moins efficaces que les produits de synthèse. Elles s'évaporent rapidement et il faut en remettre toutes les deux heures. Les produits tels que l'huile de coco et les huiles essentielles — citronnelle, arbre à thé, lavande, eucalyptus, clou de girofle, géranium, cèdre, basilic, ail et menthe poivrée — ont parfois une mauvaise odeur, mais au moins ils ne sont pas toxiques. N'allez pas croire pour autant que tout ce qui est bio est anodin. Certains de ces parfums naturels sont de très puissants déclencheurs d'allergies de contact. La seule protection sans risque pour l'organisme, c'est la protection mécanique : vêtements couvrants et moustiquaires.

Ouille ! Quand une piqûre devient dangereuse

La piqûre des guêpes et des abeilles, elle, n'est pas préméditée. Ces insectes ne piquent qu'en état de légitime défense. Leurs piqûres sont très dangereuses pour les personnes allergiques. Et pour les non-allergiques, elles sont douloureuses et désagréables.

Contre ces piqûres, il existe toute une panoplie de remèdes de grand-mère. Mon préféré est l'oignon, qu'on coupe et qu'on frotte directement à l'endroit de la piqûre.

Il ne faut en aucun cas essayer d'enlever avec les dents le dard resté dans la peau, ce qui arrive plus d'une fois avec les piqûres d'abeille. On risquerait de mettre la muqueuse buccale en contact avec le venin, déclenchant un gonflement important susceptible de provoquer l'étouffement. Mieux vaut faire sortir le dard en grattant délicatement et sans appuyer, afin de ne pas injecter davantage de venin dans la peau. Pour finir, rafraîchir avec de la glace si on en a ; le froid resserre les vaisseaux et ralentit la diffusion du venin.

La chaleur peut aussi neutraliser l'action du venin entré dans les tissus. Il existe en pharmacie des appareils thermiques spéciaux que l'on applique sur la piqûre et qui diffusent une chaleur adaptée. Ça marche aussi avec une cuillère à soupe plongée un moment dans de l'eau très chaude et que l'on appuie quelques secondes sur la peau. Mais attention, pas trop longtemps, il ne s'agit pas de se brûler.

Quand on parvient à chauffer le venin à une température de 40 à 50 °C, on détruit ses composants protéiques et les démangeaisons s'apaisent. De plus, on irrite les terminaisons nerveuses qui, du coup, n'envoient plus au cerveau de signal de démangeaison pendant un certain temps. Résumons : d'abord l'oignon, ensuite le froid, puis le chaud. Une crème à la cortisone fortement dosée peut aussi soulager efficacement l'inflammation.

Ce qui fait que les piqûres démangent, deviennent rouges et gonflent, c'est l'histamine, qui est en même temps le transmetteur d'allergie. En cas d'allergie au venin des insectes, on peut voir apparaître sur tout le corps des papules, qu'on appelle urticaire par analogie avec l'éruption que déclenche le contact avec les orties. Cela peut virer au drame si l'histamine dilate tellement les vaisseaux que le sang, suivant l'attraction terrestre, stagne dans les jambes et n'est plus disponible pour le cerveau et le cœur, provoquant le rétrécissement des voies respiratoires. On risque alors un choc anaphylactique, qui peut être mortel.

Une thérapie locale avec un gel antihistaminique n'est ici d'aucune utilité, car le gel ne pénètre pas suffisamment dans la peau. L'antihistaminique doit être administré sous forme orale (gouttes, sirop ou comprimés) ou par injection.

Les personnes allergiques au venin de guêpe et d'abeille devraient donc toujours avoir avec elles une trousse de secours contenant les trois éléments suivants : un antihistaminique, de la cortisone sous forme liquide — tous deux à avaler d'un coup — et un auto-injecteur d'adrénaline que l'on peut s'enfoncer dans le muscle de la cuisse, au besoin à travers un vêtement. Un geste qui peut sauver la vie.

Une désensibilisation sur une période de trois à cinq ans est également à recommander. Elle consiste à injecter le venin allergène dans la peau à intervalles réguliers et à petites doses. Ainsi, le système immunitaire a le temps de fabriquer des anticorps contre le venin et de neutraliser celui-ci en cas de nouvelle piqûre. Il n'est pas rare, à la fin de la désensibilisation, de procéder à une piqûre réelle sous contrôle médical. Des cabinets ou des cliniques spécialisés utilisent alors de vraies abeilles ou de vraies guêpes sous la conduite d'un médecin. Si une réaction allergique devait se produire malgré la désensibilisation, il interviendrait immédiatement.

7 SOINS DU CORPS : À TROP SAVONNER, ON FINIT PAR PUER !

Ça vous parle ? Une amie fait un saut chez vous après une séance de shopping. Elle pose sur la table un sac en papier très chic, plein de tubes, de pots et de flacons dans de jolies boîtes : contour des yeux, tonique, démaquillant douceur, crème de jour, crème de nuit... Ah, et des gommages, bien sûr ! Un pour le visage et un pour le corps. Tout ça n'est pas donné, mais un teint parfait et la jeunesse éternelle, ça n'a pas de prix. De nos jours, par bonheur, la beauté s'achète. À en croire la publicité, du moins, laquelle s'arrange pour nous instiller de temps à autre un vague sentiment de culpabilité : on devrait peut-être s'offrir ça, nous aussi, investir un peu plus dans des soins pour notre corps, ne négliger ni notre apparence ni notre santé. Et si on essayait cette crème aux algues rares, cette autre aux minéraux volcaniques ou encore cette dernière, dont les paillettes donnent à la peau un éclat irrésistible ?

Pour notre barrière cutanée et son manteau acide protecteur, tout ça signifie « alerte rouge » ! Tout ce que nous infligeons chaque jour — peut-être même plusieurs fois par jour — à notre peau n'entrait pas dans les plans de mère Nature. Lorsque, chasseurs-cueilleurs, nous vivions encore dans les bois, voilà quelques centaines de milliers d'années, nous n'avions ni savon, ni contour des yeux, ni ampoules d'acide hyaluronique. Nous n'utilisions pas de déodorant et ne nous rasions pas les jambes. Depuis cette époque, l'évolution n'a guère apporté de changements notables pour notre peau, si ce n'est la diversité des couleurs. En d'autres termes, notre peau vit aujourd'hui encore dans l'idée que l'âge de pierre est le stade désirable par excellence, celui vers lequel il faut tendre pour réussir sa vie de peau.

Que dirait-elle donc, votre peau, si un jour vous lui demandiez franchement à quel rythme elle a envie de prendre une douche ou un bain ? Elle répondrait probablement : « Une fois par semaine, au maximum ! »

Que se passe-t-il en réalité ?

La plupart d'entre nous se douchent une fois par jour, et parfois deux, le soir après le sport par exemple. Chaque fois, le corps est consciencieusement savonné, la tête shampouinée, les jambes, les aisselles et parfois même le pubis et le torse rasés. Nous utilisons des savons liquides qui sentent la citronnelle ou le mâle irrésistible, savons bourrés de conservateurs et de colorants qui rappellent la mer, les alpages ou la salade de fruits, et qui regorgent d'agents chimiques à effet moussant ou dynamisant. Pour les enfants, le must c'est le parfum fraise, les paillettes de fée ou l'arôme chewing-gum.

Que font les industriels ? Non contents de nous vendre tous ces mauvais produits, ils nous en proposent immédiatement d'autres pour réparer les dégâts qu'ils viennent de causer avec leurs savons et leurs belles petites mousses. Ironie suprême, des gammes entières de soins sont basées là-dessus : d'abord dégraisser soigneusement au savon, ensuite tonifier avec une lotion pour le visage — comprenez « fortifier » ou « revitaliser », encore une pure invention de l'industrie cosmétique — et pour finir réhydrater et « relipider » avec une crème.

La peau, même la plus saine et la plus robuste, réagit à de telles attaques par des symptômes d'irritation : sécheresse, démangeaisons, parfois même allergies de contact. Ce que nous faisons endurer à notre peau frise le délit de coups et blessures involontaires !

Vous vous souvenez ? Quatre semaines sont nécessaires à notre épiderme pour construire la mince couche cornée qui constitue toute notre barrière de protection. Pourtant, nous n'avons rien de plus pressé que de la détruire, cette barrière édifiée à grand-peine, en éliminant les lipides — le mortier entre les briques — à coups de savons moussants, multicolores et parfumés, qui libèrent en douce d'autres substances irritantes : parfums, colorants, émulsifiants, conservateurs… Un allergène après l'autre ! Une catastrophe pour la peau…

LAVAGE À OUTRANCE

Bien sûr, je comprends votre argument : aujourd'hui, notre conception de l'hygiène est forcément différente de celle de M. et Mme Cro-Magnon. Mais rassurez-vous : si on est en bonne santé et qu'on ne vient pas de courir le marathon dans un vieux tee-shirt pourri en fibres synthétiques, on ne sent pas si fort. Seule la vieille sueur incrustée agresse notre odorat.

Malheureusement, odeur corporelle est synonyme de crasse pour beaucoup de gens. On a peur de la saleté visible et des microbes invisibles, on glisse dans son sac à main un flacon de gel désinfectant et on répugne aux contacts physiques. Vous qui lisez ces lignes, vous êtes peut-être de ceux qui, dans les lieux publics, ne touchent les poignées de porte que du coude et n'actionnent la chasse d'eau que du pied. Enfants, déjà, nous avons appris qu'on ne s'assied pas sur la lunette des W-C (on reste au-dessus, en suspension…). Peur des infections et ablutions excessives ne font souvent qu'un.

Aujourd'hui, on préfère recouvrir son odeur corporelle d'effluves synthétiques, à savoir de parfum. Je me suis trouvée moi-même il y a peu dans un de ces temples de la fragrance, à la recherche d'une jolie senteur estivale. À peine étais-je entrée dans la boutique qu'une vendeuse s'avançait vers moi d'un pas décidé et me proposait avec un charmant accent russe : « Puis-je vous offrir un nuage ? »

Je ne voyais pas bien ce qu'elle voulait dire, mais « offrir un nuage », ça me plaisait bien. À peine avais-je acquiescé d'un air intéressé qu'elle s'emparait d'un flacon et commençait avec de grands gestes à m'envelopper de la tête aux pieds d'un nuage de parfum supertendance. Dans un râle asthmatique, juste avant d'étouffer, j'ai réussi à l'arrêter et à fuir à l'air libre.

Je suppose que tout le monde ou presque trouve normal, après la douche, de se parfumer de la tête aux pieds. Aberrant ! Pour ceux qui malgré tout tiendraient au nuage sans risquer l'allergie, mieux vaut vaporiser le parfum sur les vêtements ou les cheveux.

Faisons un compromis : d'accord pour une douche quotidienne à condition de n'utiliser que de l'eau, ou presque. L'eau, qui a un pH neutre, dessèche moins la peau que le savon. S'il faut absolument un produit lavant, comme un gel douche, veillez à ce qu'il soit sans parfum, qu'il mousse peu et qu'il ne soit pas coloré. Préférez un gel douche synthétique à un savon classique. Les savons sont fabriqués à partir d'huiles et de corps gras associés à une solution alcaline, alors que les substances actives des gels douche synthétiques sont entièrement artificielles. Leur pouvoir nettoyant est assez fort, c'est vrai, mais l'ajout d'huiles relipidantes et d'ingrédients qui fixent l'humidité fait qu'ils s'adaptent mieux aux besoins de la peau, avec un pH qui tend plutôt vers l'acide. Les savons conçus par les savonniers amateurs, qui incorporent à leurs créations des huiles végétales biologiques, sont moins irritants et mieux relipidants que les produits industriels vendus en supermarché, mais ils ont eux aussi un pH alcalin, et ce n'est pas du goût de toutes les peaux.

Les savons classiques sont alcalins et modifient notre pH, qui peut alors atteindre de funestes sommets à 7 ou 8. Il faut alors à notre peau entre deux et six heures pour revenir à la normale, avec bien du mal. Pendant ce temps, la flore bactérienne cutanée reste exposée à tous les dangers ! Tout le temps de la régénération, les germes — mauvaises bactéries et champignons — prospèrent joyeusement en surface, et les virus ont plus vite accès aux étages inférieurs. Tout ça parce que nos savonnages ont mis notre film hydrolipidique hors de combat et que, blessées, nos bactéries chargées de monter la garde sont à terre et n'assurent plus le contrôle à l'entrée.

Voilà le résultat : à trop se savonner, on finit par puer ! D'un seul coup, des germes que nous n'avons jamais invités se multiplient, et la modification du pH fait qu'ils ne peuvent plus être tenus en respect. Ces germes modifient notre odeur corporelle, a priori agréable, et nous voilà partis du côté de chez beurk !

Un pH acide est particulièrement important si notre peau a tendance aux infections, par exemple dans le pli interfessier, sous les seins ou au niveau de l'aine. Là, je ne saurais trop conseiller les savons acides. Pas sous forme liquide de préférence, car on en met toujours trop, mais plutôt en pain, et si possible avec quelques ingrédients relipidants.

Il n'est pas nécessaire de se savonner tout le corps à chaque toilette. Il suffit d'insister un peu sur les points stratégiques, pieds, aisselles, plis de l'aine et sillon fessier. Partout ailleurs, on peut très bien se doucher seulement à l'eau. La sueur, la poussière et les cellules mortes sont en effet parfaitement hydro-solubles. Les lipides propres à notre organisme en revanche, ceux que notre épiderme met quatre semaines à fabriquer, auxquels il consacre beaucoup de temps et d'énergie, nous allons les garder et éviter de les éliminer par des savonnages intempestifs.

Dans la bataille contre la peau sèche et les mauvaises odeurs corporelles, sachez que la douche est meilleure pour la peau que le bain et, dans un cas comme dans l'autre, mieux vaut faire assez vite et avec de l'eau plutôt fraîche. Tremper des heures dans un bain moussant trop chaud épuise la peau. Ça se voit au bout des doigts, tout blancs, bouffis et fripés ; la barrière cutanée est partie, et l'épiderme est complètement ratatiné par l'eau du bain. Un soin relipidant s'impose pour redresser en vitesse la barrière épidermique.

Cela nous amène au chapitre des crèmes. Les bras et les jambes sont particulièrement sujets au dessèchement parce que leurs glandes sébacées sont peu nombreuses et toutes petites. Le sébum de ces glandes s'ajoute aux lipides de l'épiderme, le tout se mélange et forme une sorte de vernis diaphane qui donne à la peau un éclat velouté. C'est sur la tête et le visage, dans les oreilles et sur le torse, que le sébum est particulièrement abondant, car toutes ces zones sont pourvues de nombreuses glandes sébacées, développées et très actives.

On utiliserait moins de crème si on n'était pas toujours en train de se décaper de manière si agressive. Quand votre peau tire, démange ou même desquame par moments, contentez-vous de mettre de la crème sur les zones concernées, et là seulement. Sur le visage, il s'agit en principe des joues et des pommettes, parfois des lèvres. La zone T — front, sourcils, nez, menton — est en général si grasse qu'elle n'a pas besoin de crème.

Et sur notre tête, ça se passe comment ? Là aussi, la formule magique est le sébum. Saviez-vous que la brillance des cheveux vient de ce que la tige pilaire est lisse ? Les écailles microscopiques ne s'écartent pas comme sur une pomme de pin séchée, mais restent bien collées à la tige parce que le sébum du cuir chevelu la rend lisse, faisant office de film lubrifiant, et apporte en plus cette brillance glamour. Sans sébum en revanche, les cheveux deviennent ternes et cassants. Les pointes des cheveux longs, par exemple, ne reçoivent pas assez de sébum car elles sont trop éloignées des glandes sébacées ; on peut par conséquent voir apparaître des fourches. Il en va de même quand on se lave trop souvent les cheveux, qu'on les décolore, qu'on les teint, qu'on les brutalise avec le peigne ou le sèche-cheveux, ou quand ils sont mi-longs et que leurs pointes frottent sur les épaules...

Si la méthode employée n'est pas trop agressive, se laver les cheveux n'est pas un mal. Quand on a les cheveux gras et qu'on doit les laver tous les jours, il faut utiliser un shampooing doux au pH acide. Petite astuce pour les écolos : les rinçages à l'eau vinaigrée, en raison du pH acide, sont parfaits pour avoir des cheveux brillants et un cuir chevelu résistant aux microbes. Les pointes abîmées peuvent se soigner avec du beurre de karité, à utiliser pur et légèrement tiédi. On peut aussi les couper...

Venons-en maintenant à un sujet sensible : comment se laver l'entrejambe. C'est un endroit qui prend vite les odeurs, urine, selles et autres fluides corporels n'étant pas loin. Mais attention ! À l'intérieur de la vulve et sous le prépuce se trouve une muqueuse, exactement comme dans la bouche. Là, pas de savon ou de gel douche, seulement de l'eau chaude. Toutes les salissures, telles que sécrétions, urine ou cellules mortes, sont hydrosolubles. L'eau suffit donc. Vous viendrait-il à l'idée de vous savonner l'intérieur de la bouche ? Cela attaquerait la muqueuse et détruirait la flore bactérienne qui la protège, avec pour conséquence l'apparition de démangeaisons et d'inflammations. C'est pourtant ce qui arrive à ceux, nombreux, qui veulent éliminer au savon les effluves de leurs propres glandes odorantes, parce qu'ils pensent être sales. Les glandes odorantes relançant sans cesse la production des essences, c'est le cercle vicieux des lavages et des démangeaisons qui commence, et se termine en catastrophe chez le médecin.

Comme nous l'avons déjà vu, le sphincter anal est un endroit particulièrement sensible. C'est autour de ce muscle constricteur que peau et muqueuse se rencontrent et que l'on passe de l'une à l'autre. La rosette, notre anus si vous préférez, réagit très mal aux restes de savon qui se déposent dans ses plis. On est là peau contre peau, l'air n'y circule pas, et toutes les substances irritantes du savon pénètrent donc activement dans la peau. Résultat, des démangeaisons qui peuvent aller jusqu'à un eczéma anal ou des infections mycosiques ou bactériennes, comme dans tous les plis cutanés. Lorsqu'on se savonne le pli anal, il faut rincer très soigneusement, avec beaucoup d'eau.

Les lotions pour toilette intime ne sont pas là d'un grand secours. Certes, elles ont un pH acide, à peu près le même que celui du vagin, mais elles ne sont indiquées que pour les organes génitaux externes. À l'intérieur, on n'a droit qu'à de l'eau.

Et en haut ? Pour le visage, que tout le monde voit, nous tenons à faire ce qu'il faut. Depuis un moment, les hommes s'y sont mis aussi et posent des questions sur les soins les plus efficaces et sur les possibilités de retarder le vieillissement grâce à toutes sortes de produits. Il se trouve tout de même quelques spécimens qui ne s'en soucient guère, et c'est tant mieux. Ces hommes des bois ne négligent pas leur peau, ils la laissent tranquille. Du coup, elle est parfaitement et naturellement équilibrée.

Le secret de ces hommes très nature ? Ils se lavent le visage uniquement à l'eau. Après cela, ils frottent avec la serviette pour se sécher, et c'est parti pour la journée. Ou pour la nuit. Ça marcherait aussi pour les femmes. La serviette de toilette suffit largement, même pour enlever les restes de maquillage, surtout si on n'utilise pas de ces fonds de teint épais, pleins d'huiles minérales, qu'on applique à la truelle ! Et même s'il restait sur la peau quelques traces de maquillage, c'est moins gênant pour elle qu'un soin complémentaire avec une lotion démaquillante alcoolisée, un tonique dégraissant ou un savon pour le visage.

De plus, il y a toujours une bonne quantité de mousse qui coule sur le visage lorsqu'on se lave les cheveux sous la douche. Involontairement, on fait donc bien assez souvent un quasi « nettoyage des pores en profondeur ». L'expression est en réalité fâcheuse, car nos pores, tels qu'ils sont, ne sont pas sales, mais simplement remplis de sébum, de cellules et de quelques colocataires amateurs de graisse : *Malassezia furfur, Propionibacterium acnes* (le bacille de l'acné), sans oublier quelques acariens de l'espèce *Demodex*... Tous ont le droit d'être là et d'y rester, et ne doivent en aucun cas être éliminés par un gommage à tous crins.

Cela m'amène à un autre produit dont presque personne n'a besoin : le gommage. Pensez-vous que nos ancêtres néandertaliens et autres hommes préhistoriques se faisaient des gommages ? CQFD... Nous l'avons vu à propos des pellicules, une peau saine n'a pas besoin d'être exfoliée puisque les cellules cornées tombent d'elles-mêmes. Les gommages n'ont de sens que si la peau a tendance à faire trop de corne, ce qui arrive surtout en cas d'acné. Pour le reste, les gommages ne sont utiles qu'aux fabricants. Pour nous, ils peuvent être dangereux, car ils trouent notre barrière cutanée.

Oui, je sais, vous restez sans voix... Votre esthéticienne vous recommande tant de bons produits que vous tolérez tous très bien ! Et qui contiennent de super-ingrédients ! La plupart des cosmétiques n'ont malheureusement qu'un simple effet de bien-être. Pendant deux ou trois jours, ils éliminent les minuscules particules de peau qui desquament, s'il y en a, et regonflent la couche cornée en l'humidifiant, mais l'effet ne dure guère au-delà. Un nettoyage des pores, souvent inutile car généralement sans indication médicale, augmente même le risque d'inflammation... et ce n'est vraiment pas beau à voir, comme ça en plein milieu du visage !

Notre barrière cutanée et la résistance de notre épiderme empêchent même les principes actifs onéreux des lignes de soins haut de gamme, censés agir surtout sur le rajeunissement de la peau, de pénétrer jusqu'où il le faudrait pour retendre des fibres usées et relâchées.

Si, malgré tout, on ne veut pas renoncer à la crème, il faut en choisir une qui soit adaptée à sa peau plutôt qu'une qui promette monts et merveilles à un prix exorbitant. Cher ne veut pas forcément dire meilleur, comme on le croit trop souvent. Les crèmes les mieux tolérées sont celles qui ne bouchent pas les pores et ne contiennent pas d'huiles minérales, mais des lipides analogues à ceux de la peau. Très bonnes aussi, les crèmes conçues selon le principe de « structure de la membrane dermique », ou crèmes DMS®, une imitation des lipides épidermiques assez proche de notre barrière protectrice. Ces crèmes sont particulièrement bien adaptées aux peaux sensibles car, à l'inverse des crèmes classiques, ce ne sont pas des émulsions qui, composées d'eau, d'huile et d'émulsifiants, éliminent nos lipides cutanés et peuvent provoquer des allergies. De plus, les lipides semblables à ceux de la peau ne bouchent pas les pores, ce qui est important dans une crème pour le visage afin d'éviter ce qu'on appelle l'acné cosmétique.

Du pipi pour la peau

Contrairement au visage, siège de nombreuses glandes sébacées, le corps peut avoir tendance à la sécheresse. En ces temps de soins corporels excessifs, ce sont surtout les bras et les jambes qui doivent être relipidés, mais aussi les pieds, qui trempent dans l'eau savonneuse tout le temps de la douche. Les crèmes DMS® sont particulièrement bien tolérées et laissent sur la peau une sensation agréable, car elles ne bouchent pas les pores et la peau ne transpire pas dessous. On peut aussi appliquer une crème ou une lotion traditionnelle à haute teneur en lipides, que l'on trouvera en pharmacie et qui contiennent nettement moins d'actifs allergènes.

Les crèmes pour le corps contenant l'actif *Urea,* qui n'est rien d'autre que l'urée, sont particulièrement recommandées pour les peaux sèches. L'urée se forme dans notre organisme au cours du métabolisme des protéines. Lorsque les reins sont atteints, le taux d'urée dans le sang augmente. Or, justement, l'urée fixe très bien l'eau, et constitue de ce fait un facteur d'hydratation naturel, non toxique pour notre peau. Elle se trouve donc souvent incorporée dans les préparations cosmétiques. À très haute concentration, elle peut ramollir les cellules cornées — c'est donc un bon moyen pour éliminer la corne des pieds —, et même, à méga-haute concentration, les ongles épaissis par une mycose.

Dans les temps anciens, les gens appliquaient l'urine directement sur la peau pour profiter de l'urée. L'odeur était rude. L'urée seule n'a cependant pas d'odeur et ne renferme pas de germes. Les préparations contenant de l'urée, aujourd'hui des produits synthétiques, sont recommandées par les pharmaciens et les dermatologues pour tous les types de sécheresse cutanée. Attention, si la peau est très esquintée, l'urée peut brûler.

Il est donc conseillé de reconstituer une barrière protectrice assez solide avant d'appliquer un produit qui en contient.

Les huiles : une maltraitance involontaire

Régulièrement, on m'assure avoir trouvé le produit de soin pour le corps le plus fabuleux qui soit : huile d'olive pure, huile d'argan, de cumin noir, d'amande ou n'importe quelle autre trouvaille ultra-confidentielle. Désolée, mais je vais là encore jouer les trouble-fête. L'huile est certes grasse, mais elle est superflue pour les soins du corps, car sa fluidité en fait un produit de nettoyage agressif. Pensez par exemple que le méconium, c'est-à-dire le premier « caca » du nouveau-né, colle si bien à la peau de celui-ci qu'il ne s'enlève pratiquement qu'à l'huile. De même, c'est seulement avec de l'huile qu'on éliminera la pommade au zinc qui a séché sur la peau ou le maquillage waterproof. Comme produit de soin, donc, l'huile est totalement inappropriée. En se combinant aux précieux lipides de notre épiderme, elle les supprime, tout simplement.

Les femmes enceintes aiment bien s'huiler le corps et le ventre, mais attention ! Cela provoque des eczémas secs, et la peau que l'on continue d'enduire régulièrement se dessèche de plus en plus. Rougeurs, démangeaisons, fissures (ou eczéma craquelé) sont au programme. Les bébés aussi, on aime les enduire avec de l'huile : c'est une maltraitance involontaire, car leur peau peut s'en trouver gravement desséchée. Hélas, certaines sages-femmes continuent de recommander ce traitement pour la peau des bébés. Les masseurs et les kinésithérapeutes, eux, connaissent depuis longtemps les dangers de cette pratique. Aujourd'hui, plus aucun d'entre eux ne travaille uniquement avec de l'huile. Ils utilisent des lipolotions, sinon c'est l'eczéma des mains qui menace, voire, à long terme, l'incapacité d'exercer.

Les huiles de bains spéciales pour peau sèche sont également à savourer avec prudence, et pas seulement parce qu'elles rendent la baignoire glissante et qu'on risque un vol plané et un traumatisme crânien. Pour être efficaces, elles doivent être utilisées correctement. L'objectif, c'est qu'il reste un film gras sur la peau humide au sortir de la baignoire, comme une couche anti-évaporation qui la protégerait de la déshydratation. Ce film gras, on ne doit le sécher qu'en tamponnant très légèrement ; si on frotte, l'huile entraîne avec elle les lipides cutanés et on n'a rien gagné. Au contraire.

Un moyen plus sûr de relipider une peau sèche est d'utiliser une crème grasse, une pommade ou une lipolotion, enrichie si possible avec un peu d'urée. Pour les fans d'huile parmi vous qui sont peut-être en train de ronchonner, sachez que vous pouvez demander au pharmacien d'incorporer votre huile préférée dans une crème grasse ou une pommade ; vous bénéficierez de ses précieux acides gras, mais sans l'effet de lessivage nocif de l'huile. Une dernière solution peut être de consommer votre huile aux repas, et ainsi de soigner votre peau de l'intérieur.

Les allergies de contact

Scène typique : une jeune mère, l'air absorbé, parcourt avec sa poussette les rayons d'un supermarché. Elle cherche des choses bien douces pour son bébé, des choses pour la toilette, le bain, de la crème et des lingettes pour ses fesses délicates. Au rayon des soins pour bébé, pots, tubes et flacons de couleurs pastel attendent les acheteurs. Elle ouvre une petite bouteille remplie de lotion et prend une profonde inspiration. Non, certainement pas celle-là. Elle ne sent rien ! Une autre bouteille, une autre inhalation. Ah, oui ! Ça sent délicieusement bon. Et hop, la bouteille atterrit dans le panier. Erreur fatale !

À qui va servir le parfum humé avec délice ? Est-il bon pour la peau du bébé ? Pour le nez de papa-maman ? En fait, il n'est bon ni pour l'un ni pour l'autre. Les parfums ajoutés aux cosmétiques ne servent qu'à inciter à l'achat. Dans les faits, et comme bien d'autres additifs, ils posent la première pierre des allergies de contact !

Comment naît ce type d'allergie ? L'épiderme n'a certes pas de vaisseaux sanguins à offrir, mais le système immunitaire dispose à travers lui d'un avant-poste de premier ordre : les cellules de Langerhans, qui veillent au grain. Elles sont capables d'intercepter les allergènes, tels les parfums totalement inutiles, au moment même où ils pénètrent dans l'épiderme, de les hacher menu et d'apporter ces pièces à conviction aux ganglions lymphatiques par petites portions. Là-dessus, les ganglions mettent en branle une armée de cellules de combat composée de régiments de cellules *killer* et d'assistantes. Cette gigantesque armée de cellules immunitaires est supermobile. Elle ne se déploie pas uniquement sur la zone de contact proprement dite, mais aussi dans des régions cutanées éloignées, comme le montre l'exemple de cette petite fille de 7 ans à qui l'on avait offert sa première montre, une belle montre rose. La petite était si fière qu'elle la portait vingt-quatre heures sur vingt-quatre, jusqu'au jour où elle avait été prise de démangeaisons et où les parents avaient remarqué un renflement rouge sur sa peau, juste sous la surface de contact du boîtier métallique, signe évident d'allergie au nickel. Du fait de la sueur et du frottement, les ions nickel s'étaient dissociés du métal et étaient entrés dans l'épiderme. Un jeu d'enfant pour eux, car le boîtier de la montre faisait comme un pansement occlusif sous lequel l'atmosphère restait bien humide puisque la sueur ne pouvait pas s'évaporer rapidement. L'humidité avait donc ramolli la barrière de protection de la peau, et permis aux ions allergisants d'entrer. Le cœur gros, la petite fille a mis de côté la jolie montre rose, mais les activités suspectes sur sa peau ne se sont pas arrêtées là. De nouvelles plaques rouges sont apparues, avec des boutons et des démangeaisons, d'abord un peu à l'extérieur de la zone de contact du boîtier et, plus tard, sur l'autre poignet !

Que s'était-il passé ?

Soldats un peu trop zélés, les cellules du système immunitaire avaient décidé de quitter le théâtre des opérations et de voguer vers d'autres parties de l'organisme, prenant en quelque sorte les devants d'ordres à venir au cas où l'individu irréfléchi irait contaminer d'autres parties du corps avec ses allergènes. Les cellules de l'allergie (lymphocytes T) sont très mobiles et se déplacent partout dans la peau vers d'autres fronts potentiels, ce qui explique que l'inflammation puisse aussi se porter à des endroits où aucun contact direct n'a eu lieu. Si l'eczéma partiel du début n'est pas traité, toute la peau peut être touchée à un moment ou à un autre. On parle alors de réaction de dispersion.

En phase aussi aiguë, pas question pour le dermatologue d'envisager un test sur la peau du dos. Si parmi les substances tests se trouvait l'allergène incriminé, l'allergie se propagerait aussitôt et le dos se couvrirait de rougeurs, de boutons et de petites pustules remplies d'eau, sources de fortes démangeaisons. Nous autres dermatologues appelons cela respectueusement un *angry back*, un « dos en colère ».

Lorsque la barrière cutanée est lésée parce qu'on a trop savonné, lorsque la peau est sèche ou que de trop grandes quantités de produits désinfectants ont détruit sa couche lipidique, se forment alors dans l'épiderme des eczémas de contact à répétition. Les grands classiques sont les réactions au nickel, comme dans notre exemple, et les allergies aux produits cosmétiques ou aux parfums. Toute personne atteinte d'une de ces allergies du Top 3 doit être d'une grande vigilance. Les allergènes se cachent souvent là où on ne les attend pas. On trouve du nickel dans les boutons de jean, les bijoux fantaisie, les boîtiers de montre et les montures de lunettes, les haltères, les pièces de monnaie ou les clés, pour ne citer que quelques exemples courants. Assez fréquemment aussi, il existe des allergies croisées avec d'autres matières métalliques, telles que le cobalt ou les sels de chrome utilisés pour tanner le cuir et qui provoquent, chez celui qui porte ses chaussures sans chaussettes, des eczémas assortis de terribles démangeaisons.

Même chose pour les substances parfumantes allergisantes, presque impossibles à éviter pour le consommateur, quel que soit le mal qu'il se donne : on a beau lire consciencieusement la liste des ingrédients, on n'y débusque pas l'ennemi. Il se cache sous les appellations fragrance, arôme ou huile essentielle naturelle. Mousse de chêne, mousse d'arbre, iso-eugénol, cinnamal, hydroxycitronellal, cinnamyl alcohol, Lyral®, farnésol, linalool, benzoate de benzyle, eugénol, baume du Pérou, géraniol... : auriez-vous identifié des substances parfumantes derrière ces noms ? Probablement pas ! En fait, n'achetez que les produits dont l'emballage porte la mention « sans parfum », c'est votre seule garantie de sécurité.

Ce qui est scandaleux, c'est qu'il existe bien, en vertu du règlement relatif aux produits cosmétiques de l'Union européenne, une obligation d'étiquetage pour 26 substances parfumantes à fort potentiel allergisant. Malheureusement, cette obligation ne s'applique qu'à partir d'une certaine concentration, alors qu'une quantité infime suffit à déclencher l'allergie. De plus, les nouvelles substances parfumantes qui sont élaborées en permanence ne sont listées dans aucun règlement. Elles arrivent en masse et sans aucun contrôle préalable sur le marché, et donc aussi sur notre peau.

Un autre élément complique encore les choses pour les intéressés. Dans les allergies de contact, les symptômes n'apparaissent en principe que quarante-huit heures après le contact avec l'allergène. La plupart des gens ont alors oublié ce qu'ils ont bien pu se mettre sur la peau. Est-ce que, lundi matin, vous vous souviendrez que vous avez emprunté l'anticernes de votre amie vendredi soir ?

Autre mauvaise nouvelle, une allergie de contact de cette nature est très fidèle et très affectueuse. Si l'on a eu un jour une réaction allergique à une substance, elle reviendra régulièrement. Nous devons cela aux cellules de la mémoire, travailleuses et bien organisées, qui patrouillent toute leur vie dans les tissus et sonnent l'alerte générale en présence de tout nouveau contact. Il est donc primordial d'appréhender rapidement le malfaiteur afin de savoir l'éviter à l'avenir.

Pour prévenir les allergies de contact, une barrière cutanée intacte est une nécessité absolue. Essayez d'éviter le contact direct de la peau avec les parfums, les conservateurs, les colorants et les métaux, en dehors du platine et de l'or 18 carats.

Ceux d'entre vous qui utilisent des produits cosmétiques bio se disent peut-être qu'ils sont tranquilles. Ce n'est vrai qu'en partie, malheureusement. Certains ingrédients végétaux sont même particulièrement dangereux, car ils contiennent de nombreux allergènes, qui ne sont pas encore tous répertoriés. Parmi les plantes qui ont un potentiel allergisant très élevé se trouvent par exemple celles de la famille des composacées : arnica, armoise, camomille et achillée. Ces plantes sont justement celles que les adeptes de la naturopathie utilisent, directement ou en extrait, sur les plaies, les inflammations et les blessures, c'est-à-dire précisément aux endroits où la barrière cutanée est déjà endommagée et qui sont donc particulièrement réceptifs aux allergies. Vous le voyez : en l'occurrence, le terme de « plante médicinale » a de quoi induire en erreur...

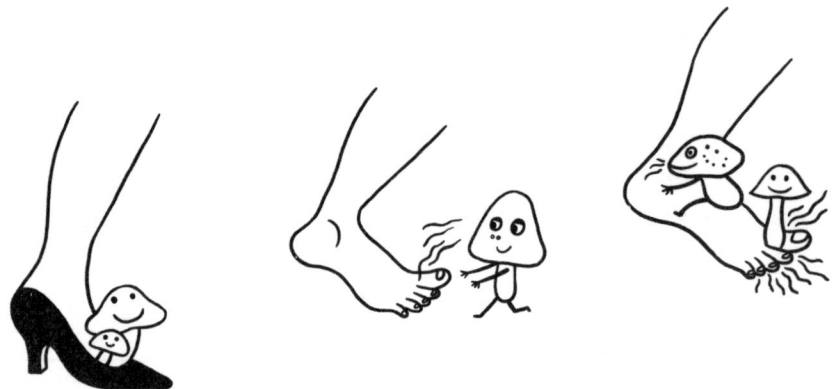

À quoi reconnaît-on dans un sauna un dermatologue, un microbiologiste ou un parasitologue ? Au fait qu'ils circulent en sandales et ne posent jamais leurs pieds nus sur le sol ou la banquette ! Je suis de ceux-là. Une fois installée sur le banc du haut, je cache honteusement mes sandales sous ma serviette. Les enlever pour parcourir pieds nus les quelques mètres d'un sol chaud et humide garni de quelque 1 500 particules infectieuses est pour nous, connaisseurs de la scène mycosique, impossible.

Régulièrement, j'essuie les remarques courroucées des redresseurs de torts, du personnel de service et des amis de la nature. L'argument des purs et durs est que le sauna améliore la circulation, et donc les défenses immunitaires des pieds. Possible. J'arrive néanmoins à les faire taire chaque fois en abondant dans leur sens, l'air innocent et préoccupé : oui, c'est vrai, vous avez raison, mais je préfère quand même garder mes sandales parce que j'ai une mycose terrible et d'horribles verrues ! Silence immédiat de la part des censeurs, profondément dégoûtés et soulagés en même temps que je les protège de mes cochonneries. On passe aussi activement sous silence la présence, dans ce petit espace surchauffé et dans leur plus simple appareil, d'une dizaine de vrais porteurs d'infections.

Mycoses et verrues plantaires

Selon certaines statistiques, une personne sur deux ou sur trois souffre de verrues ou d'une mycose des pieds. Environ 10 % des consultations en dermatologie concernent des mycoses. La mycose est un cadeau que vous font généreusement vos congénères. En Europe, selon la région et le climat, elle touche entre 5 et 80 % de la population. Les lieux d'infection privilégiés sont les moquettes d'hôtel, les douches publiques, les piscines (spécialement les plongeoirs et les cabines) et les saunas, justement.

Les spores des champignons sont du genre tenace. Elles peuvent attendre des mois avant d'entrer en piste. Le froid et la chaleur ne leur font ni chaud ni froid. La mycose est causée par diverses sortes de champignons cutanés, qui tous ont en commun d'aimer la kératine. Les champignons élisent volontiers domicile sur la peau et sur les ongles des pieds humides dont la température est autour de 35 °C, car ils y trouvent abondance de corne. L'idéal, si on veut en faire l'élevage, ce sont les chaussures de ski, les chaussures de sécurité ou des tennis puantes.

Quand on sait qu'un pied mycosique perd à chaque pas une cinquantaine de squames infectieuses, on comprend qu'on a toutes les chances d'attraper les champignons du voisin en marchant pieds nus. Et si l'on a soi-même les pieds humides de sueur ou d'eau de piscine, ou au contraire trop secs par abus de savon et de désinfectants, ou encore si notre système immunitaire est affaibli par une mauvaise circulation sanguine ou des carences en micronutriments, ce sera un jeu d'enfant pour ces pirates de champignons que de sauter à l'abordage de la barrière cutanée.

Le dermatologue est confronté quotidiennement à des dizaines de consultations pour mycose. Pas étonnant qu'il continue à voir des pieds d'athlète à tous les coins de rue quand il sort de son cabinet. Difficile pour lui de s'entasser dans un sauna avec trente autres corps couverts de sueur sans se dire qu'il y 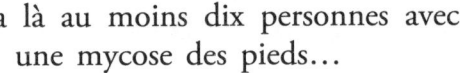 a là au moins dix personnes avec une mycose des pieds…

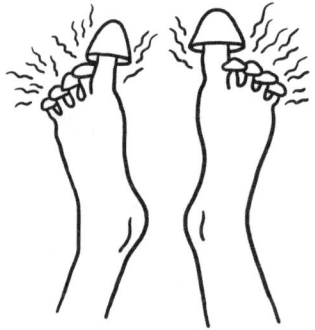 Chez certains, l'infection se remarque à des rougeurs au pourtour enflé assorties de démangeaisons ou à des pustules purulentes, des squames ramollies et des cloques. Parfois, le tableau clinique est plus discret, le champignon ne se manifestant qu'à tra-

vers une desquamation farineuse.
Dans ce cas, on suppose que
la peau des pieds est simplement un peu sèche parce
qu'on n'a pas mis suffi-
samment de crème. Bien
sûr, on peut — et même il
faut — mettre de la crème sur

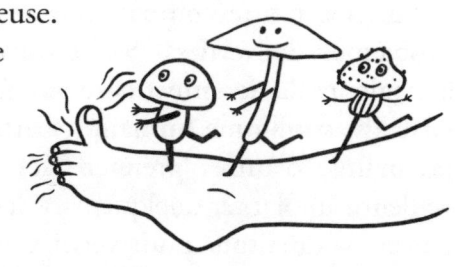

les pieds trop secs pour rétablir la barrière cutanée et empêcher
les champignons d'entrer facilement (on recommande à cet
effet les crèmes et les pommades à l'urée), mais le mieux est
de vérifier d'abord si un champignon installé là depuis belle
lurette n'essaie pas de se travestir en pied desséché.

Qui dit mycose des pieds dit souvent aussi mycose des ongles
de pied (onychomycose). Les champignons, on l'a dit, adorent
la kératine. Trouvant le climat dans la région du pied excellent,
ils s'installent donc volontiers sur la corne des ongles. Passés
d'un saut de la peau aux ongles, ils les rongent lentement en
remontant jusqu'à la racine. L'ongle n'apprécie guère : il devient
blanchâtre, parfois noir, il s'épaissit, s'effrite et se déforme.

L'onychomycose est aussi fournie gratuitement dans les bars
à ongles si les instruments ne sont pas stérilisés. Je dis bien
stérilisés, pas seulement désinfectés. Un nettoyage aux ultrasons
ou avec une lotion désinfectante ne suffit pas. Cela ne fait que
réduire un peu le nombre de germes. De plus, les instruments
employés en pédicurie ont des bords coupants, des angles, des
recoins et des surfaces à aspérités, des cachettes idéales pour les
champignons ou les débris restants. Seule une longue stérilisation
à haute température peut les tuer tous, ainsi que leurs spores.

Quand on a une mycose des pieds et qu'on enfile son slip
pieds nus, on offre aux squames infectieuses un petit tour
d'ascenseur dans les étages avec arrêt à l'entrejambe où elles
trouvent, dans les plis de l'aine et autres, un lieu de villégiature
idéal : pH plutôt alcalin et contact peau contre peau qui garantit
un logis bien humide... Champignon, que te faut-il de plus ?

Sur nos trente compagnons de sauna, certains ont aussi des problèmes de verrues. Savez-vous qu'une invasion de verrues est une maladie infectieuse et qu'elle est provoquée par des virus du papillome humain ? Certains HPV aiment les pieds et les mains, d'autres préfèrent les organes génitaux. Quand ils veulent s'implanter quelque part, les virus des verrues construisent des petites maisons pour verrues en kératine. Il se forme parfois de véritables tumeurs de corne qui deviennent des citadelles virales contagieuses. Sur les doigts, les verrues sont en relief. Sur la plante des pieds, du fait de la pression à la marche, elles sont plutôt rentrées vers l'intérieur. On ne les identifie alors qu'à un cercle qui apparaît à travers les lignes de la peau. Nombre d'entre nous ne remarquons rien parce que nous ne regardons pas nos pieds de près, surtout le dessous. Les pieds sont loin de la tête, ce que le proverbe traduit par « loin des yeux, loin du cœur ».

Quand on s'en aperçoit, on prend volontiers cela pour un corps étranger entré dans le pied par inadvertance, ou bien pour un œil-de-perdrix, une marque de frottement. Verrues et cors aux pieds ont quelque chose en commun : sur les pieds, ils colonisent les mêmes endroits, ceux où l'os du pied frotte de l'intérieur contre le tissu cutané, ou bien où le sol exerce une pression. Une chaussure trop étroite ou un orteil voisin osseux et un peu trop pressant peuvent provoquer des points de frottement. Ponctuellement, l'irrigation est moins bonne. La corne se défend contre ce problème en se multipliant. Résultat : des cors, voire des verrues virales. Ces sales bêtes peuvent alors s'incruster, parce que les vaisseaux sont écrasés au point de frottement et que le système immunitaire ne peut plus aligner ses petits soldats.

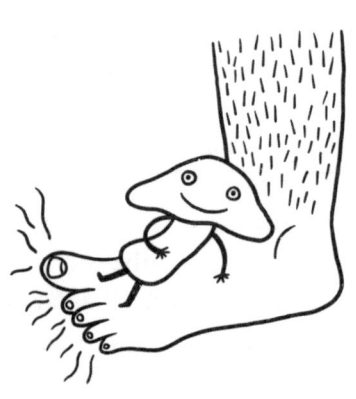

La verrue épineuse ressemble à une épine ou à un clou bien dur qui s'enfonce et s'accroche dans le tissu cutané du pied. De temps en temps, l'épine bouge un peu à l'intérieur et provoque des microfissures autour du cône de corne. Ces épines de corne douloureuses offrent une porte d'entrée idéale aux bactéries, qui se glissent en douce tout au fond, entre l'épine et la peau tendre qui l'entoure, et peuvent y provoquer une infection accompagnée de douleurs infernales, de fièvre, d'un grand abattement et de septicémie. Quand la verrue épineuse est déjà très enfoncée, les petits vaisseaux capillaires du derme sont écrasés. Ils se bouchent, et des petits points noirs se forment alors à l'intérieur de la verrue. Si vous en repérez, sachez qu'il ne s'agit pas de saletés mais d'une verrue très profonde avec formation de minithromboses par écrasement des capillaires.

Qui a des verrues se contamine et contamine son entourage, aussi faut-il éviter de se gratter avec les ongles, sous peine de disséminer les bestioles un peu partout. Surtout, on ne doit pas essayer de jouer au docteur, mais consulter un professionnel ; sinon, on court (au sens propre du terme) le risque que de vilaines bactéries pénètrent à nouveau dans les parties molles du pied. Pour lutter contre les verrues récalcitrantes, on soulagera d'abord la pression, afin que le sang et ses adjoints immunitaires puissent à nouveau circuler dans la partie meurtrie, constamment mal irriguée. Après cela, on règle leur sort aux virus en les attaquant à l'acide ou avec des vernis ou des pansements antiviraux, en grattant la corne, mais aussi en les brûlant au laser ou à l'azote liquide à −196 °C. Les sprays réfrigérants en vente libre ne pénètrent pas assez profondément, ne sont pas assez froids (−55 °C), et sont donc peu efficaces. Booster le système immunitaire est également utile pour aider le corps à se défendre des verrues. Les micronutriments qui y contribuent sont le zinc, la vitamine C et la vitamine D. Tonifier les vaisseaux, marcher pieds nus (en évitant piscine et sauna), bannir les savons desséchants et utiliser des crèmes grasses pour soigner les pieds secs sont d'autres mesures utiles. Nos pieds aiment se faire masser avec une pommade grasse à 5 ou 10 % d'urée. Il faut impérativement s'abstenir d'employer une méthode agressive pour gratter la corne, car celle-ci protège aussi les tissus contre les points de pression. En revanche, on peut gratter l'excès de corne avec précaution, à l'aide d'une lime achetée en parfumerie ou en parapharmacie ; un rabot ou un instrument coupant enlèverait trop de corne, et serait susceptible de causer des blessures.

La corne peut se dessécher et se fissurer, ce qui ouvre la porte à de dangereuses bactéries. Une pommade grasse aide à retenir l'eau dans la couche cornée. Si les fissures sont déjà importantes, au talon par exemple, il faut d'abord les « noyer » dans la graisse. Pour cela, on applique la pommade le soir au coucher et on recouvre la zone d'une feuille de polyuréthane (à acheter en pharmacie). Ces feuilles permettent à l'humidité de la pommade de pénétrer profondément dans la couche cornée.

N'oubliez pas de toujours bien vous essuyer les pieds après la douche, surtout entre les orteils, les germes pénétreront moins facilement. Lavez vos chaussettes à 60 ou 90 °C. Si vous les lavez à 40 °C, les champignons se multiplient de plus belle, et les chaussettes sortent du lave-linge plus infectées qu'au départ.

N'utilisez pas les pédiluves, ils lessivent la barrière protectrice de la peau. En outre, on trouve aux abords de ces bacs un grand nombre de spores mycosiques, parce que personne n'y reste les cinq minutes qui seraient nécessaires pour que les produits fassent effet. Non seulement ils n'agissent pas, mais y passer les pieds peut même favoriser les résistances.

Dernière mise en garde : si vous allez chez le pédicure avec une verrue, le ponçage de la corne risque de disperser les particules infectées et de favoriser le retour en force de la verrue. D'abord, traiter la verrue ; ensuite, aller chez le pédicure. Surtout pas l'inverse.

Les varices

Quelques affections cutanées ont un rapport avec nos veines. Les veines sont les voies de transport retour du système sanguin. C'est par elles que le sang pauvre en oxygène venant de tous les organes et des coins les plus éloignés de notre organisme retourne au cœur et aux poumons pour y être retraité.

Les jambes sont pourvues de deux grands systèmes veineux : les veines profondes et les veines superficielles, celles que nous pouvons voir à l'œil nu, ces petits tuyaux bleus sous la peau qui saillent souvent aux articulations et sur les muscles durs. À partir des capillaires, aussi fins que des cheveux, le sang est drainé vers des vaisseaux de plus en plus gros jusqu'aux deux veines superficielles principales. À de nombreux endroits, il y a des connexions rapides vers le circuit des veines profondes,

VALVULES VEINEUSES

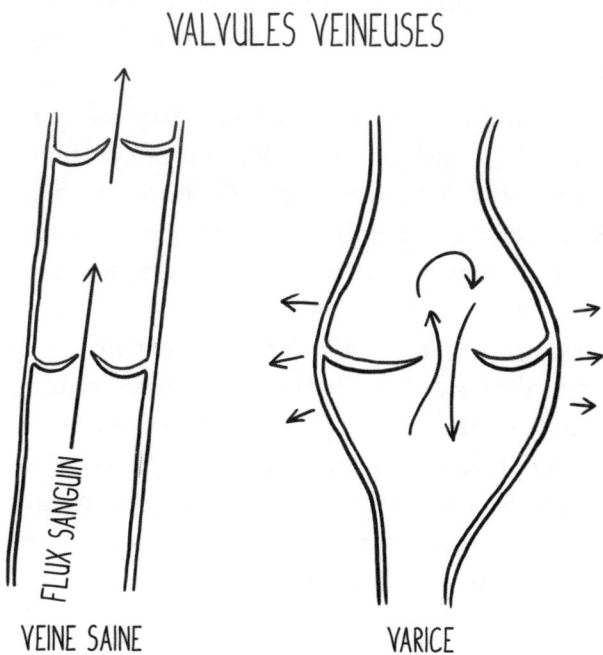

FLUX SANGUIN

VEINE SAINE   VARICE

mais celles-ci ne sont visibles que par des procédés d'imagerie médicale tels que les ultrasons.

Les veines des jambes doivent lutter toute leur vie contre l'attraction terrestre pour transporter le sang de bas en haut, or l'eau elle-même ne remonte pas toute seule les pentes montagneuses... Trois mécanismes, écluses, pompe et aspiration, aident les veines dans leur tâche.

Tout d'abord, le ventricule gauche du cœur envoie le sang des artères vers le haut, dans le cerveau et les bras, et vers le bas, dans le tronc et les jambes. Après ce petit voyage à travers le corps, le sang retourne par les veines dans le ventricule droit ; les écluses du réseau veineux, les valvules, le laissent passer en direction du cœur et l'empêchent de revenir en arrière. En outre, la pression exercée par les muscles des mollets à la manière d'une pompe pulse le sang vers le haut. Il est donc important d'avoir des mollets bien fermes et bien musclés, qui agissent de l'intérieur comme des bas de maintien ou de contention. S'ajoutant à cela, les oreillettes du cœur et le diaphragme — qui accompagne la respiration — font remonter le sang vers eux par aspiration.

Lorsque, par prédisposition génétique (un petit cadeau de nos parents ou de grands-parents), les veines commencent à se détendre et les parois à s'écarter, les valvules ne se ferment plus complètement. Le sang retombe alors presque constamment. Le corps essaie de le renvoyer vers le haut, puisque chaque battement de cœur fait arriver du sang nouveau, mais ça ne marche pas à tous les coups. Le retour s'effectue seulement quand on est en position allongée et/ou quand les jambes sont surélevées. Dans la journée, quand on est plutôt assis ou debout, les veines sont donc surchargées de vieux sang, ce qui continue de les distendre et, au fil du temps, finit par les rendre très visibles de l'extérieur. Les veines sont devenues des varices épaisses et bleues qui serpentent sous la peau, surtout aux mollets (le grand classique), mais aussi sur les cuisses. L'origine du mal remonte ainsi à des années.

Contrairement à une idée répandue, les varices ne provoquent pas de crampes ; ce qui est vrai, en revanche, c'est qu'elles rendent les jambes lourdes. Le reflux de sang permanent exerce une pression qui envoie dans les tissus un peu du liquide interstitiel contenu dans les parois veineuses, et ce liquide épais stocké là finit par provoquer un œdème.

Vous voulez savoir si vous avez des varices ? Répondez aux questions suivantes :

— Est-ce que les chaussettes vous font des marques lorsque vous restez longtemps assis ou debout sans actionner votre pompe veineuse ?
— Est-ce que le bord des chaussettes est très marqué quand il fait chaud et que la chaleur rend les vaisseaux encore plus perméables ?
— Est-ce que, quand vous appuyez sur la peau avec votre doigt, vous arrivez à imprimer une marque qui reste creusée durant plusieurs secondes ?

Oui ? Désolée pour vous, vous avez probablement des varices.

Pendant très longtemps, les varices ne font pas souffrir, sauf peut-être sur le plan esthétique, mais elles sont insidieuses, et c'est là qu'est le danger. L'accumulation de liquide interstitiel rend le chemin plus long pour l'oxygène, les cellules cicatricielles s'accumulent dans les tissus, qui vieillissent. Sous les veines distendues, les parties de vaisseaux encore intactes cèdent à leur tour à cause du bouchon permanent. C'est facile à repérer sous la malléole interne. Chez les hommes dans la force de l'âge, notamment, on peut voir le dessin de la couronne phlébectasique (*Corona phlebectatica*), c'est-à-dire des veinules dilatées disposées en éventail sur le cou-de-pied. N'hésitez pas à le vérifier par vous-même...

Si le pied et la jambe commencent à se colorer et que des écoulements sanguins font des points et des taches brunâtres ou jaunâtres, on parle de purpura vasculaire. Parfois aussi, les tissus s'amincissent et deviennent blancs, comme une cicatrice, mais cela vient lentement, de l'intérieur, sans aucune lésion visible (accumulation de cellules cicatricielles). Le diagnostic est alors celui d'atrophie blanche. Dans des tissus aussi endommagés, on peut voir apparaître à n'importe quel moment une stase veineuse, un eczéma variqueux, une phlébite ou encore un ulcère. Ce type de lésion ne peut se guérir qu'en sclérosant ou en enlevant les varices.

Les varicosités

Peut-être n'avez-vous remarqué sur vous jusqu'ici « que » des varicosités ? Au risque de vous enlever vos dernières illusions, ce sont aussi des varices, même si elles ne concernent que les plus petites des ramifications veineuses. On les considère comme une gêne esthétique, mais pas comme une maladie. Pourtant, elles sont souvent un signe à ne pas négliger, car elles peuvent indiquer que de plus grandes varices se trouvent en dessous, encore dissimulées à la vue.

On veut souvent les faire enlever par choix esthétique. On utilise des injections de produits sclérosants ou un laser spécial. Avant toute intervention de ce genre, il est impératif de faire examiner soigneusement les grandes veines des jambes, les veines latérales et les veines perforantes qui relient le réseau superficiel au réseau profond. Sinon, il est possible que le traitement ne marche pas, parce que des varices importantes auront recommencé à comprimer les petites varicosités. Tous les efforts n'auront alors servi à rien.

Il faut se représenter les choses ainsi : les grandes veines sont comme un fleuve puissant, le Rhin par exemple. Il a beaucoup de bras latéraux, qui ont eux-mêmes de nombreux canaux latéraux plus petits. Les varicosités correspondent à ces petits canaux. On ne peut arriver à les fermer que si on endigue le flux du fleuve principal. Si ce dernier continue d'apporter trop d'eau, les petits canaux seront vite submergés. Le liquide interstitiel qui déborde, l'œdème, correspond dans notre métaphore à un paysage marécageux. Si on injecte toujours plus d'eau dans un étang sans prévoir d'écoulement, l'eau débordera à un moment ou à un autre et transformera les alentours en bourbier. C'est à peu près ce qui se passe dans nos jambes quand le sang veineux s'accumule et que le liquide interstitiel se répand.

Outre les facteurs génétiques, varices et varicosités sont favorisées par la grossesse, du fait que la pression dans le ventre est plus élevée et entrave le retour veineux. Le fœtus est pour ainsi dire en travers du chemin. En plus, les hormones qui sont sécrétées ramollissent les vaisseaux. On devrait inciter les femmes enceintes à porter des bas de contention. Ils combattent l'apparition des varices et le risque de thrombose ou de phlébite qui y est lié. Les bas de contention actuels n'ont plus rien à voir avec les affreux bas à varices beiges d'autrefois. Ils sont faits dans des matériaux respirants de haute technologie et existent dans de nombreuses couleurs à la mode. Il y a même des modèles avec jarretières en dentelle.

Tout comme les varices, les hémorroïdes et les pieds plats sont l'expression d'une faiblesse congénitale du tissu conjonctif, et ils apparaissent souvent conjointement.

Si vous avez des varices et des varicosités, ou s'il y en a dans votre famille, ce devrait être un motif suffisant pour faire contrôler vos veines par ultrasons.

Toutes les affections qui touchent les jambes ou les pieds peuvent être l'expression d'un manque de défense immunitaire ou d'une capacité de guérison réduite. Si on néglige ses jambes et ses pieds, on peut passer à côté de maladies comme la mycose ou les verrues. Une peau entaillée entre les doigts de pied, par exemple, fait le jeu des germes et des bactéries.

Le port de chaussettes ou de mi-bas qui serrent et le croisement des jambes sont un vrai poison pour les veines. Ne restez pas assis ou debout trop longtemps d'affilée, bougez et musclez vos mollets à chaque occasion. Des cures d'hydrothérapie méthode Kneipp feront aussi du bien à vos vaisseaux, tandis que l'extrait de marron d'Inde, par voie orale ou en applications, rendra les veines plus étanches.

Quand notre métier nous oblige à rester debout longtemps, que l'on fait de longs voyages en avion ou que l'on est enceinte, on devrait toujours porter des bas de contention. Leur degré de compression est supérieur à celui des bas de maintien, moins efficaces. Les coureurs de marathon eux-mêmes en portent pour améliorer leur condition physique et récupérer plus rapidement après une course.

8 TOUT POUR LA FAÇADE ?

Alors que nous avons tendance à négliger nos pieds, nous accordons une grande attention au visage et aux autres parties visibles du corps. Là, nous enjolivons, maquillons, peignons, perçons, personnalisons et même tatouons notre peau, nous lui imposons toutes sortes de manipulations. Le maquillage, chez les femmes tout au moins, est le mode de relooking le plus répandu.

Ce plaisir de mettre la peau en scène, de la peindre, de faire du corps un objet d'art n'est pas nouveau, il prend ses racines dans de très anciens rituels tribaux. Le maquillage embellit et met en valeur nos principaux appas. Avec du rouge aux lèvres et un trait qui souligne les yeux, nous essayons de nous rajeunir et de correspondre à l'idéal esthétique du moment. Avoir l'air jeune quand on ne l'est plus, fétichiser sa peau, c'est possible avec un maquillage bien fait.

Pourtant, il est parfois si outrancier que la personne derrière disparaît et qu'il ne reste plus qu'un masque. Qui repousse plutôt qu'il n'attire, et qui questionne celui qui le regarde. Ce visage empesé a-t-il quelque chose à cacher ? Cette personne est-elle si mal dans sa peau qu'elle est obligée de dissimuler son moi et de se faire passer pour une autre ?

La beauté est toujours dans l'œil de celui qui regarde — les Grecs l'avaient déjà noté —, ce qui peut amener parfois au trouble psychique. La dysmorphophobie est la crainte d'être mal formé ; c'est, disons, une laideur imaginaire. Ceux qui en souffrent trouvent laid leur visage, leur nez ou leur corps. Leur entourage ne les comprend généralement pas, car cette peur touche très souvent des personnes séduisantes. Elles, pourtant, lorsqu'elles se regardent dans le miroir, ne voient que leurs défauts supposés ou réels, et sont aveugles à tout ce qu'elles ont de bien.

DYSMORPHOPHOBIE, LA LAIDEUR IMAGINAIRE

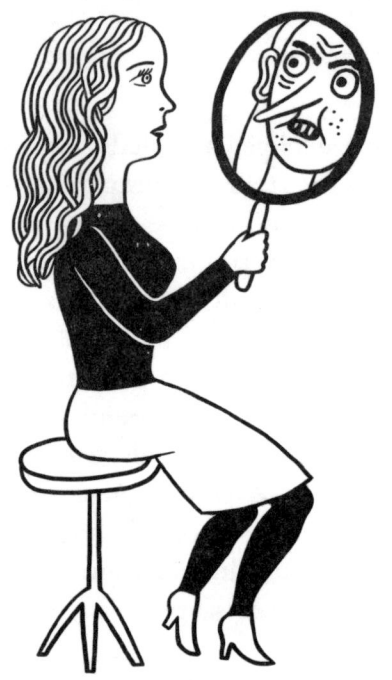

Excessivement préoccupées d'elles-mêmes et de leur corps, elles se regardent d'un œil critique dans chaque vitrine et sont toujours en quête de regards rassurants auprès de leur entourage. Leur estime de soi est gravement perturbée, pour des raisons qui remontent généralement à l'enfance ; les symptômes apparaissent à la puberté. L'idéal de beauté imposé en permanence par la publicité et les médias leur rend la vie particulièrement infernale. Chirurgiens esthétiques et dermatologues servent souvent de bureau d'aide sociale à ces beautés malheureuses qui se perçoivent à travers un prisme déformant et qui, du coup, tombent dans une obsession d'amélioration sans fin. Sans jamais se réconcilier avec leur image dans le miroir, bien évidemment. La psychothérapie est la seule voie de guérison.

BOTOX® : DE L'ART DE BIEN DOSER

Cette obsession du toujours mieux va souvent de pair avec la peur de vieillir, et les conséquences sont parfois caricaturales.

Une décideuse, la quarantaine. Mince, bien habillée, une femme qui a réussi. Elle arrive à mon cabinet vers midi. Je commence par l'anamnèse et me renseigne sur les médicaments qu'elle prend, ses antécédents médicaux, son cycle, bref, sur tout ce qu'un médecin doit savoir de son patient. Assez vite, je m'interroge. Qu'est-ce qui cloche chez cette femme ? Pourquoi a-t-elle tout le temps l'air offensé ? L'aurais-je froissée ? Mes questions l'ont-elles blessée ? Je continue néanmoins. Non, pas d'enfants. Pas d'allergies. Et, presque à la fin, cette question :

— Avez-vous déjà fait du Botox® ?

— Oui, naturellement ! dit-elle, presque indignée.

— Et où, exactement ?

— Eh bien… partout ! répond-elle, comme si ça allait de soi…

Du Botox® partout ! Me voilà soulagée. Son air distant, lassé, n'a rien à voir avec moi. Elle ne peut pas faire autrement, tout simplement. Elle est dans l'incapacité de faire bouger les muscles de son visage pour qu'il exprime ce qu'elle ressent ou que son expression corresponde à ce qu'elle dit. Tout est figé. À part ses lèvres, qui s'ouvrent et se ferment comme celles d'un poisson hors de l'eau, et ses yeux, qui roulent frénétiquement dans leurs orbites. La maladie du masque. Cette femme est manifestement tombée entre les mains d'un confrère trop zélé.

En fait, elle vient consulter pour des problèmes liés aux méfaits du soleil, des pores élargis et des irrégularités de la peau. Je propose un traitement au laser. Pas une mince affaire, mais à la fin nous sommes soulagées l'une et l'autre. Contente du résultat, je me permets une dernière plaisanterie. Grand éclat de rire de sa part.

C'est fascinant de voir comment fonctionne un énorme fou rire sous paralysie faciale : la bouche s'ouvre toute grande, d'abord de petits gloussements, puis des rires qui explosent bruyamment, et le corps qui est secoué tout entier lui aussi. La seule chose qui détonne complètement, c'est le visage, immobile, entièrement lisse. Pas de rides du rire autour de la bouche, pas de nez plissé, pas de joues qui gonflent, pas de sourcils qui s'agitent. J'aime voir les gens rire de bon cœur en oubliant tout le reste. J'aurais tellement aimé voir toutes ces expressions sur le visage de ma patiente ! À cet instant, nous aurions été plus proches, d'une certaine manière. Mais là, la distance est restée, une distance étrange qui donnait presque la chair de poule.

Botox® et viande avariée, où est le lien ?

Botox® est en réalité un nom de marque, comme Kleenex® pour les mouchoirs en papier. Pour être correct, il faudrait dire toxine botulique. Un nom d'actif pas très sympathique, avec un côté toxique que des esprits ingénieux ont abrégé en Botox®. Cette sonorité percutante et presque coquette le rend plus vendeur. Le but est de prévenir les blocages d'une clientèle inquiète face à des injections toxiques. De fait, pour le Botox® comme pour le reste, c'est toujours la dose qui fait le poison.

La toxine botulique est l'un des plus violents connus à ce jour. C'est une neurotoxine qui bloque les nerfs. Elle est libérée par la bactérie *Clostridium botulinum*. Ce nom dérivé du latin *botulus* (« boudin », « saucisse ») lui vient des nombreux empoisonnements mortels que causaient autrefois les saucisses ou les conserves de viande avariées. Les toxines provoquent la paralysie des muscles respiratoires et des poumons.

Mais comment se fait-il qu'un poison aussi dangereux soit utilisé à des fins thérapeutiques ? Un gramme de toxine botulique peut tuer plus d'un million de personnes. Pour un individu, il suffit de 70 microgrammes par voie orale et de 0,1 microgramme par voie intramusculaire ou intraveineuse. C'est incroyablement peu, mais on est encore très loin de ces doses avec le contenu d'une ampoule de toxine botulique. Pour que ce soit mortel, il faudrait injecter entre 50 et 70 ampoules. À titre de comparaison, on utilise entre 1 et 2 ampoules pour une séance de traitement des rides ou pour traiter une sudation excessive (l'injection sous-cutanée se fait alors dans les aisselles).

La toxine botulique est utilisée en tant que médicament depuis 1978. Elle sert à traiter le strabisme et les spasmes oculaires, ainsi que le torticolis spasmodique et les paraplégies spastiques des enfants causés par un manque d'oxygène à la naissance. Autrement dit, les maladies dans lesquelles les muscles sont contractés et durcis. Les injections assouplissent le muscle, qui se crispe moins, ce qui rend ensuite plus efficaces les soins de kinésithérapie.

L'emploi du Botox® contre les rides est dû, lui, à une découverte fortuite. Dans les années 1980, après avoir traité des crispations du muscle oculaire à la toxine botulique, des médecins américains ont constaté chez différents patients un effet secondaire étonnant. Non seulement la tension musculaire avait régressé, mais, avec le temps, les rides autour des yeux avaient disparu comme par enchantement. Pourquoi ? Du fait que les muscles ne se contractaient plus aussi fortement, ils ne pouvaient plus froisser la peau qui les recouvrait. Le « Botox® contre les rides » était né. Depuis 1989, il est employé massivement dans le monde entier.

La toxine botulique empêche l'acétylcholine, transmetteur de l'influx nerveux, de passer de la terminaison nerveuse au muscle. Son effet commence quelques jours après l'injection et dure environ cinq mois. Après, tout revient à peu près comme avant. Il y a pourtant un effet secondaire intéressant. Tout le temps où les muscles du visage sont mis au repos, on va perdre son regard sévère, furieux ou soucieux. Ensuite, c'est comme pour les biceps d'un haltérophile : s'ils ne sont pas suffisamment sollicités, ils perdent vite leur volume. De la même manière, le muscle de la mimique perd du tonus et arrive de moins en moins à tirer sur la peau qui le recouvre, donc à creuser les rides. Résultat : l'effet antirides continue même quand celui du Botox® a cessé.

Pour traiter la ride du lion, le médecin définit au-dessus des sourcils une ligne en V dans laquelle il injecte en divers points un peu de toxine botulique. En quelques jours, les muscles entre les sourcils commencent à se détendre sur 1 centimètre environ autour de chaque point d'injection. Qui veut avoir l'air furieux y arrive à peine. Souvent, un traitement au Botox® chez des femmes notoirement acariâtres est un vrai bonheur pour leur mari. La dame a beau être d'humeur grincheuse, son visage reste aimable et ouvert.

Pourquoi ? Parce qu'une redistribution des tâches s'opère à présent dans les muscles du front. Les zones qui n'ont pas reçu de toxine botulique se découvrent soudain des forces nouvelles et travaillent plus dur que jamais. Résultat : sur le côté, les sourcils sont tirés vers le haut. Dans l'hypothèse la plus favorable, ça ouvre le regard, ce qui plaît beaucoup aux femmes. Parfois cependant, les muscles font du zèle et relèvent tellement les sourcils que ça donne au visage un air étonné. On appelle couramment ces sourcils relevés un « Méphisto ». Cet effet diabolique n'est pas un drame : deux minuscules piqûres sous-cutanées au-dessus des sourcils, et ils reviennent vite à leur état normal.

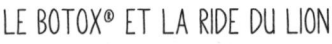

LE BOTOX® ET LA RIDE DU LION

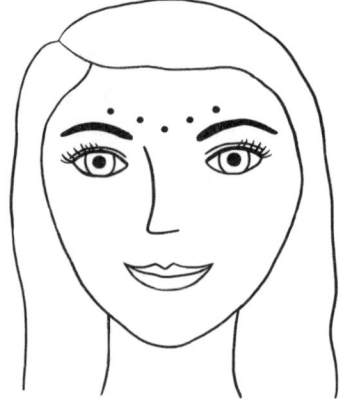

La psychiatrie aussi utilise l'effet anti-colère de la toxine botulique. Là, les injections servent d'antidépresseur. Le principal but recherché, c'est un retour d'information envoyé au cerveau par le muscle qui commande l'air furieux. Si la ride du lion devient incapable d'exprimer la colère, le cerveau se dit : « Super, plus de raison de s'énerver, je peux redevenir heureux ! » Cet effet, nous pouvons d'ailleurs l'observer sur nous-mêmes. Quand on sourit beaucoup, même sans être trop d'humeur à ça, on finit par se sentir mieux. Le sentiment crée l'expression, et l'expression crée le sentiment.

Aujourd'hui, la toxine botulique rend service partout où des muscles peuvent se crisper ou poser problème par leur activité trop intense. Les neurologues l'emploient par exemple chez les patients qui souffrent de maux de tête et de migraines parce qu'un muscle très tendu comprime des nerfs. En détendant le muscle, on soulage la douleur. Les dentistes s'en servent pour atrophier les grands muscles masticateurs lorsqu'ils veulent réduire les grincements de dents ou la largeur apparente d'une mâchoire carrée.

La toxine botulique est aussi employée en urologie contre l'hyperactivité de la vessie, en rhumatologie contre le tennis-elbow, en rééducation fonctionnelle contre l'hypertonie musculaire, en gynécologie contre les crampes utérines, et contre les fissures anales en proctologie.

Les muscles ne sont pas les seuls sur lesquels cette arme absolue fait effet. Quelques injections peuvent soulager rapidement tous ceux qui souffrent de transpiration excessive (hyperhidrose), notamment dans des zones restreintes comme les aisselles, les mains ou les pieds. Les glandes sudorales se trouvent dans le derme. Tout comme les muscles, elles peuvent être activées par le neurotransmetteur acétylcholine et bloquées par la toxine botulique. La sueur s'assèche en l'espace de deux jours, et pour plusieurs mois. Le médicament est facile à employer, rapide à injecter et généralement très bien toléré. Ce qui est souvent moins bien toléré, en revanche, c'est son prix.

Dans le monde entier et depuis longtemps, le marché de la beauté brasse des milliards, et l'industrie cosmétique sait créer sans cesse de nouveaux désirs. À grand renfort de publicité, les rides courantes et normales deviennent presque des maladies, et on invente les noms les moins flatteurs pour ces rides, que seule la toxine botulique pourra alors « traiter » : ride du lion entre les sourcils, pattes-d'oie autour des yeux, ride du lapin sur le nez, rides du souci sur le front, rides de la marionnette ou plis d'amertume autour de la bouche, peau d'orange du menton, sourire gingival, rides du fumeur ou code-barres autour de la bouche, sans oublier le cou de poulet pour les cous fripés. Pour la majorité de ces « relâchements insupportables », l'usage de la toxine botulique n'est pas officiellement autorisé, mais cela n'empêche pas les injections hors indication d'aller bon train.

Ce qui peut poser problème, c'est le contour de la bouche. Le Botox® est parfois injecté pour regonfler les lèvres et lisser les ridules au-dessus de la lèvre supérieure. Avec pour résultat, malheureusement, que les lèvres ont du mal à se retrousser et que l'on peut avoir des difficultés à parler, à rire, à embrasser, à boire et à manger. Peu importe, pourvu que ce soit lisse…

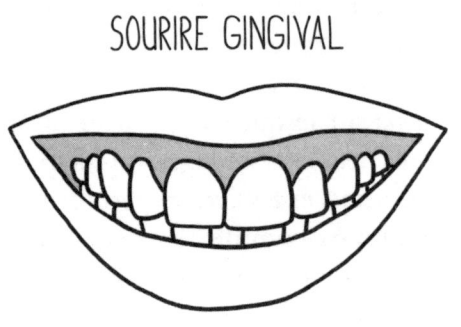

SOURIRE GINGIVAL

Il faut parfois des mois avant que tout rentre dans l'ordre et que la bouche ne soit plus saisie de mouvements ridicules.

Un dermatologue responsable ne devrait employer la toxine botulique sur le visage que de manière ponctuelle et très limitée. Ne jamais tout amidonner au Botox®! Ce sont nos expressions qui nous donnent l'air dynamique, jeune et vivant, et qui font notre charme. On doit pouvoir les lire sur notre visage.

LES CURIEUX NOMS DES RIDES

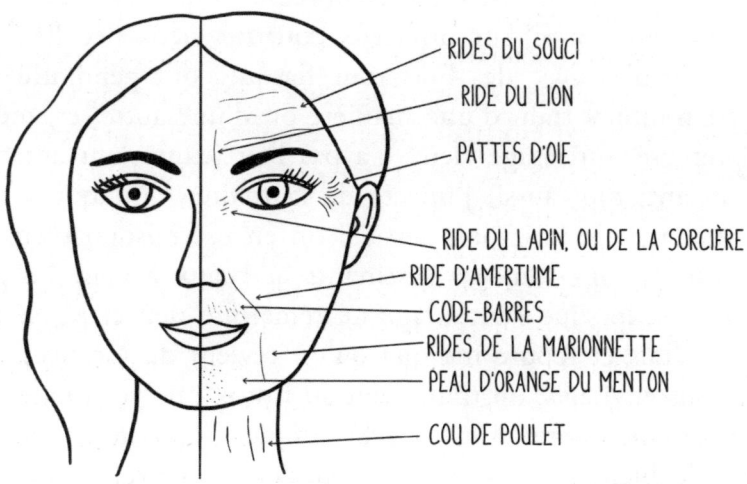

RIDES DU SOUCI

RIDE DU LION

PATTES D'OIE

RIDE DU LAPIN, OU DE LA SORCIÈRE

RIDE D'AMERTUME

CODE-BARRES

RIDES DE LA MARIONNETTE

PEAU D'ORANGE DU MENTON

COU DE POULET

Car nos réactions envers notre prochain sont presque toujours inconscientes, de l'ordre du réflexe. Des paroles aimables ne servent à rien si on ne peut les dire que d'un air indifférent, voire méchant.

Utilisée à bon escient en revanche, cette neurotoxine qu'est le Botox® donne des résultats esthétiques souvent impressionnants. Les patients sont heureux et le risque, minime. Le médecin, lui, est content d'avoir été utile et de pouvoir dormir sur ses deux oreilles sans crainte d'effets secondaires notables. Toutefois, la frontière est ténue entre un travail de précision qui embellit et rend heureux et un désir de jeunesse et de beauté qui tourne à l'obsession. Quiconque a déjà assisté à un congrès de chirurgiens esthétiques aura été étonné de ce que les médecins sont capables de se faire à eux-mêmes. On y voit des confrères, hommes et femmes, qui s'injectent du Botox® devant le miroir de leur salle de bains et qui, juste après, monstres au visage déformé et ankylosé, viennent parler beauté avec leurs pairs.

Je trouve très préoccupante cette manière de considérer que les rides nous vieillissent ou nous enlaidissent forcément.

On ne peut pas, à soixante ans, ressembler à ce que l'on était à vingt ans. Et ce n'est même pas conseillé. À quoi sert un visage bien lissé au Botox® sur un vieux cou, un vieux décolleté, de vieilles épaules avec des bras tout flasques qui pendouillent ? On est toujours trahi d'une manière ou d'une autre, et, même bien repassé, un visage vieux n'a pas l'air jeune pour autant.

Pourtant, moi aussi, j'injecte de la toxine botulique à mes patients, et je le fais volontiers. Si on en use raisonnablement, les résultats sont toujours fascinants et beaux à voir. Le plus réussi, c'est lorsque l'entourage ne remarque rien et pense que ce teint frais et reposé indique qu'on revient de vacances.

Si vous envisagez un traitement au Botox®, ne vous faites pas obligatoirement prescrire le pack complet. La formule « abondance de biens ne nuit pas » ne marche pas avec le Botox® ! En tout cas, vous n'échapperez pas aux piqûres, car l'actif ne peut pas être absorbé via une crème — contrairement à ce que promet la publicité —, vu que ses molécules sont trop grosses pour traverser notre barrière cutanée. Au reste, aucune crème miracle ou presque n'a les vertus qu'on lui prête.

ACIDE HYALURONIQUE : GONFLÉE, LA LÈVRE !

La porte s'ouvre, une lèvre apparaît dans l'encadrement, bientôt suivie de la femme qui va avec. Je ne peux plus détourner le regard. Cette grande saucisse rose qui déborde largement du profil du visage, posée sur une lèvre blanche tout aussi proéminente et figée… Indéniablement, de belles lèvres roses bien pleines sont un élément d'attraction sexuelle. Mais ce qui vient de surgir là devant moi fait plutôt penser — pour parler avec Freud — à la caricature d'un sexe féminin turgescent et gonflé de désir. Mais que fait donc une mégavulve sur le visage de cette femme ? Sans compter qu'elle mène sa propre vie. Ses mouvements sont des plus étranges.

LORSQUE LA LÈVRE PARAÎT...

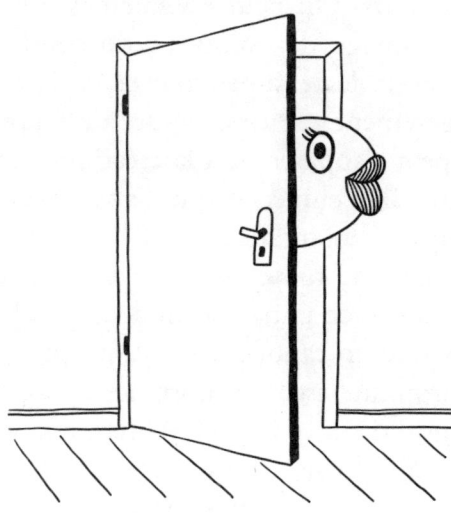

Je me demande parfois comment on peut à ce point perdre le sens de la mesure, de la normalité et de la beauté. Était-ce un vrai désir ou un ratage complet ?

À côté des injections de toxine botulique, il existe un autre procédé, également par piqûres plus ou moins douloureuses, pour conquérir la beauté extérieure : le comblement des rides et la création de volumes à l'aide d'un gel à l'acide hyaluronique.

De très nombreux exemples dissuasifs ont nui à la réputation des traitements à l'acide hyaluronique. C'est pourtant, comme pour la toxine botulique, une substance employée en médecine depuis longtemps et avec grand profit. Articulations douloureuses, plaies, récession des papilles gingivales, sécheresse oculaire, cicatrices creuses, dépressions cutanées dues à des accidents ou des malformations, dans tous ces cas l'acide hyaluronique soulage, atténue ou corrige efficacement, et est en général bien toléré. Ces « fillers » sont notamment un moyen rapide et performant pour remonter les cicatrices en creux et égaliser le niveau de la peau.

En chirurgie esthétique, l'acide hyaluronique permet de dessiner finement, d'éclaircir des ombres, de corriger des défauts de volume, de regonfler les tissus, de leur donner du ressort et d'adoucir les contours. On peut obtenir des lèvres sensuelles en leur donnant davantage de volume, une courbe gracieuse, un bel équilibre entre la lèvre supérieure et la lèvre inférieure, des commissures légèrement relevées, un arc de Cupidon bien marqué. Tout cela peut s'apparenter à la création d'une œuvre d'art, à de la sculpture. Il n'empêche que l'anatomie du visage pose des limites naturelles au modelage des lèvres. C'est ce que l'on devrait se dire, mais de toute évidence pas mal d'« artistes » en prennent à leur aise avec la pâte à modeler : et hop ! en un clin d'œil vous voilà avec un canot pneumatique au milieu du visage.

L'acide hyaluronique est une substance endogène qui remplit une partie de nos tissus. Ceux-ci renferment un matériau de base mi-fibreux, mi-gluant appelé matrice extracellulaire. Si on pouvait la prendre dans les mains, on aurait la même sensation de fermeté et d'élasticité que lorsqu'on appuie sur ses globes oculaires. On la retrouve partout dans l'organisme, mais plus particulièrement dans la peau, le liquide synovial des articulations, l'œil, les disques intervertébraux et le cartilage.

Au sein de cette matrice, l'acide hyaluronique est un réservoir d'eau. À lui tout seul, 1 gramme en fixe 6 litres et rend notre peau joliment pulpeuse et élastique. Malheureusement, le niveau d'acide hyaluronique baisse considérablement au cours de la vie. Le réservoir se vide plutôt lentement, mais à 70 ans, il ne nous reste au maximum que 20 % du stock initial. Et parfois plus rien du tout. Avec l'âge, nous avons donc moins de jus, au vrai sens du terme, et nous nous ratatinons.

L'acide hyaluronique est constitué de molécules particulièrement grosses qui, appliquées sur la peau, pénètrent au mieux dans les couches supérieures de l'épiderme. Pas plus loin. Elles peuvent tout de même fixer l'humidité en surface et regonfler la peau, mais l'effet ne dure que quelques heures.

Si l'on veut que l'acide hyaluronique arrive jusqu'aux endroits où il manque de plus en plus avec l'âge, dans les profondeurs du deuxième sous-sol de notre parking souterrain, le derme, il faut recourir à des aiguilles capables de percer l'épiderme et la membrane basale. Les ampoules, très chères, à appliquer sur la peau et qui promettent un effet anti-âge, sont un leurre. Parfaites pour l'industrie cosmétique, fâcheuses pour votre porte-monnaie et sans aucun effet de rajeunissement durable pour votre peau.

L'acide hyaluronique, sorte de sucre multiple était autrefois extrait des crêtes de coq. Ce produit d'une espèce animale injecté dans les tissus humains entraînait souvent des réactions de rejet et des allergies, avec d'horribles boutons rouges noduleux, enflammés et durs. Aujourd'hui, l'acide hyaluronique est un produit de synthèse. Il est fait à partir de cultures bactériennes, puis purifié de toutes les protéines allergisantes. Il est ainsi très bien toléré. En outre, les molécules sont mises en réseau, si bien qu'elles restent plus longtemps dans les tissus. Au bout d'un moment cependant, le gel est absorbé et il faut repiquer. Entre-temps, il joue dans la peau le rôle recherché de réservoir d'eau, et la rend élastique et pulpeuse.

L'acide hyaluronique contribue aussi à guérir les plaies, à coaguler le sang, à attirer des cellules cicatrisantes et à stimuler le tissu conjonctif frais, et c'est précisément grâce à cette capacité qu'il entraîne, au-delà du rembourrage, un véritable rajeunissement de la peau. Mais attention là aussi : pour éviter de pénibles accidents esthétiques, il faut en faire un usage modéré et voir ces injections comme un réglage de précision. Au pire des cas, si les choses ont mal tourné, on peut dissoudre le gel en quelques heures au moyen d'une enzyme à injecter (hyaluronidase). Ce n'est pas le cas du Botox®, dont on doit supporter l'effet, y compris d'éventuels effets secondaires, pendant des semaines, sinon des mois.

TOUJOURS PLUS BEAU, TOUJOURS PLUS FOU

À notre époque où la jeunesse est tout, et la beauté souvent primordiale, la pression sociale est forte. Les stars et les starlettes du cinéma en savent quelque chose : la presse people veille à ce que, dès 40 ans, les femmes disparaissent du paysage. Aux premières rides, il leur faut céder la place, du moins jusqu'au moment où elles pourront revenir à l'écran dans des rôles de grand-mère. Or même ces rôles-là sont joués aujourd'hui par des femmes encore en âge de devenir mère.

Les personnages publics ne sont pas les seuls à subir cette pression. La perfection stérile est partout tendance. Mirage, trompe-l'œil ! J'ai vu récemment une célèbre actrice de cinéma sur scène, avec des projecteurs qui mettaient en lumière sur son visage tous les dépôts sous-cutanés d'acide hyaluronique, ses implants pour joues rebondies, son sillon nasolabial trop écarté, tous ses creux et bosses artificiels. J'ai vu aussi un célèbre dermatologue dans une conférence sur le comblement des rides : son front était tellement bourré de Botox® qu'il avait perdu sa tonicité propre et lui glissait presque sur les yeux. Pour corriger cela, il s'était rembourré les sourcils avec des petits boudins. Un Néandertalien chez les chirurgiens esthétiques.

On pourrait multiplier les exemples à l'infini, une question demeure : pourquoi se mettre dans un tel état ? Y aurait-il encore autre chose, au-delà de la quête de beauté, qui pousse les gens en masse dans les salons d'esthétique ?

Manifestement, oui. J'ai reçu dernièrement une patiente qui voulait se faire corriger à l'acide hyaluronique une petite asymétrie de la lèvre, à peine visible. Elle ne pouvait supporter ce « défaut » plus longtemps. Installée depuis peu à Berlin, la dame me raconta par le menu comment son médecin précédent, « vraiment divin », avait traité sa lèvre : « Là, juste là, il a posé sa seringue et… hop ! — sa voix s'envola avec volupté dans les aigus — il y est allé d'un coup, il a piqué ! »

Médecin et concernée par la psychanalyse, je n'ai pas pu m'empêcher de penser que ce giclement dans la lèvre semblait avoir été pour elle une grande source de plaisir. Son « hop ! », la ferveur avec laquelle elle a susurré « il a piqué » et « juste là » m'ont amenée à considérer le rapport médecin-patient du point de vue de la sexualité. De fait, on se retrouve parfois, en chirurgie esthétique, dans des situations qui évoquent le masochisme, avec la douleur, le plaisir, la soumission au maître et à sa seringue, au modeleur, à l'artiste qui recrée ou du moins corrige un défaut gênant. Quelqu'un qui promet de parfaire la beauté, d'arrêter la déchéance a depuis longtemps dépassé le stade du héros en blouse blanche. C'est un dieu !

Du point de vue psychanalytique, la peur de vieillir, la création de masques botoxés et de lèvres trop charnues est une réaction de défense. Contre la peur de mourir, en l'occurrence. En réalité, nous commençons à vieillir dès notre premier souffle et nous mourons chaque jour un peu plus. La formule est bien connue : la vie est dangereuse, et se termine toujours mal. Nous devrions plutôt apprendre à nous en accommoder et à profiter d'elle avec toutes ses histoires, celles qu'elle inscrit sur notre visage.

LE TATOUAGE, C'EST LE CARNAGE !

Imaginons la scène : nous sommes tranquilles au deuxième sous-sol de notre parking souterrain. Soudain, la pointe d'une énorme aiguille transperce le plafond au-dessus de nous, de grandes giclées noires nous tombent sur la tête. À plusieurs reprises. L'horreur cesse au bout d'un moment, mais longtemps encore nous entendons les grondements, nous sentons les tremblements de la peau blessée, nous sommes entourés de douleur et de substances inconnues et toxiques. Partout où l'œil se pose, rien que des transmetteurs d'inflammation. Notre organisme a tout de suite compris qu'un matériau étranger et nuisible venait de forcer violemment sa barrière protectrice. Le liquide envahit l'intérieur, une partie s'est fixée sur les piliers de soutien, une autre colle au plafond, le reste s'infiltre dans les lymphatiques. Par endroits, le sol lui-même a été transpercé et la peinture a éclaboussé jusqu'au troisième sous-sol, l'hypoderme. Un enfer, comme dans un film d'horreur, un cauchemar !

Voilà à peu près ce que percevrait un habitant de notre peau si l'encre d'un tatouage lui tombait dessus.

Que faire de tous ces déchets dangereux ? Tout autour, ce ne sont que particules de corps étrangers, pigments pour une bonne part cancérigènes ou allergéniques, conservateurs et même des poisons violents. Et aucune possibilité de marche arrière.

La membrane basale guérira assez vite, mais, comme elle a été transpercée de force, il n'est pas exclu, si ça tourne mal, qu'elle forme une cicatrice. Même chose si on veut faire enlever au laser un tatouage que l'on n'aime plus. La technique s'est perfectionnée, c'est vrai, mais on peut conserver un souvenir indésirable de cette ancienne parure : là où il y avait autrefois de la couleur, on a maintenant un tatouage fantôme, blanc, dessiné par le tissu cicatriciel.

À l'intérieur du derme, des unités de déblayage (les phago-cytes) et le service d'enlèvement des ordures (la lymphe) tentent de limiter les dégâts et d'évacuer les saletés. Une partie des pigments est circonscrite par des cellules immunitaires et reste ainsi pour toujours comme un corps étranger dans le derme. Une autre partie est transportée par la lymphe, dans l'espoir que les ganglions lymphatiques sauront quoi faire de ces colo-rants. Mais eux non plus, évidemment, ne savent pas comment retraiter ces déchets toxiques. Ils deviennent donc un peu des sites de stockage définitif.

Les conséquences peuvent être dramatiques. Les ganglions en question se colorent. Seul un histologiste pourra, au microscope, distinguer les « ganglions tatoués » des métastases ganglionnaires d'un mélanome, mais il faudra opérer avant de pouvoir analyser les tissus. Une jeune Américaine de 32 ans souffrait d'un cancer du col de l'utérus. Elle était tatouée aux deux jambes. L'imagerie médicale mise en œuvre pour rechercher des métastases avait montré des ganglions suspects dans le bas-ventre. On a donc pratiqué une ablation totale des organes génitaux internes. Or la modification des ganglions n'était pas due à des métastases cancéreuses, mais aux pigments de ses tatouages. Une opération aussi radicale n'était pas nécessaire.

Les ganglions ne sont pas les seuls à devenir des sites d'enfouissement, d'autres organes aussi doivent accueillir les pigments étrangers. Toujours dans l'espoir que l'organisme trouve une solution pour éliminer les déchets, or il n'y en a pas. En général, les particules restent dispersées dans tout le corps comme autant de bombes à retardement.

Bombes à retardement

Alors que la législation sur les colorants dans les emballages, les cosmétiques, les textiles et les produits alimentaires est extrêmement sévère, les pigments des tatouages échappaient jusqu'ici à toute réglementation. C'était incompréhensible. Quand on se faisait tatouer, on devait, du fait d'absence de règles cohérentes et contraignantes, assumer le risque d'absorber des substances dangereuses.

Les encres utilisées renferment souvent des métaux lourds — nickel, plomb, cadmium, chrome, manganèse, cobalt —, mais aussi des poisons, tels l'arsenic, l'aluminium ou le mercure, et des composants industriels qui sont pour une bonne part allergènes et cancérigènes. Le patrimoine génétique pourrait même être endommagé et la fertilité, diminuée.

Le consommateur ignore tout cela et n'a aucune possibilité de contrôler la composition de l'encre. Toutes les substances toxiques énumérées ci-dessus sont strictement interdites dans les cosmétiques, et pourtant ces derniers ne sont appliqués que sur la peau et s'éliminent par simple lavage en cas de doute. Les tatouages, eux, sont implantés dans le corps. Même si on les fait enlever en surface au laser au bout de quelques années, des particules nocives restent dans l'organisme.

Les encres pour tatouages devraient en principe, à l'instar des médicaments, être soumises à des obligations de contrôle afin qu'on sache quels sont les produits autorisés et en quelles quantités pour chacun d'eux, mais les essais cliniques sont des processus longs et extrêmement coûteux qui ne débouchent pas toujours sur une autorisation. Les médicaments, eux, sont peu à peu désassimilés, puis excrétés par notre organisme. Les encres ne peuvent hélas pas être évacuées, elles restent en grande partie dans notre corps. Malgré cela, elles ne font l'objet d'aucun test scrupuleux, et n'obéissent à aucune règle stricte.

Mais bon, allez-vous dire, l'organisme encaisse beaucoup de choses et, comparé au nombre de personnes tatouées dans le monde, on entend peu souvent parler d'atteintes à la santé. C'est vrai, mais malheureusement ça ne signifie rien car, en toxicologie, les effets s'additionnent. À un moment donné, le corps n'en peut plus et il tombe malade. Vu la quantité de produits nocifs auxquels il est exposé au cours de la vie, on devrait d'emblée se demander s'il est bien judicieux de lui en imposer davantage. Plus il y a de poison, plus le risque est élevé.

Tout le monde s'alarme de ce que l'aluminium présent dans les déodorants pourrait, via la peau, pénétrer en petites quantités dans l'organisme (là, on pense démence et cancer du sein), alors que la majeure partie de l'aluminium que l'on absorbe vient de la nourriture et des médicaments. On se fait du bien avec des biscuits à l'épeautre bio, on s'interroge sur la nocivité des ondes radio ou la présence de substances cancérigènes dans les crèmes pour le corps, mais toutes ces réserves disparaissent quand il s'agit de tatouages.

Dans le cabinet du médecin, on voit régulièrement des inflammations purulentes causées par les aiguilles, mais aussi de violentes allergies avec rougeurs, démangeaisons, cloques, suintements, squames et enflures. Selon de nombreux rapports scientifiques sur des cas individuels, les tatouages déclenchent des allergies au soleil, des cancers cutanés et des inflammations oculaires, comme si le système immunitaire, dans ce cas-là, confondait les yeux avec les encres contre lesquelles il veut réagir.

Les personnes atteintes de psoriasis supportent particulièrement mal le tatouage. À la moindre irritation — refroidissement, sécheresse, médicaments, stress —, leur peau devient rouge, épaissit, desquame. Elle réagit aussi à la pression, au frottement, aux plaies chirurgicales, et donc aux aiguilles et aux encres pour tatouages. Sur le beau dragon tout neuf se développe une méchante inflammation cutanée. En plus de son air furieux et menaçant, l'animal est soudain gonflé, rouge et couvert de squames… une œuvre d'art en 3D !

Le danger est encore plus grand lorsque les aiguilles percent des grains de beauté, car le dépistage du cancer cutané devient alors impossible. Une concentration de pigments juste à l'endroit que l'on veut analyser peut fausser le résultat d'une IRM. Et ce n'est pas le pire ! Les encres de tatouage — comme celles utilisées pour le maquillage permanent, d'ailleurs — contiennent parfois des microparticules de fer qui deviennent brûlantes sous les puissants champs magnétiques du tomographe, ce qui provoque dans les tissus de profondes brûlures au deuxième degré, voire au troisième, déclenchant douleurs, enflures et cicatrices.

Quand les fleurs de coccyx se flétrissent

D'accord, ce que la peau a vécu de l'intérieur comme un enfer peut, de l'extérieur, avoir l'air très chouette. Mais, erreur de jeunesse ou faiblesse d'adulte qui a cédé à une mode, ces formules gravées à l'aiguille ou ces images joliment colorées finissent un jour ou l'autre par vous taper sur les nerfs. Un tatouage reste, la vie continue… et la peau vieillit. Quand elle commence à se flétrir, la rose tatouée a tendance à se faner. Il arrive aussi que l'œuvre de l'artiste tatoueur ne corresponde pas exactement au goût du client. Comprenez : c'est raté. Que faire ?

Le détatouage au laser est une solution qui a fait ses preuves, mais les techniques actuelles ne permettent pas d'enlever toutes les couleurs. Le rouge et le vert sont particulièrement coriaces. Par ailleurs, l'usage du laser peut renforcer la toxicité de certains pigments, avec les conséquences déjà connues : allergies, réactions auto-immunes et risques de cancer vraisemblablement accrus.

Les tatouages entièrement noirs sont les plus faciles à traiter. Là aussi cependant, il reste parfois un tatouage grisâtre en filigrane. Les choses se gâtent encore, visuellement, lorsque le laser fait virer la couleur. Le risque est particulièrement élevé pour le maquillage permanent à base de teintes naturelles. Elles peuvent passer du beige au vert, par exemple. Après un traitement au laser raté, qu'elle avait fait faire dans un studio de tatouage pour effacer son maquillage permanent des lèvres, une jeune femme est arrivée un jour à mon cabinet, malheureuse comme les pierres, avec les lèvres vertes. Y avait-il encore quelque chose à tenter ? Une entreprise très difficile, à nouveau au laser, et sans garantie de réel succès.

Effacer un maquillage permanent des yeux n'est pas sans risque non plus. Et là, la coloration en vert peut même atteindre les vaisseaux lymphatiques des tempes.

Au quotidien, dans un cabinet, nous voyons bien sûr toute la palette des cas qui ont mal tourné. Au tatouage... ou au grattage, quand on a tenté de faire disparaître l'œuvre malheureuse.

Les tatouages ne sont bienvenus que pour cacher de vilaines cicatrices. Malheureusement, comme la plupart des gens n'y voient qu'un moment d'amusement alors que les effets secondaires sont vraiment catastrophiques, je lance au moins cet appel : *think before you ink,* « réfléchissez avant de colorier ».

PARTIE III

L'ÉPOPÉE DU SEXE

9 LE SEXE DANS LA PEAU

Le sexe est toujours un bon sujet. Pas de soirée réussie sans quelques propos équivoques ou coquins çà et là, sans un peu de drague ou de flirt. Pour les humains que nous sommes, le sexe a une importance qui va bien au-delà de la reproduction de l'espèce. Sur le plan de la biochimie et des neurosciences, la relation sexuelle a des conséquences mesurables sur notre être tout entier, sur notre santé et notre caractère.

La peau joue un rôle important dans tout ce qui a à voir avec le sexe. Sexe, érotisme et peau sont inséparables.

ZONES ÉROGÈNES ET TRINITÉ SEXUELLE

En dehors des organes génitaux, de nombreuses autres zones cutanées transmettent l'excitation à notre système nerveux. Toucher, caresses, vibrations, notre peau est si richement pourvue en capteurs sensoriels que tout est enregistré, transformé et utilisé.

Ajoutons à cela le cerveau, avec ses fantasmes, et nous avons là les trois principaux responsables des prémices et du déclenchement d'un orgasme. Organes génitaux, peau et cerveau constituent le trio gagnant d'une relation sexuelle réussie.

L'étude systématique des zones érogènes ne date que de 2012. Elle a permis de constater que leur localisation est à peine différente chez les hommes et chez les femmes, mais que les femmes ressentent les stimuli érotiques encore plus intensément que les hommes.

Les zones érogènes ne semblent connaître ni classe sociale, ni orientation sexuelle, ni nationalité. Dans le jeu amoureux, on peut donc rendre heureux un partenaire de n'importe quel pays

ZONES ÉROGÈNES : RIEN DE PLUS BEAU

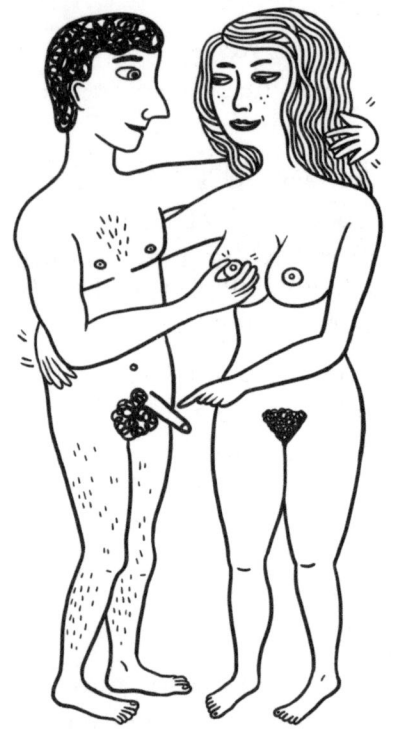

du monde, sans devoir suivre au préalable un cours préparatoire aux coutumes régionales.

Une fois de plus, la peau nous l'enseigne : le racisme est *out*. Nous sommes tous semblables. Cependant, une zone n'est érogène que si celui ou celle qui fait l'objet de caresses, d'attouchements ou de baisers y est disposé. Sinon, c'est le flop garanti. On peut en faire l'expérience sur des sujets-tests auxquels on envoie des stimuli électriques dans les régions du cerveau qui correspondent aux zones érogènes de la peau (vous vous rappelez, le modèle homunculus…). Ils ne ressentent aucune excitation, et décrivent simplement un bourdonnement électrique ou un fourmillement dans la région stimulée. On est bien loin de l'érotisme !

Les zones érogènes préférées se situent sur les organes génitaux, les mamelons, l'intérieur des cuisses, la nuque, les oreilles et les fesses. En revanche le pied, censément fétiche et quoique particulièrement innervé, ne fait pas partie du Top 10 de ce classement.

La nature a plus d'un tour dans son sac pour assurer l'équilibre entre notre corps et notre psyché. Reflétant toutes sortes d'états physiques, la peau est également révélatrice de notre vie sexuelle.

Lorsqu'un homme parle à une femme qui l'attire, le taux de testostérone dans sa salive grimpe aussitôt. L'excitation sexuelle ou l'orgasme, c'est comme un feu d'artifice hormonal : non seulement ça rend heureux et ça améliore la santé générale, mais ça embellit aussi la peau. Quand nous sommes chargés d'hormones sexuelles, les autres nous trouvent plus attirants. C'est au moment de l'ovulation que les femmes sont le plus séduisantes aux yeux des hommes ; et, lorsqu'on retrouve un partenaire après une assez longue période d'abstinence et qu'on refait régulièrement l'amour, on a soudain autour de soi un essaim de prétendants potentiels qui sentent là quelque chose de prometteur...

Lors de l'acte sexuel et des attouchements, l'ocytocine qui se déverse dans le cerveau accroît le désir, dénoue les peurs, calme les douleurs, apaise et renforce le lien. Le cocktail d'hormones alors libérées — dopamine, endorphines, sérotonine, prolactine et vasopressine — apporte joie, détente, équilibre et sentiment de plénitude. Nous nous sentons gratifiés. L'adrénaline, qui augmente en même temps que l'excitation, aiguise nos sens et stimule notre vigilance.

Chez les femmes, la poussée d'œstrogènes déclenchée par l'acte sexuel réduit les boutons, renforce les cheveux et donne une peau plus lisse. La testostérone, elle, développe la musculature masculine et fait pousser la barbe, mais provoque aussi la chute des cheveux, ce qui explique pourquoi la tignasse des jeunes gens commence souvent à s'éclaircir lorsqu'ils ont leur première relation sérieuse.

L'activité sexuelle diminue le risque d'infarctus et d'ostéoporose, réduit les dépressions, façonne le corps, rend les femmes plus féminines et les hommes plus virils.

À lire tout cela, on se rend compte qu'il est sans importance que les seins soient gros, le pénis droit et le vagin bien symétrique. Ce sont les fantasmes, l'humeur, la disposition intérieure et la passion qui attirent deux individus l'un vers l'autre, ou qui les tiennent à distance. Ce sont aussi des facteurs biochimiques — l'odeur que l'on dégage, le cocktail hormonal, l'état du système immunitaire —, pourvu que tout cela s'accorde avec le partenaire. Les facteurs psychologiques, c'est-à-dire la manière dont l'autre fait écho aux expériences de la petite enfance, ont également leur importance, car on cherche généralement des partenaires qui se rattachent, sous une forme ou une autre, aux souvenirs des premières années, conscients et surtout inconscients. Si tous ces facteurs-là s'accordent, nous sommes attirés l'un vers l'autre, pour une brève aventure ou pour longtemps.

Épilation intégrale et point G botoxé

Quand on aborde le sujet des organes génitaux dans un cercle assez intime, on entend souvent s'exprimer des inquiétudes quant à la taille d'un pénis qui serait trop petit ou d'une poitrine qui serait trop plate pour exciter ou satisfaire le partenaire. En fin de compte, cela ne joue aucun rôle. Les processus biochimiques se font sans nous, et même sans seins siliconés. Il n'empêche, nous autres humains avons un penchant pour la mise en scène, nous voulons toujours nous montrer sous notre meilleur jour pour séduire un partenaire potentiel. Certains d'entre nous sont prêts à tout pour ça, jusque dans leurs parties intimes.

Comme vous le savez, les cheveux et les poils pubiens servent entre autres à atomiser dans l'air notre somptueuse et séduisante odeur corporelle. Après les aisselles, on s'épile aujourd'hui de plus en plus souvent la région pubienne. Les raisons en sont variées : motifs religieux, hygiène ou phénomène de mode contagieux.

Dans l'Antiquité déjà, on s'épilait avec zèle le pubis et d'autres parties du corps. Et pas seulement parce que l'on trouvait ça beau : c'était en même temps un bon moyen de se protéger des parasites. En Orient, l'épilation à l'aide d'une pâte collante sucrée fait partie de la culture traditionnelle du bain et des soins de beauté. L'épilation au sucre de Cléopâtre coexiste aujourd'hui avec le maillot brésilien à la cire. Dans l'islam, de nos jours encore, l'épilation des parties génitales est un commandement religieux pour les hommes comme pour les femmes. Il y a vingt ans déjà, je recevais des patients musulmans, hommes et femmes, dont la région pubienne était épilée. Nombre d'entre eux avaient des problèmes avec les crèmes dépilatoires chimiques, qui irritent fortement la peau délicate des organes génitaux et peuvent rapidement valoir à l'utilisateur un eczéma de contact.

La toison pubienne est en fait destinée à protéger les organes génitaux. Elle diffuse un parfum appât, empêche le contact peau à peau et prévient ainsi une sudation excessive dans la chaleur des plis cutanés.

Les considérations esthétiques ont aussi leur rôle à jouer. Coincées entre une bedaine flasque et velue et des jambes poilues, des parties génitales mâles rasées seraient du plus curieux effet.

Quoi qu'il en soit, la tendance actuelle à mettre à nu ces parties-là fait que bien des gens découvrent pour la première fois de quoi ils ont l'air, là en bas. Certaines femmes s'en effraient peut-être et se demandent s'il est bien normal d'avoir une grande lèvre plus longue que l'autre ou que leur petite intimité dépasse effrontément et ne soit pas complètement enserrée dans les grandes lèvres. Si incroyable que ce soit, une découverte de ce genre en amène plus d'une vers la chirurgie intime. Un coup de scalpel, et les lèvres sont symétriques. Il y a aussi l'injection d'acide hyaluronique pour regonfler les lèvres — lorsque la dame est déjà un peu mûre —, voire le clitoris ou la région du point G.

Il y a trois modèles de vulve…

1. Les grandes lèvres recouvrent entièrement les petites et, de l'extérieur, personne ne se doute de ce qui se cache à l'intérieur.

2. Les petites lèvres dépassent effrontément des grandes, la fente avant s'ouvre légèrement et offre une vue partielle sur l'intimité.

3. Les petites lèvres prennent leur liberté et sont aussi visibles que les grandes, à égalité avec elles ou même un peu plus longues.

Naturellement, ce ne sont que les trois modèles types. Les lèvres existent dans d'innombrables variantes ; certaines sont symétriques, d'autres asymétriques, certaines sont assez charnues, d'autres plutôt minces. Si vos lèvres ne correspondent pas à la prétendue moyenne, vous n'êtes pas obligée de vous précipiter chez le chirurgien, c'est normal…

Le prépuce à l'avant-scène

Lorsque les hommes s'épilent les poils pubiens, c'est parfois dans un but bien précis : que leur pénis paraisse plus long. Parmi les seigneurs de la Création, quelques-uns vont encore un peu plus loin et se font même confectionner un outil encore plus spectaculaire grâce à des injections d'acide hyaluronique. Pour ce faire, il faut introduire des aiguilles dans l'enveloppe du pénis, ce qui n'est pas tout à fait sans risque, surtout quand l'opération est pratiquée par un non-professionnel. Les effets secondaires décrits dans les articles scientifiques ont de quoi faire frémir : thromboses, déformations du pénis, cicatrices, diminution de la sensibilité, problèmes sexuels, indurations plus ou moins inflammatoires.

Comme si souvent, c'est un ressenti très subjectif qui pousse à une telle démarche. En réalité, seulement 2 % environ des hommes ont un pénis extraordinairement petit ou extraordinairement grand. C'est ce qu'a montré une étude de 2015 menée sur plus de 15 000 hommes appartenant à différents groupes ethniques. Aucun des clichés habituels ne s'est trouvé confirmé. Le pénis des participants à l'étude mesurait en moyenne 9,16 centimètres au repos et 13,12 centimètres en érection.

Comme pour les femmes, la nature a fait en sorte que les organes génitaux des hommes soient tous différents. Le gland, au bout du pénis, peut être en pointe de flèche, en cône ou en chapeau de champignon. Le prépuce protecteur, avant-scène plus ou moins grande, parfait le décor ou est absent après circoncision, ce qui d'ailleurs ne modifie l'impression optique qu'au repos. En érection, le prépuce se rétracte de toute manière et là, circoncis ou non, tous les exemplaires se ressemblent.

Selon les cultures, le prépuce est jugé beau ou moche, hygiénique ou pas, utile ou futile. La circoncision a des motifs médicaux ou religieux. En tant que médecin, je m'attacherai ici essentiellement à expliquer le contexte médical. Le prépuce protège le gland, très sensible, ce qui autrefois, à l'époque où le slip n'existait pas, était du plus haut intérêt. Le gland possède par ailleurs de nombreux nerfs sensitifs, c'est un sex-toy très précieux pour son propriétaire, ainsi que pour ses partenaires sexuels. Si le gland est régulièrement nettoyé à l'eau chaude, y compris sous le prépuce, il n'y a rien à dire du point de vue de l'hygiène, mais si elle est insuffisante et si les partenaires sont multiples, le nombre d'agents pathogènes sous le prépuce augmente et on attrape plus facilement des infections sexuellement transmissibles (IST). Néanmoins, la seule raison médicale valable pour son ablation, c'est la présence avérée d'une affection, par exemple un phimosis (étroitesse excessive du prépuce) ou des infections préputiales à répétition.

Tout comme pour le prépuce et le gland, l'aspect et la taille des testicules sont variables : ronds et rebondis ou tout en longueur et pendants, petits ou gros.

Les formes de pénis aussi varient : ils peuvent être petits ou grands, gros ou minces, droits ou courbes. Une distinction particulièrement charmante est celle que l'on fait entre les « pénis de chair » et les « pénis de sang », qui existent aussi naturellement sous forme hybride. Un pénis de chair est un pénis assez long au repos, tandis que le pénis de sang est plutôt petit à l'état flaccide mais prend des dimensions imposantes au moment de l'érection, en raison de l'afflux de sang.

Réflexe crémastérien

Le testicule, lui, mène sa propre vie. Loin de l'agitation, il pend bien au frais en dehors du corps masculin, pour que les spermatozoïdes ne chauffent pas trop, sinon, il y a un risque de stérilité. Les jeunes garçons dont les testicules ne sont pas descendus assez bas, coincés peut-être dans le canal inguinal (celui qui passe dans l'aine), doivent être traités sans tarder pour pouvoir assurer une descendance.

En même temps, la vie que mène le testicule à cet avant-poste, libre et exposée, n'est pas sans risque. C'est pourquoi la nature, prévoyante, l'a pourvu d'une grande sensibilité à la douleur. Elle a même imaginé pour lui un mécanisme de défense, le réflexe crémastérien.

Quand on effleure de la main l'intérieur des cuisses d'un homme, une sorte d'ascenseur se met en marche et le scrotum, autrement dit les bourses, monte de façon énigmatique quelques étages plus haut, vers l'intérieur du corps. C'est une structure musculaire particulière entourant le testicule, le muscle crémaster, qui entre alors en action. Ce réflexe était primordial pour l'homme qui partait chasser dans la steppe vêtu d'un simple pagne. Les herbes, les rameaux ou même les branches qui effleuraient l'intérieur de sa cuisse étant susceptibles de blesser ses testicules, le mouvement réflexe protégeait ces derniers en les faisant remonter instantanément.

L'amour, fontaine de Jouvence

On a vu précédemment le rôle des attouchements et de l'hormone ocytocine. Une autre merveille de la nature dans ce genre-là, c'est le sperme. Ce dernier contient de la testostérone, de l'œstrogène et d'autres hormones sexuelles, ainsi que plusieurs neurotransmetteurs. Une étude a montré que les femmes étaient moins souvent sujettes à la dépression lorsqu'elles avaient des relations sexuelles non protégées, car une partie des hormones du sperme est alors absorbée par la muqueuse vaginale et peut déployer ses effets dans l'organisme. Quand on n'a pas fait l'amour depuis longtemps, on se sent vite dépressif. Certes, les préservatifs sont une protection efficace contre les maladies sexuellement transmissibles, mais ils privent la femme d'une petite goutte de bonheur, éventuellement aussi d'une plus belle peau, car toutes ces hormones ont un effet sur notre humeur, sur l'équilibre et la santé de notre peau — et sur la pousse des cheveux.

Des chercheurs ont récemment découvert que la spermidine, une substance présente dans toutes les cellules de l'organisme mais particulièrement concentrée dans le sperme, est capable de prolonger la vie d'insectes, de vers, de levures, de souris et de cellules immunitaires humaines. Du coup, le sperme focalise l'attention en tant que nouvelle eau de jouvence en puissance. Le germe de blé, les agrumes, le soja, le fromage et bien d'autres aliments encore contiennent eux aussi de la spermidine, mais c'est le sperme comme possible cure anti-âge qui est « sur toutes les lèvres ». Entre filles, on finit un jour ou l'autre par aborder la question de recracher ou d'avaler, mais il est probable qu'elle n'ait trait en l'occurrence ni au rajeunissement ni à l'apport des quelques calories que contient le sperme.

Une chose, espérons-le, devrait être claire pour tout le monde : la transmission des maladies peut se faire aussi par sexe oral.

Sécrétions muqueuses

Dans notre épopée du sexe, n'oublions pas une petite visite aux muqueuses qui tapissent le nez, la bouche, la vulve, la face interne du prépuce et le gland. La structure de la muqueuse est semblable à celle de la peau, sauf qu'elle n'a pas de couche cornée. À l'inverse de l'épiderme durci par la corne, la muqueuse, comme son nom l'indique, est sans cesse humidifiée par du mucus, une sécrétion visqueuse produite par des petites glandes. Toutefois, lorsqu'une irritation mécanique — des points de pression dans la bouche par exemple — ou de nature inflammatoire affecte une muqueuse, il peut lui arriver de former de la corne. La muqueuse de la bouche ou des organes génitaux prend alors un aspect blanchâtre et boursouflé. Il faudrait toujours consulter un médecin dès qu'on remarque un symptôme de ce genre qui, s'il tourne mal il peut donner naissance à un cancer de la muqueuse. Tout autre est le cas d'un pénis circoncis : lorsque le gland n'est pas protégé par le prépuce, il fabrique automatiquement une couche cornée, mais cela n'augmente pas le risque de cancer.

Lèvres et baisers profonds

Et les lèvres, sont-elles des muqueuses ou seulement des zones érogènes ? Les deux.

Embrasser des lèvres tendres, c'est un plaisir. Mais, comme on l'a déjà vu, les lèvres, qui ne possèdent pas de glandes sébacées, se dessèchent facilement. Si en plus on se passe constamment la langue dessus, ça n'arrange rien. Dans l'espoir d'y remédier, la malheureuse victime suit les conseils de la publicité et utilise un stick à lèvres, au risque de voir ce besoin de remettre sans cesse du gras se transformer en addiction, ce qui n'est pas si rare.

De nombreux soins pour les lèvres contiennent des huiles minérales qui déposent sur la peau comme un film plastique. Pendant un moment, on a une sensation de peau souple, mais, du coup, l'humidité qui exsude des lèvres ne peut plus s'évaporer. Elle s'accumule sous cette couche de gras qui l'étouffe et, comme pour les fesses enfermées dans des couches, cette humidité stagnante élimine les lipides protecteurs endogènes, ce qui signifie encore plus de sécheresse et de crevasses. L'effet est accru si le stick contient beaucoup de glycérine. La glycérine est un facteur d'hydratation présent dans l'organisme, c'est vrai, mais, en application trop concentrée, elle a tendance à aspirer l'eau au lieu de la faire pénétrer dans la peau délicate des lèvres.

Le stick à lèvres classique n'est donc pas une bonne solution. Je recommande plutôt un baume protecteur à base de lipides végétaux naturels proches de ceux de la peau — beurre de karité ou de cacao — et de cires, par exemple cire d'abeilles ou lanoline, voire miel. Si les lèvres restent sèches ou enflammées, il est bon de faire doser ses micronutriments dans le sang, en particulier le fer, le zinc et la vitamine B12, et de faire un bilan thyroïdien. N'excluez pas non plus une allergie de contact aux composants du soin pour les lèvres.

Dans tous les cas, lorsqu'on achète ce genre de produits (pour la peau en général), il faut se rappeler qu'un baume est plus gras qu'une crème et ne contient pas ou que peu d'eau. Il traitera les lèvres sèches beaucoup plus efficacement qu'une crème en leur redonnant les lipides qu'elles ont perdus et en freinant l'évaporation sans l'empêcher.

Une superméthode pour s'enduire réciproquement les lèvres de sébum, c'est de s'embrasser. Lorsqu'on s'embrasse, le sébum s'étale sur le vermillon des lèvres, celles-ci sont mieux irriguées et, accessoirement, on renforce le système immunitaire. Bref, le baiser est pour les lèvres le soin parfait !

Le baiser, c'est le contact de deux muqueuses et aussi, naturellement, de deux salives, ce qui est un sujet en soi. La salive est produite par trois types de glandes situées dans la bouche : les parotides (sous l'oreille), les sublinguales (sous la langue) et les sous-maxillaires (sous la mâchoire inférieure), disposées par paires. La production est partagée entre salive visqueuse et salive aqueuse. Nous produisons chaque jour entre 1 et 1,5 litre de salive.

Dans notre bouche vivent quelque 22 millions de bactéries de 700 espèces différentes. Au cours d'un baiser profond, elles sont abondamment échangées entre les partenaires. Pourtant, qui a déjà embrassé de la sorte sait bien que ça ne rend pas forcément malade. Au contraire, le contact avec des germes variés est primordial pour notre système immunitaire. Comme la stimulation permanente pour un surdoué, sinon il s'ennuie et fait des bêtises. Le système immunitaire doit avoir fait beaucoup de rencontres pour posséder un bon niveau de connaissances, de réelles compétences en matière de défense et une force de frappe efficace, mais aussi la sagesse et la tolérance. Rien de tel que l'échange interculturel pour faire progresser aussi notre système immunitaire !

En cas de blessure superficielle, nous utilisons spontanément la salive comme nettoyant d'urgence. En léchant ses plaies avec la langue mouillée de salive, on élimine les saletés. La salive contient en outre plusieurs protéines, anticorps et principes actifs naturels contre les virus et les bactéries pathogènes. Ces substances calment la douleur et soignent les plaies plus rapidement, d'abord en accélérant la coagulation, puis en favorisant la migration de nouvelles cellules cutanées et en bloquant les enzymes destructrices des tissus. La salive sert d'ailleurs de modèle dans la recherche de nouveaux médicaments destinés à accélérer le processus de cicatrisation.

Pour ce remède miracle qu'est la salive, l'hygiène des dents et de la bouche est essentielle. Depuis que nous nous sommes éloignés de la nourriture de l'âge de pierre, que nous consommons trop de glucides (surtout sous forme de sucre collant), que nous ne mâchons plus assez de racines, notre flore buccale s'est dangereusement détériorée. La diversité bactérienne a régressé et les affreux méchants ont gagné du terrain. Ils provoquent des caries, des gingivites et une mauvaise haleine. Dans les cas d'urticaire et dans certaines formes d'eczéma et de psoriasis, la dégradation de l'état de la peau va souvent de pair avec des infections buccales. C'est la raison pour laquelle le dermatologue consciencieux envoie toujours son patient chez le dentiste pour une « recherche de foyers infectieux », selon la formule consacrée.

Lors d'une inflammation gingivale, des bactéries particulièrement répugnantes et tenaces se développent dans la bouche, capables de rendre malade l'organisme tout entier. Chez les patients atteints de parodontose, par exemple, les attaques d'apoplexie sont trois fois plus nombreuses que chez les sujets sains, et les risques d'infarctus augmentent de 25 % ; le diabète, les rhumatismes et les affections respiratoires sont également plus fréquents. Une femme enceinte souffrant de parodontose a sept fois et demie plus de risques d'accoucher avant terme, et l'enfant a souvent un poids insuffisant à la naissance. On peut prévenir la parodontose, tout comme les caries et la mauvaise haleine, en suivant les recommandations rappelées ci-dessous.

La salive n'a qu'un seul aspect désagréable : en dehors de la bouche, elle sent franchement mauvais. Les bactéries qui provoquent cette puanteur vivent dans les recoins des dents, les poches gingivales et le biofilm (ou tapis bactérien) qui recouvre la langue. Elles fuient l'oxygène et produisent des substances chimiques, par exemple des composés sulfureux volatils, des diamines et des acides gras à chaîne courte. Dans la bouche, ces substances puantes sont diluées par la salive, les boissons et la nourriture ; hors de la bouche, la part liquide se dessèche et il ne reste plus que les matières odorantes. Imaginez la salive comme de l'eau de mer qui s'évapore sur le rivage. Ne reste que le sel, sous forme d'une croûte puante composée de substances chimiques. L'une de ces puanteurs porte d'ailleurs le nom effrayant de cadavérine. Parlant, non ?

Sept recommandations contre la mauvaise haleine

— Se brosser les dents deux fois par jour.
— Passer le fil dentaire quotidiennement dans chaque espace interdentaire pour aérer les bactéries, qui détestent ça, et pour racler la plaque dentaire nauséabonde.
— Se brosser la langue pour réduire le tapis bactérien.
— Masser ou gratter les amygdales pour détacher les petites boules blanches de caséum coincées dans les crevasses de la muqueuse (amygdales cryptiques).

— Boire régulièrement pour entraîner les bactéries malodorantes.

— Manger régulièrement pour racler le tapis de bactéries malodorantes.

— Mastiquer longuement les aliments pour stimuler le flux salivaire, qui emporte les bactéries.

10 PLAISIRS ET DÉPLAISIRS

Un dermatologue n'omet pas d'examiner aussi la partie visible des organes génitaux. Il recherche sous le prépuce ou dans la vulve d'éventuelles maladies vénériennes signalées par la présence de vésicules, de taches, de rougeurs ou d'inflammations, d'écoulements ou d'ulcères suintants, ou encore de verrues. Les muqueuses génitales sont très innervées, donc elles font mal, démangent ou brûlent facilement, mais c'est grâce à cela aussi qu'elles savent si bien ressentir le plaisir.

Sur la partie antérieure de la vulve, ressemblant à une perle, se trouve le gland du clitoris. Comme le gland masculin, il est entouré d'une minimuqueuse qui forme un capuchon. Beaucoup pensent que c'est ça, le clitoris ; en fait, ce n'est que la partie visible de l'iceberg, le clitoris à proprement parler est beaucoup plus grand. Il se prolonge sur 6 à 9 centimètres par deux puissantes racines encastrées dans le corps caverneux de la femme, de manière souterraine en quelque sorte, et alimente ainsi le point G en sensations agréables : 8 000 nerfs et cellules sensitives se rencontrent dans la partie visible du clitoris, soit deux fois plus que dans le gland masculin. Aucune autre partie du corps n'est aussi innervée que le clitoris, qui sert exclusivement au plaisir féminin.

Sous le capuchon du clitoris s'accumule, exactement comme sous le pli du prépuce masculin, une matière blanchâtre appelée smegma. Le smegma, composé de cellules, de sébum, de quelques bactéries et d'urine, s'enlève facilement à l'eau. S'il s'accumule dans les plis de la muqueuse, là où il fait bien chaud et où ça transpire, et qu'en plus l'ensemble de la région génito-anale est fragilisé par le savon, l'épilation ou le rasage, c'est un bon terrain de jeu où s'ébattent de-ci de-là quelques bestioles peu sympathiques : champignons, bactéries, virus et parasites. Si ça tourne mal, ces derniers s'installent et sont transmis lors des rapports sexuels. Là, le plaisir est contagieux à double titre.

Au cours des quinze dernières années, on a noté aux États-Unis et en Europe une forte progression des infections sexuellement transmissibles. C'est peut-être lié au fait que désormais le VIH peut être enrayé par les médicaments et que les rapports sexuels non protégés ont à nouveau la cote.

Les infections sexuellement transmissibles s'attrapent par contact intime de la peau et des organes sexuels. Faisons les présentations...

Syphilis et blennorragie

Un de mes patients souffrait d'un genre de pertes blanches dans la bouche, avec des dépôts gluants. Il admit qu'il avait dû attraper cette saleté dans une backroom berlinoise lors d'un rapport oral. Que le sexe oral soit sans risque, c'est vrai du point de vue de la contraception, mais certainement pas en ce qui concerne la transmission des maladies. À l'oral, on peut attraper plus que de mauvaises notes, raison pour laquelle des gens futés ont réfléchi à la question. Sur le mode du préservatif, ils ont emprunté aux chirurgiens-dentistes la digue dentaire, sorte de film de polyuréthane que l'on pose sur la vulve ou l'anus avant d'y approcher sa bouche.

Les critiques déplorent l'immense perte de sensations de part et d'autre de la digue. On peut aussi se demander quelle est la part de l'érotisme dans tout ça. Plus d'un trouvera cette digue dentaire aussi sexy que la serviette étalée pour éviter les taches ou les chaussettes que l'on garde en prenant son pied ! Malgré tout, si on ne sait pas à qui on a affaire ou si on n'est pas sûr que le partenaire soit sain, c'est une solution à envisager au même titre que le préservatif.

Quand je faisais des gardes de nuit aux urgences, il y avait régulièrement des patients qui me saluaient en me serrant la main très, très, très, mais vraiment très longuement. Plus que longuement. Chaque fois, je me disais que cette personne avait une blennorragie ou la syphilis. Pour une raison mystérieuse, les patients atteints de ces maladies serrent la main du médecin avec une insistance particulière. Ce comportement — si souvent observé sans base scientifique j'en conviens — doit sûrement avoir un arrière-plan psychologique. Le but est-il de contaminer quelqu'un de plus ou de voir si le médecin vous considère comme contagieux ? Je ne saurais en juger.

Ce qui est sûr, c'est que la blennorragie ne vous saute pas dessus à l'occasion d'une poignée de main. Lors d'un rapport sexuel, si, qu'il soit vaginal, oral ou anal. Et quasiment jamais sur la lunette des W-C, soit dit en passant. « J'ai dû attraper ça aux toilettes » est l'excuse préférée quand une maladie vénérienne se déclare brusquement. On y trouve pourtant moins de germes qu'on ne pense. Les cuvettes des W-C sont régulièrement nettoyées et, lorsqu'on s'assied, ce sont les cuisses et non les orifices intimes qui reposent sur la lunette ou le rebord du siège.

Passons en revue les vilains symptômes de ces affections...

Blennorragie : chez l'homme, le matin, écoulement par la verge d'un pus épais ; chez la femme, les symptômes — brûlures, écoulements, douleurs en urinant — ne sont pas toujours identifiables à première vue et il n'y a parfois même aucun signe clinique. Ce dernier cas de figure est particulièrement fâcheux, car une blennorragie non détectée peut avoir de graves conséquences, y compris la stérilité.

Syphilis : là, en revanche, une poignée de main peut se révéler contagieuse lorsque des altérations de la peau dues aux bactéries de l'infection sont déjà visibles sur les mains. La maladie évolue par stades et peut, si elle reste ignorée, toucher non seulement les organes génitaux, mais aussi la peau, la moelle épinière, le cerveau, l'aorte, les os et les organes internes. Entre eux, les dermatologues parlent de la syphilis comme de « la grande simulatrice » des maladies de peau, parce qu'elle est capable d'imiter presque toutes les affections cutanées, avec des symptômes tels que chute des cheveux, éruptions cutanées, eczémas et verrues. Cela ne facilite pas toujours le diagnostic que nous autres médecins devons poser.

Un jour, un homme est venu me consulter pour une éruption peu commune avec des petites taches rouges, comme un suçon. Sur tout le corps. Les endroits concernés présentaient au centre des croûtes noires, restes de tissu nécrosé. Depuis des mois, il allait de médecin en médecin, avait été traité à la cortisone et on lui avait même fait une biopsie, mais l'examen du prélèvement n'avait donné aucune indication sur la cause du mal. Je décidai de lui faire une prise de sang pour contrôler la syphilis... En plein dans le mille ! *Exit* la cortisone et place aux antibiotiques, qui allaient désormais lutter contre les bactéries.

Les maladies sexuellement transmissibles sont particulièrement fréquentes chez les hommes qui ont des relations entre eux, mais les femmes aussi offrent un vaste réservoir d'agents pathogènes, et pas seulement celles qui travaillent à l'horizontale. L'épouse d'un chef d'entreprise peut tout autant être porteuse de bactéries, souvenir du dernier voyage d'affaires de son mari, à moins qu'en son absence elle n'ait succombé aux charmes du jardinier.

Quand on attrape une infection sexuellement transmissible (IST), il faut rechercher la présence éventuelle d'autres germes, car un malheur vient rarement seul. Ainsi, il arrive plus souvent qu'on ne l'imagine que des patients VIH se retrouvent avec une syphilis toute fraîche, le préservatif ayant été oublié ou laissé intentionnellement de côté.

La mycose

De nombreuses femmes souffrent d'infections mycosiques de la vulve, qui se propagent facilement à l'utérus. Vulve et utérus démangent, brûlent, avec des écoulements rappelant le lait caillé. Chez l'homme, ces champignons se déposent sous le prépuce et provoquent gonflement et rougeur, et éventuellement des douleurs au moment des rapports sexuels.

Bien que les antifongiques actuels soient efficaces, les problèmes reviennent régulièrement chez certaines personnes. Une défaillance immunologique ou un défaut d'hygiène peuvent être en cause, de même que la prise de la pilule contraceptive ou une antibiothérapie, une nourriture mal équilibrée, un microbiote intestinal perturbé ou un partenaire infecté de manière chronique.

Les infections mycosiques d'en bas, également appelées candidoses, sont des IST. Des champignons et des levures, il y en a à peu près partout, mais ils ne se fixent pas toujours en provoquant des maladies. Ces organismes aiment le chaud et l'humidité, donc adorent les muqueuses. Ils aiment s'ébattre sous le prépuce ou dans l'un des nombreux replis de la vulve. Celle-ci a en effet de nombreux coins et recoins que l'on ne peut voir et nettoyer sous la douche qu'en les prenant un à un et en ouvrant chaque pli. Le nettoyage doit se faire uniquement à l'eau, sans savon, pour ne pas perturber la flore bactérienne stable. C'est la condition *sine qua non* pour qu'elle fasse efficacement son boulot de portier, de nuit comme de jour.

Au cours des rapports sexuels, les champignons jouent au ping-pong entre les partenaires. Quand l'un n'a rien, il peut sous certaines conditions récupérer un peu de rab sur le sexe de l'autre. En cas d'infection mycosique, il faudrait donc toujours traiter tous les partenaires concernés. Les femmes devraient appliquer les crèmes antifongiques aussi bien à l'intérieur qu'à l'extérieur de la vulve, et ce très soigneusement. Le « juste une fois et c'est bon » ne marche pas, malheureusement. Il faut appliquer la crème dans chaque pli et repli, sinon un germe pourrait rester planqué et ce serait reparti pour un tour. Le partenaire masculin fait naturellement de même, sous le prépuce et tout autour.

Ces affreuses levures peuvent aussi provenir de l'anus : lorsqu'elles colonisent l'intestin en nombre, il arrive que des agents pathogènes passent de l'anus à la vulve au moment de l'essuyage. C'est pour cela que l'on recommande aux femmes de toujours s'essuyer de l'avant vers l'arrière. Si trop de levures se sont implantées, un traitement intestinal composé d'aliments riches en fibres, de kéfir, de probiotiques et parfois aussi de médicaments peut s'avérer utile. Cela reconstitue un milieu intestinal capable de décimer les levures pathogènes et de faire place à de gentilles bactéries et de bonnes et saines levures protectrices.

Les maladies sexuelles sans sexe

On peut s'armer contre de nombreuses maladies sexuellement transmissibles. Correctement utilisés, les préservatifs protègent assez bien du virus VIH et de l'hépatite, puisque les sécrétions responsables de la transmission n'entrent pas en contact direct avec les muqueuses. Les premières années qui ont suivi la découverte du sida ont vu déferler la vague du *safer sex,* ou « sexe à moindre risque ». Qu'en est-il aujourd'hui ? Loin des yeux, loin du cœur ! Manifestement, l'éducation sexuelle fonctionne, selon la formule d'un confrère, comme la publicité pour les lessives. Celui qui n'investit pas sans cesse dans la pub perd des parts de marché. C'est exactement ce qui s'est passé pour les préservatifs : ils sont beaucoup plus rarement utilisés que ces dernières années, et le taux d'utilisation chez les hétéros n'est pas fameux. Comme si on ne savait pas depuis longtemps que le sida n'est pas une « maladie de pédé », selon l'horrible appellation dont il fut affublé à une époque.

Un préservatif, quel qu'il soit, protège le plaisir des principaux déplaisirs, et de leurs agents pathogènes. Des maladies vénériennes peuvent néanmoins être contractées en dépit du préservatif ou de la digue dentaire, car certains germes ne se contentent pas de s'ébattre dans les sécrétions vaginales ou le sperme, ils prennent aussi leurs aises bien au-delà, sur la peau, un peu n'importe où, mais spécialement du côté du sexe ; ils ne se cantonnent pas dans la zone couverte par le préservatif, et passent d'un partenaire à l'autre en profitant du frottement voluptueux des épidermes. Contre la gale, les morpions et les verrues, la seule protection efficace serait un préservatif intégral.

Poux du pubis et gale

Récemment, un jeune père de famille me faisait part de ses touchants soupçons : ces petites bêtes semblables à des araignées qui s'accrochaient aux poils de son pubis et tombaient même de son pyjama sur le matelas étaient sûrement des bébés tiques provenant du sapin de Noël, qu'il avait porté lui-même au tri. En réalité, c'étaient des morpions, qui s'ébattaient ardemment dans ses poils pubiens, mais allaient aussi parfois voir ailleurs, naturellement. Il avait attrapé ces *Phtirus pubis* lors d'une nuit à l'hôtel.

Dans ce genre de cas, le remède est simple : rasage minutieux et traitement anti-poux (lotion chimique ou huile naturelle).

La gale s'attrape avec ou sans rapports sexuels. Pourtant, quand on a des acariens de la gale sur la peau et qu'on fait l'amour, on a toutes les chances de les transmettre. Dans les hôpitaux et les maisons de retraite, les acariens se propagent même sans sexe. Les sujets concernés sont généralement porteurs d'une vingtaine d'acariens qui s'activent particulièrement le soir dans la chaleur du lit. Ça chatouille et ça gratouille, et ça peut provoquer des lésions de la peau aux mains et aux pieds, autour des mamelons, du nombril et des organes génitaux. Dans les cas sévères, par exemple sur un organisme immunodéprimé, l'acarien peut se multiplier à des millions d'exemplaires. Il en ruisselle alors de toutes parts.

En serrant la main, en faisant le lit ou en posant un brassard pour mesurer la tension, on fait voler les acariens, qui restent collés là où ils retombent. Cela peut déclencher de véritables épidémies, comme dans le service d'un hôpital où j'ai travaillé. Tout le monde avait dû être traité, des patients au médecin-chef. Six mois plus tard, on a vu arriver dans le service un vieux monsieur atteint de démangeaisons inexplicables. Il avait les symptômes d'une gale chronique. Le plus fort est que ce patient n'était pas un inconnu. Il était sorti de la clinique le lendemain de l'arrivée du patient zéro, celui qui avait contaminé tout le monde. Il était donc déjà chez lui lorsque nous avions découvert l'épidémie. Pendant qu'à l'hôpital nous prenions toutes les mesures qui s'imposaient, notre ancien patient répandait à son insu « ses » acariens dans sa maison de retraite.

Molluscum contagiosum

Au nombre des maladies vénériennes qui s'attrapent sans le concours de Vénus, on trouve aussi *Molluscum contagiosum,* un pox-virus de la même famille que la variole. Le « mollusque contagieux » désigne une petite grosseur avec un creux au milieu. Cet ombilic est lui-même rempli, un peu comme un point noir, d'une bouillie virale infectieuse. Chez l'adulte, ces papules ombiliquées se déclarent dans la région génitale, c'est une maladie vénérienne ; chez l'enfant à peau sèche et prédisposé à l'eczéma, elles peuvent apparaître partout. Comme elles pénètrent plus facilement dans l'organisme lorsque la peau est ramollie, on les appelle aussi verrues de piscine.

Sur la manière dont on peut attraper ce type de virus, on m'a rapporté une histoire assez rocambolesque. Parti en stage de formation continue, un homme marié avait soudain découvert chez lui à son retour de voyage quantité de petites protubérances sur son pénis et son pubis. Interrogé sur d'éventuels contacts sexuels extraconjugaux, il avait juré ses grands dieux ne pas en avoir eu, mais avait déclaré être passé à la piscine, s'être essuyé avec une serviette de l'hôtel et avoir eu ensuite dans sa chambre un « contact manuel autoérotique ». Comprenez : il s'était masturbé. Il avait donc dû, selon lui, attraper ces mollusques sans aucun contact humain étranger, avant de les propager avec zèle sur sa propre anatomie…

Quelle est la part de fiction et quelle est celle de vérité dans cette histoire ? Difficile à savoir. Ce qui est exact, c'est que *Molluscum contagiosum* peut réellement se transmettre par le biais d'une serviette de toilette infectée.

L'herpès

Les virus de l'herpès, eux non plus, ne se promènent pas uniquement dans le périmètre du préservatif ou dans la zone avoisinante, ils enflamment la peau dans des régions plus éloignées, ce qui les rend potentiellement contagieux par simple contact. La plupart des gens sont porteurs des virus de l'herpès à un moment ou l'autre de leur vie, et plus on vieillit, plus le degré d'infection est élevé. Pourtant, le virus ne devient pas actif chez tous les porteurs. Les symptômes ne se développent que si l'on a une prédisposition génétique. Ils apparaissent surtout dans les moments de stress, les épisodes fiévreux ou infectieux, pendant les règles et en plein soleil, parce que le rayonnement UV inhibe le système immunitaire. Les gens tracassés par l'herpès feraient bien de faire contrôler leur microbiote intestinal, leur système immunitaire et leurs taux de micronutriments dans le sang, car tout cela est en lien étroit avec la défense antivirale.

Les virus de l'herpès vont se loger dans les ganglions des nerfs sensitifs. Lorsqu'ils sont excités, ils se mettent en route le long de ces nerfs en direction des lèvres ou des organes génitaux. On peut même ressentir cette migration sous forme d'un picotement gênant. Arrivés au but, les virus y détruisent les cellules épidermiques. La peau produit alors des petites bulles, ou vésicules, puis forme des croûtes.

Selon leur lieu d'arrivée, on distingue deux sortes d'herpès, l'herpès labial et l'herpès génital. Ils ciblent deux zones différentes, mais sans sectarisme, si bien qu'en pratiquant le sexe oral, une contamination peut se faire de bas en haut ou de haut en bas. Prudence donc avec les baisers profonds et le cunnilingus.

Seules les vésicules sont contagieuses. Les croûtes, qui se forment au bout d'une semaine environ, ne le sont plus. On traite généralement avec des crèmes ou des comprimés d'aciclovir ou de valaciclovir. Le gel à l'oxyde de zinc, vendu sans ordonnance en pharmacie, est une bonne solution de remplacement. Son avantage, c'est qu'il est efficace aussi bien au stade des picotements que lorsque l'herpès est déjà déclaré. L'aciclovir, lui, n'agit qu'au stade précoce ; lorsque l'herpès est vésiculeux, il n'apporte plus rien. En outre, on a déjà constaté des résistances à l'aciclovir, pas à l'oxyde de zinc. Le laser basse énergie (LLLT), les bâtonnets chauffants, de même que le laser à colorant du dermatologue, avec leur chaleur concentrée, sont également des auxiliaires appréciés.

Les condylomes (verrues génitales)

Lors d'une soirée, un des invités — que je ne connaissais pas une demi-heure plus tôt — me demande s'il peut me montrer quelque chose qu'il a à l'abdomen. Ça lui épargnerait le rendez-vous prévu chez le dermatologue. Serviable et fidèle au serment d'Hippocrate, je dis oui. D'ailleurs, un non n'aurait-il pas été une sorte de non-assistance à personne en danger ? De fait, il n'est pas rare qu'un dermatologue se retrouve, pour raisons professionnelles, dans des toilettes publiques ou privées avec des individus qu'il connaît plus ou moins.

Nous laissons donc aux autres le champagne et les petits fours, et nous nous retirons au petit coin, où il exhibe aussitôt son ventre. Je ne vois rien. Il défait alors sa ceinture, baisse son jean et même un peu son caleçon. Coincée entre la porte et la cuvette des W-C, j'ai du mal à maintenir entre nous l'espace nécessaire à un examen médical digne de ce nom. Au prix de quelques contorsions, je parviens enfin à l'approcher à une distance pas trop compromettante tout en ayant une bonne vision de l'endroit qu'il appelle abdomen. Et que vois-je ? Cinq verrues en forme de crête de coq qui ornent son pubis. Il a attrapé ça, avoue-t-il l'oreille basse, lors d'une escapade extraconjugale. Nous retournons vers les cacahuètes et sodas qui restent, et retrouvons sa femme qui nous attend l'air impatient. Par chance, liée au secret professionnel, je n'ai pas à répondre à ses questions sur le diagnostic, il devra s'en charger.

À noter donc : le préservatif ne protège pas suffisamment des condylomes. Ces verrues repoussantes s'installent sur le pubis, la hampe du pénis, le gland, le méat urétral et les testicules, sur les lèvres et dans la vulve, le vagin, l'anus, et même, après un rapport anal, dans le gros intestin. Leur croissance achevée, on les reconnaît très facilement à leur surface en crête de coq. Les condylomes sont couleur chair ou brun-rouge, et peuvent donc être confondus avec de bénins grains de beauté protubérants ou des fibromes cutanés mous (*Molluscum pendulum*), non contagieux.

Les condylomes sont dus à des virus du papillome humain (HPV), dont on connaît plus de 100 formes. Certains d'entre eux font carrière comme verrues plantaires ou digitales, d'autres comme verrues génitales. Parmi ces dernières, quelques-unes sont malheureusement dangereuses et provoquent des cancers.

Les infections à papillomavirus de la bouche et du pharynx sont impliquées dans un nombre non négligeable de dangereux carcinomes spinocellulaires de la région buccale (jusqu'à 17 % d'entre eux). Un autre cancer à craindre est celui du col de l'utérus, qui peut toutefois être en grande partie évité avec le vaccin HPV. Le risque de ce type de cancer augmente avec le nombre de partenaires sexuels au cours d'une vie. Certains experts recommandent désormais la vaccination non plus seulement pour les jeunes filles prépubères mais aussi pour les jeunes garçons. Comme les hommes, ces derniers peuvent être porteurs des virus, les transmettre et également développer des cancers dus au HPV.

De récentes études montrent que la vaccination n'a pas qu'une action préventive. Lorsque le patient est déjà atteint de condylomes ou d'un cancer du col utérin, le vaccin contribue à la guérison ou améliore le pronostic. Cette découverte n'a pas encore été largement divulguée, mais les choses pourraient changer rapidement.

PARTIE IV

TELLE CHÈRE, TELLE PEAU

11 COMMENT LA PEAU FAIT SA CUISINE

Peau et alimentation sont étroitement liées. Tous les jours, dans le cabinet d'un dermatologue, il est question d'allergies ou d'intolérances alimentaires, de troubles digestifs ou des dernières recettes miracles de cuisine anti-âge. On nous demande quels ingrédients, dans la nourriture, sont bons pour une peau saine, lesquels peuvent être nocifs, voire nous rendre malades. Et sans cesse revient la question de ce qu'il faut faire et ne pas faire.

Comme l'aspect de notre peau dépend de ce que nous absorbons, la bonne santé de notre intestin lui est essentielle. Avant que notre repas décomposé et transformé ne vienne nourrir la peau, il doit passer par l'intestin. Ce dernier et la peau sont bons amis, ils communiquent entre eux et protègent l'organisme, l'un du dedans, l'autre du dehors.

C'est en raison de ces interactions que j'ai décidé, voilà quelques années, de me spécialiser en nutrition. Comme au bon vieux temps de la fac, j'ai suivi des cours en amphi, cette fois en compagnie de nombreux confrères, internistes pour la plupart, et j'ai appris à considérer l'alimentation sous l'angle de la médecine. Il était question de métabolisme, de paramètres de laboratoire et de calcul de calories. Des sujets plutôt arides dans l'ensemble. J'étais donc bien contente lorsqu'un professeur de psychosomatique est venu faire une conférence. La plupart de mes confrères — tous confirmés et expérimentés dans leurs spécialités respectives — ne semblaient pas concernés, jusqu'à ce que le professeur lance à la ronde :

— Chers confrères ! Quelle est la différence entre manger et se nourrir ?

Silence. Perplexité. Alors je me suis lancée :

— Se nourrir, c'est pour la biochimie, et manger, pour le plaisir !

Le professeur, satisfait de ma réponse, a poursuivi son cours.

À la pause, de nombreux confrères sont venus vers moi, l'air déconcerté. « Tu as dit PLAISIR ! », a lâché l'un d'eux d'un ton réprobateur. Que manger ait à voir avec le plaisir et donc avec le psychisme était visiblement de l'ordre de l'impensable pour ces futurs nutritionnistes. Le cœur du sujet, c'était quand même la technique : la mesure du poids, l'épaisseur des plis cutanés, l'indice de masse corporelle, le rapport taille-hanches, le métabolisme basal, la répartition entre masse et grasse et masse musculaire, la glycémie, les lipides et le cholestérol. Quand on ingurgite plus qu'on ne brûle, on finit par grossir, c'est tout ! C'est de la biochimie et des mathématiques. Point-barre, terminé ! Que la nourriture puisse avoir d'autres composantes, érotiques qui plus est, semblait plus que suspect à mes chers confrères.

L'orthorexie — l'obsession de l'alimentation saine — est très répandue chez les nutritionnistes. Comme ils sont experts, ils s'appliquent stoïquement les règles alimentaires du moment. Avec ça, les plaisirs de la table peuvent vite se perdre.

Manger a des effets importants sur notre bien-être et notre santé. Et c'est là, une fois encore, que la peau entre en jeu. La peau enveloppe cette sorte d'usine gigantesque qu'est notre organisme, avec ses innombrables échanges métaboliques dont certains ne sont pas encore entièrement élucidés. La nourriture que nous absorbons agit sur cet organisme et sur l'ensemble des processus métaboliques. Elle fournit l'énergie qui fait tourner l'usine et les matériaux qui construisent les cellules cutanées. Le manque de substances nutritives, le trop-plein de calories, les allergies ou les intolérances alimentaires, les troubles digestifs et la composition de notre alimentation, tout cela se reflète directement sur la peau.

Tout ce que nous mangeons est prédigéré par la mastication grâce à des enzymes salivaires, puis décomposé dans l'estomac par de l'acide, après quoi la réduction à des éléments de base se poursuit dans l'intestin grêle et s'achève par leur incorporation dans notre organisme via le sang et la lymphe. Ces éléments de base se divisent globalement en deux groupes : les macronutriments nutritifs (glucides, protides et lipides) et les micronutriments, précieux mais dépourvus de calories (minéraux, oligoéléments, vitamines, acides aminés, phytonutriments et acides gras essentiels).

MACRONUTRIMENTS : DE L'ÉNERGIE POUR L'ORGANISME

Les macronutriments et leurs principaux composants, protides, lipides et glucides, sont à la fois le matériau de base dont est fait notre corps et celui dont il tire son énergie par la nourriture. L'alcool, source d'énergie particulière, fait également partie des macronutriments. L'eau, qui au sens strict appartient aussi à la catégorie des macronutriments, est souvent classée à part, du fait que l'organisme ne peut en tirer aucune ressource énergétique. C'est pourtant l'élément dont notre corps, composé d'eau à 60 %, peut le moins se passer. Une déperdition de 0,5 % suffit à provoquer la sensation de soif ; à 7 % environ, nous sommes gravement malades et notre organisme ne fonctionne plus normalement. Pour les protides, le seuil critique de déperdition est de 15 %, et cela va jusqu'à 90 % pour les lipides. La déshydratation est donc plus dangereuse pour notre corps que toute autre carence en éléments nutritifs.

Les glucides (sucres)

Sécrétée par trois paires de glandes salivaires, la salive, qui est diffusée dans la cavité buccale, aide à réduire en bouillie les aliments solides que nous mastiquons. Parfois très fluide, parfois visqueuse, elle entame dans notre bouche le processus de digestion des glucides grâce à l'enzyme alpha-amylase qu'elle contient.

Une fois avalée, la bouillie est propulsée à travers l'œsophage vers le site de production suivant, l'estomac. C'est maintenant de l'acide qui est sécrété, afin de tuer le maximum d'agents pathogènes. Une saucisse riche en protéines, par exemple, continue à se décomposer sous son action, et la graisse à se dégrader en petites particules semblables aux « yeux » d'un bouillon. D'autres sucs digestifs désagrègent les glucides en sucres simples (tels que glucose, lactose et fructose), qui passent dans le sang à travers la muqueuse de l'intestin grêle. La circulation sanguine distribue ensuite tous ces petits paquets d'énergie. Le glucose, par exemple, est livré à tous les tissus, donc aussi à notre peau, qui s'en sert de combustible pour entretenir l'activité cellulaire. Les surplus sont stockés dans le foie sous forme de glycogène ; si le réapprovisionnement par la nourriture se fait attendre, la distribution de glucose dans le sang ne sera pas interrompue.

En combinant le glucose et divers autres glucides avec des protéines, l'organisme monte les échafaudages qui, à chaque étage de la peau, servent à construire les modules de base tels que les tissus conjonctifs et les tissus de soutien. La combinaison donne aussi naissance à des enzymes, des anticorps, des hormones, des substances coagulantes, ainsi qu'aux substrats des groupes sanguins. Les glucides entrent également dans la composition du matériel héréditaire qui stocke nos informations génétiques. Enfin, le métabolisme des acides aminés et des lipides ne peut fonctionner sans glucose.

L'alcool

Lorsque l'alcool arrive dans l'estomac, 20 % passent directement dans notre sang, les 80 % restants transitent d'abord par l'intestin grêle. L'alcool se diffuse rapidement dans tout l'organisme et s'élimine peu à peu dans le foie. C'est d'ailleurs là, dans le foie, que sont éliminées, transformées ou stockées toutes sortes d'autres substances. Les macronutriments (glucides, protides et lipides), mais aussi les médicaments et les substances toxiques (alcool, drogues ou toxiques alimentaires), tout ça est traité par le foie. Il synthétise par ailleurs d'importantes protéines sanguines, facteurs de coagulation chargés d'arrêter les saignements, mais aussi des acides biliaires pour la digestion des graisses. En plus du glycogène, il stocke des vitamines et des oligoéléments (fer, cuivre, zinc et manganèse), réserves qu'il distribuera en cas de besoin.

L'alcool est à peine passé dans le sang qu'il modifie notre irrigation cutanée. Les hormones vasodilatatrices qui sont alors sécrétées donnent les joues rouges à certains d'entre nous. Le vin rouge contient déjà lui-même un composé vasodilatateur appelé tyramine, capable de faire monter la pression artérielle et de provoquer maux de tête et rougeurs. La tyramine bloque en outre la décomposition de l'histamine, un transmetteur, ce qui déclenche chez certaines personnes des plaques rouges d'urticaire, un écoulement nasal, des problèmes circulatoires ou des troubles gastro-intestinaux. De même, une forte alcoolémie n'a pas une très bonne influence sur la puissance sexuelle de ces messieurs.

Sous l'effet de l'alcool, l'organisme perd de l'eau, les tissus cutanés se dessèchent et deviennent flasques, car il agit comme un diurétique, et notre corps élimine alors davantage de liquide et de minéraux par les urines. Pourquoi ? Parce que l'alcool bloque dans l'hypophyse ce qu'on appelle l'hormone antidiurétique. Cette hormone anti-pipi, sécrétée surtout la nuit, sert à diminuer la production d'urine pour que nous n'ayons pas constamment besoin d'aller aux toilettes. Quand on boit trop d'alcool le soir, on est sûr de devoir se lever la nuit. La perte de liquide, de magnésium et de potassium se manifeste le matin par des rides et des cernes, des maux de tête, une accélération du cœur ou des troubles du rythme cardiaque.

La consommation régulière d'alcool fait baisser le taux de testostérone des hommes, ils se féminisent, perdent des poils sur le corps (moins sur la tête), leur virilité s'atrophie et il leur pousse des seins. Trop d'alcool endommage aussi les nerfs qui commandent les vaisseaux cutanés, si bien que l'irrigation sanguine n'arrive plus à réagir correctement au chaud, au froid, au stress, aux blessures ou aux irritations. Les personnes atteintes de rosacée ont, même sans cela, la peau hypersensible, avec des rougeurs et des boutons qui peuvent encore s'aggraver, jusqu'à développer un nez bulbeux, autrement dit un nez d'ivrogne.

Fondamentalement, deux verres de vin par jour réduisent déjà les défenses anti-infectieuses ; prendre de l'alcool quand on sent arriver un rhume est donc totalement contre-productif. Chez les alcooliques chroniques, l'organisme a en outre moins de micronutriments à sa disposition, zinc, vitamine D, vitamine A, acide folique et autres vitamines B notamment. Pour la peau, cela veut dire que la jeunesse des cellules s'envole vite fait et que les infections cutanées, les inflammations ou les problèmes de cicatrisation se multiplient.

Les protéines (protides)

Les protéines sont constituées de différentes structures, qui elles-mêmes se composent de 21 acides aminés liés entre eux dans des suites diverses. Une fois les aliments avalés, les protéines atterrissent dans l'estomac et y rencontrent le suc gastrique. Avec un pH de 1,5 environ, celui-ci a tôt fait de les mettre en bouillie avant que la pepsine, l'enzyme digestive, ne les réduise finalement en fragments protéiques courts.

De l'estomac, on passe à l'intestin grêle. Notre pancréas y vaporise une bonne dose supplémentaire de suc pancréatique et, de concert avec des enzymes libérées par les villosités de l'intestin grêle, continue de hacher menu les fragments protéiques ultracourts. Jusqu'à ce que ne passent plus dans le sang, via des transporteurs, que les acides aminés libres dont sont composées toutes les protéines.

Notre peau reçoit naturellement sa part de gourmandises protéinées, et c'est ainsi qu'émergent de nouvelles et solides structures de protéines, qui vont nourrir la barrière protectrice. C'est grâce à elles que se construit la corne, c'est-à-dire la kératine, dont nous avons besoin à la fois pour l'ossature des cellules, le métabolisme cellulaire, les tissus conjonctifs et les tissus de soutien de chaque étage de notre peau, ainsi que pour la structure superficielle de nos cellules, afin que l'organisme les reconnaisse comme siennes et identifie la fonction de chacune. Par ailleurs, les protéines sont essentielles au système immunitaire de la peau et à tous les transmetteurs.

Les acides aminés qui composent les protéines servent aux cellules immunitaires de barre énergétique d'un genre particulier : en cas de besoin, ils se transforment en glucose et sont les précurseurs à la fois d'hormones des tissus, comme l'histamine, et de neurotransmetteurs sans lesquels notre peau ne pourrait percevoir ni les caresses ni les démangeaisons, et encore moins raconter tout cela au cerveau.

Nos protéines ont chacune leur propre suite d'acides aminés. Non digérées, elles nous font courir le risque de voir l'organisme, qui les aura prises pour des corps étrangers, développer contre elles une allergie ou une réaction de défense. Voilà pourquoi l'organisme fait tout ce qu'il peut pour que les protéines soient broyées le plus complètement possible au moment de la digestion et décomposées en petites briques d'acides aminés neutres.

Les lipides (graisses)

Les lipides sont indispensables à notre vie. Avec les glucides, ils sont notre principale source d'énergie, qu'ils engrangent pour le long terme, avec une ration de survie pour les temps de famine, et nous servent d'isolant contre la chaleur. Nos capitons de graisse savent aussi protéger nos organes internes des vibrations et des secousses.

Quand nous consommons des graisses alimentaires, nous absorbons en même temps des vitamines A, D, E et K, des vitamines liposolubles de première importance qui ne passent dans le sang qu'en présence de graisse. Quand on mange des concombres ou des tomates « sans rien », ces vitamines ne sont pas absorbées. En salade avec un peu d'huile, ça change tout.

Les composants des graisses — triglycérides, esters de cholestérol (association chimique entre une molécule de cholestérol et un acide gras) et lipides des membranes cellulaires — arrivent eux aussi jusqu'à l'intestin grêle. Sous l'action conjointe des mouvements digestifs et de l'acide biliaire, ils y sont émulsionnés, c'est-à-dire mélangés en fines gouttelettes graisseuses. Des enzymes du suc pancréatique décomposent les lipides en particules élémentaires — acides gras libres et cholestérol —, ensuite emballées dans des sortes de micronacelles de transport, les micelles, qui les conduisent dans les cellules de la muqueuse intestinale. Là, elles sont réassemblées et liées à des protéines de transport. Ces nouvelles configurations, appelées chylomicrons, naviguent alors sur les flots de la lymphe avant d'être finalement confiées au sang. Quand on a mangé du rôti de porc ou de l'oie bien grasse, il y a de telles quantités de ces chylomicrons dans le sang que le plasma, le liquide de base du sang, prend une couleur trouble et laiteuse.

Les lipides à chaîne courte et moyenne, tels qu'on les trouve dans l'huile de noix de coco, par exemple, peuvent entrer dans les cellules intestinales sans avoir été emballés ni transportés par les micelles, et leurs acides gras arrivent dans le sang sous forme pure. Avant que les composants lipidiques décomposés et réassemblés soient accueillis et emprisonnés au fond des tissus comme graisse de stockage, ils doivent subir une nouvelle fois ce processus de décomposition-recomposition à l'intérieur des cellules.

Dans notre peau, ces composants lipidiques sont recyclés de plusieurs façons. Associés aux protéines, ils forment notre barrière protectrice, construisent nos membranes cellulaires et participent à la réaction inflammatoire. Les lipides entrent dans la composition de cette crème corporelle endogène qu'est le sébum et dans celle de la barrière lipidique. Le cholestérol, que nous absorbons mais que nous pouvons également fabriquer nous-mêmes, est lui aussi intégré dans les membranes des cellules cutanées. Il joue un rôle important dans la synthèse de la vitamine D3 et dans celle de nombreuses hormones (le cortisol par exemple) qui aident la peau à bien remplir ses fonctions.

Les lipides sont par ailleurs bien utiles pour perdre du poids. Ils rassasient plus longtemps et sont un important exhausteur de goût qui donne à la nourriture sa dimension de plaisir. Mais attention, seuls les lipides ayant une haute valeur nutritive, avec une forte densité de micronutriments, sont réellement bons pour la santé. Les graisses non raffinées et non transformées industriellement que l'on trouve dans le colza, la noix de coco, les graines de lin, les fruits à coque, l'avocat et les poissons gras sont le *nec plus ultra* des graisses alimentaires.

On se méfie toujours des fruits à coque parce qu'ils sont riches en calories. En réalité, nous ne les utilisons pas toutes. Les fruits oléagineux qui ne sont pas intégralement broyés par les dents ne peuvent être traités en totalité par l'appareil digestif, si bien qu'une bonne partie prend la direction de la sortie et est éliminée sans avoir été digérée. Et, entre nous, avec toutes les noisettes qu'il mange, vous avez déjà vu un écureuil obèse ?

La consommation quotidienne de quelques fruits à coque est à recommander à quiconque n'y est pas allergique. Elle diminue le risque de maladies cardio-vasculaires, de cancers et d'inflammation des organes. L'espérance de vie augmente, et la peau reste plus jeune, ce qui est dû à la combinaison unique d'acides gras non saturés, de minéraux, de fibres, de vitamines et de phytonutriments.

Ne diabolisons pas non plus le beurre et la crème, en petites quantités. Un régime pauvre en graisses n'est pas efficace puisqu'en fin de compte le candidat au régime mange davantage, vu que sans graisse dans la nourriture il ne se sent jamais vraiment rassasié. Sans cet exhausteur de goût qu'est le gras, tout semble insipide et fade, ce qui n'encourage pas vraiment à poursuivre l'effort. Surtout, dans de nombreux produits industriels qui axent leur publicité sur un faible taux de matières grasses, le gras est compensé par un ajout de glucides. Adieu l'effet minceur escompté !

MICRONUTRIMENTS : LE RÉGLAGE DE PRÉCISION DU MÉTABOLISME

Aujourd'hui, les gens vivent certes plus longtemps, mais pas toujours en meilleure santé. Sur le plan de la génétique, de la biochimie et de la physiologie, nous ne nous distinguons pas de nos ancêtres de l'âge de pierre. Sur celui des menus, si. L'homme préhistorique mangeait des protéines hautement énergétiques, beaucoup d'acides gras insaturés et très peu de saturés, beaucoup de fibres aussi ; l'absorption des glucides était donc lente et équilibrée. Les aliments étaient riches en éléments nutritifs et en phytonutriments. En comparaison de notre nourriture industrielle actuelle, celle de l'âge de pierre – qui revient à la mode avec le régime paléo – cachait de vrais trésors de vitalité et de prévention, puisqu'elle était trois fois plus riche en vitamines et deux fois plus riche en minéraux qu'aujourd'hui. Nous ne faisons mieux que sur un point : les calories.

Riche en calcium et en potassium, l'alimentation de nos ancêtres était moins acide, et la viande musculeuse des bêtes sauvages contenait beaucoup d'acides gras oméga-3. Dans nos élevages de masse, la viande des animaux contient parfois plus de 30 % de graisses et aucun oméga-3. Près de 70 % de nos aliments sont des produits transformés, raffinés, chauffés, avec des ajouts de colorants, de conservateurs et d'exhausteurs de goût. Le pain et les produits de boulangerie ne contiennent pour la plupart que des farines blanches raffinées, et trop peu de fibres.

La situation est paradoxale : nous vivons dans une société de surabondance et il manque à notre nourriture quelque chose d'essentiel, les micronutriments, qui font du bien à notre organisme et dont il a absolument besoin. La carence en micronutriments a des conséquences sur notre santé, car elle entraîne entre autres le vieillissement prématuré des cellules, ainsi que des altérations cellulaires et génétiques. Tous nos organes sont affectés, mais cela se voit surtout sur la peau, qui se relâche, se ride et développe aussi plus facilement des cancers.

Que les micronutriments soient d'une très haute importance, c'est incontestable, mais médecins et praticiens de toutes sortes débattent toujours la question de nos besoins journaliers en la matière et de leur couverture optimale. Commençons donc par examiner d'un peu plus près ces micronutriments : ce sont des substances dont notre corps a besoin alors que, contrairement aux macronutriments, elles ne lui fournissent aucune énergie. Nombre de processus métaboliques seraient toutefois impossibles sans les micronutriments. Parmi eux, on compte en premier lieu les vitamines, les minéraux, les oligoéléments, les phyto-nutriments et les acides gras essentiels.

Les vitamines

Nous devons trouver les vitamines dans les aliments, car notre organisme ne les produit pas lui-même, ou les produit en quantité insuffisante. Elles lui servent de biocatalyseurs et de régulateurs du métabolisme.

Une peau saine exige un bon équilibre entre toutes les vitamines. Celles qui sont particulièrement importantes sont la vitamine D, comme indiqué précédemment, les vitamines A, C et E, particulièrement prisées des adeptes des soins anti-âge sous forme de crèmes ou de gélules, et le grand groupe des vitamines B, auquel se rattachent aussi la biotine et l'acide folique. Les vitamines B sont souvent absorbées sous forme de compléments alimentaires. On les conseillera, non de manière systématique, mais uniquement lorsqu'il y a des symptômes de carence dans le sang et l'organisme. Sur la peau, un manque de vitamine B se reconnaît à une bouche aux commissures fendillées, des lèvres enflammées, une langue qui brûle, une dermite séborrhéique sur le visage, la tête ou les oreilles, ainsi qu'à des inflammations cutanées, une peau rugueuse, des cheveux qui tombent, des ongles cassants et des infections cutanées.

Les végétaliens ont particulièrement tendance à avoir des carences en vitamine B12, laquelle peut être stockée dans les organismes animaux, mais n'est quasiment pas présente dans les végétaux. L'alimentation d'origine animale est donc notre source principale de vitamine B12. Les omnivores n'ont en général aucun déficit à craindre, et les végétariens ont au moins l'apport des œufs et des produits laitiers. Les végétaliens, eux, sont obligés de recourir aux compléments alimentaires. La choucroute fraîche et non pasteurisée, dans laquelle les bactéries produisent de la vitamine B12, peut être incluse dans la nourriture, mais son apport n'est pas assez fiable.

Les personnes qui souffrent de gastrite ont également des difficultés à assimiler la vitamine B12 en quantité suffisante. L'inflammation de la muqueuse gastrique les prive d'importants éléments de protection et de transport de cette vitamine. Dans les cas sévères, elle doit être administrée par injections.

Le manque de vitamine B12 a de sérieuses conséquences pour la santé : anémie, crevasses et eczémas, modifications des muqueuses comme dans la glossite (langue lisse, d'un rouge brillant), chute des cheveux et lésions nerveuses qui peuvent se traduire par des fourmillements, une surdité, des douleurs, voire une marche incertaine.

Les compléments alimentaires

Les vitamines ingérées sous forme de compléments alimentaires ne sont qu'un second choix. Ces produits ne proposent que des extraits séparés et non le cocktail varié de la nature qui réunit divers micronutriments sous la meilleure forme possible. C'est malgré tout une solution de remplacement lorsqu'on ne peut se nourrir de manière équilibrée et naturelle pendant un temps. À une époque d'industrialisation croissante de l'agriculture et d'usage massif de produits phytosanitaires du fait de l'appauvrissement des sols, ce n'est pas si aberrant. Peu de produits sont encore à l'état naturel, même ceux qui n'ont pas été raffinés.

Les compléments alimentaires peuvent aussi avoir leur intérêt lorsque des carences ont été détectées dans le sang à la suite d'une maladie. Absorber aveuglément des vitamines ou des oligo-éléments sans analyse de sang préalable n'est pas forcément judicieux, le mieux étant souvent l'ennemi du bien.

Le monde médical est très divisé au sujet des compléments alimentaires. Il y a les pour, les contre et les mitigés... et des études favorables à chaque point de vue. On y lit régulièrement des conclusions inquiétantes : la prise de vitamine E à haute dose favoriserait le développement d'affections cardio-vasculaires mortelles ; l'excès de vitamine B12 ferait prospérer les boutons d'acné ; le bêta-carotène administré aux fumeurs pourrait accroître le risque de cancer du poumon... Des études ont été menées sur des sportifs soumis à beaucoup de stress oxydatif, mais chez qui un entraînement régulier avait permis de booster les brigades de protection endogènes. La prise de vitamines en complément a détruit ce mécanisme d'autostimulation.

Une chose est sûre : une alimentation riche en vitamines maintient jeune et prévient le cancer. Est-ce que ça marche aussi avec les vitamines issues des compléments alimentaires ? Les avis sont partagés. Il existe encore trop peu de conclusions fiables sur la pertinence et surtout sur le dosage de ces produits.

Une analyse des taux sanguins fournira sûrement un bon point de repère et aidera à se décider, pour ou contre. Le généraliste devrait lui aussi vérifier qu'il n'y a pas d'autres facteurs de stress (éventuellement une maladie) qui justifient la prise de vitamines supplémentaires ou qui s'y opposent plutôt (certains médicaments, par exemple). On tire un meilleur profit des vitamines lorsqu'elles compensent une carence avérée.

Stress oxydatif et antioxydants

Vieillissement, développement d'un cancer et état inflammatoire — ces trois chantiers sont liés de près au stress oxydatif. N'imaginez pas un manager stressé en vacances au bord de la mer qui aurait soudain respiré trop d'oxygène. Non. Il s'agit d'une réaction chimique des tissus en réponse à l'agression des radicaux libres de l'oxygène, les bandits manchots présentés page 135. Le stress oxydatif détériore les tissus et les cellules.

Nous sommes soumis à ces oxydants pernicieux qui nous agressent du matin au soir par le seul fait que nous vivons. Donc même quand nous nous brossons les dents, nous curons le nez ou dormons. Le soleil, le tabagisme, les inflammations et le sport favorisent leur développement. Ça, c'est la mauvaise nouvelle. La bonne, c'est que notre organisme n'est pas sans défense face à ces assaillants. Il leur oppose des unités de combat maison, sorties des rangs des enzymes et autres substances qui, unissant leurs forces, foncent sur les bandits manchots et les neutralisent. Autre bonne nouvelle : tous ceux qui pratiquent un sport régulièrement augmentent considérablement la force de frappe des vaillants combattants de cette armée défensive propre à leur organisme, les enzymes réparatrices et les antioxydants. Ces anti-radicaux libres se baladent dans tout l'organisme, toujours en quête de lésions à réparer. Nombre d'entre eux sont fabriqués par notre corps en permanence et à profusion.

Parmi les produits marquants de notre métabolisme, citons le glutathion, l'acide urique, la bilirubine, la mélatonine, la coenzyme Q10. Cette dernière, notre corps en produit généralement en quantité suffisante ; un apport extérieur sous forme de crème ou de pilules n'est donc indiqué que dans les cas exceptionnels — maladie grave ou organisme fortement sollicité —, et certainement pas de manière systématique comme le suggèrent les publicités qui en font une fontaine de jouvence en puissance.

Notre corps a beau assurer en matière d'antioxydants, il ne peut pas tout faire. Si on arrive à en puiser une dose supplémentaire dans l'alimentation, on reste visiblement jeune plus longtemps, on a moins de rides, moins de risques de cancer et d'autres maladies organiques, comme l'artériosclérose, l'inflammation de la thyroïde, les rhumatismes ou les maladies nerveuses.

Cette rallonge d'antioxydants, on la tirera de préférence d'une alimentation végétale non transformée, afin d'en profiter à plusieurs niveaux. Les aliments « tout en un », tels que les légumes colorés, les fruits, les fruits à coque, les jeunes pousses, les graines, les herbes aromatiques et les céréales complètes renferment un cocktail varié de vitamines, de phytonutriments et de fibres. On a là toutes les bonnes choses d'un coup, et il n'a pas fallu longtemps pour que naisse le dernier concept tendance de « superaliment ». Le vrai superaliment peut très bien être une production locale, pas besoin que ce soit un produit exotique d'importation, souvent chargé en métaux lourds et pesticides qui plus est.

Une nourriture riche en micronutriments est tout le contraire du fast-food. En restauration rapide, la cuisine est certes très concentrée en macronutriments, essentiellement lipides et glucides, mais, pour le reste, c'est le grand vide.

Manger en couleurs

Dans la famille des antioxydants, à côté des vitamines, on trouve aussi les phytonutriments. Ils sont présents dans tous les aliments végétaux, y compris le thé, le café et le vin. Les phytonutriments remplissent plusieurs fonctions en même temps. Ils confèrent à la plante sa couleur, son goût et certaines fonctions qui la protègent. Contre les stimuli nocifs de la lumière UV par exemple, mais aussi contre les bactéries, la pourriture et les prédateurs. En absorbant des phytonutriments, nous profitons de leurs vertus protectrices au même titre que la plante elle-même. Les tanins, ceux du thé noir par exemple, sont utilisés en naturopathie pour calmer les plaies ou les inflammations locales des muqueuses et de la peau. Une méthode très efficace et sans risque.

Voici un aperçu rapide des couleurs bonnes pour la santé dans le monde végétal. En tête, les caroténoïdes, présents dans les fruits et les légumes jaunes, orange et rouges. On trouve dans la nature plus de 600 caroténoïdes, dont une cinquantaine produisent de la provitamine A. Pour notre peau, le bêta-carotène et le lycopène sont des supersubstances : une seule et unique molécule est capable de neutraliser d'un seul coup plus de 1 000 oxydants agressifs. Dans notre organisme, le bêta-carotène se transforme en vitamine A. C'est important pour notre système immunitaire, pour la prévention des cancers, la croissance cellulaire et la régénération de la peau, et aussi pour nos yeux. En ce qui concerne le lycopène, voici le tuyau suprême : mangez du concentré de tomates ! Il envoie au tapis toutes les crèmes de luxe. Vraiment toutes ! Le jus de tomate aussi est formidable, et si l'on y ajoute une goutte d'huile, on améliore la résorption dans l'intestin de la vitamine A liposoluble. Le lycopène est un traitement préventif efficace contre les rides, il protège des effets nocifs du soleil sur la peau et il est bon aussi contre l'infarctus du myocarde, les cancers du sein, de l'estomac, de l'intestin et de la prostate, ainsi que contre les maladies dégénératives des yeux.

L'autre couleur particulièrement bénéfique, c'est la chlorophylle verte, que l'on trouve par exemple dans les épinards, la salade, le brocoli, le persil et le blé en herbe. Viennent ensuite les flavonoïdes jaunes, contenus dans le thé vert, les agrumes, les baies, les oignons, l'aubépine et le chocolat noir, et aussi les anthocyanes bleues du raisin noir, du vin rouge, du chou rouge, de l'aubergine, des cerises et des myrtilles. Avec toutes ces couleurs, mêlées et mélangées de préférence, le jardin de la nature nous fournit tout ce que peuvent désirer et le palais et la peau.

Si en plus on fait du sport, si on dort suffisamment et si on se réserve de vrais moments de détente dans son emploi du temps, on augmente considérablement ses chances de vivre en bonne santé, débordant de jeunesse et de vitalité !

Les oligoéléments

Les oligoéléments sont des minéraux essentiels à notre organisme, mais en très faible quantité seulement. Ils font partie des micronutriments. Un manque d'oligoéléments peut être source de maladies. Comme toujours, tout est question de dosage. Un excès peut aussi causer des dégâts. Si nous manquons d'oligoéléments, c'est une fois de plus à cause de nos habitudes alimentaires. Voici, présentés rapidement, quelques-uns des oligoéléments les plus importants pour avoir une peau en bonne santé.

Le sélénium : c'est un puissant antioxydant qui protège les cellules ; il a une action importante sur la peau, les cheveux, les ongles et la thyroïde. On l'administre de façon ciblée aux innombrables malades atteints d'une thyroïdite de Hashimoto. Une thyroïde malade, c'est aussi une peau malade. Et, messieurs, attention : le sélénium est un composant du sperme et joue un rôle dans la fertilité masculine. Les praticiens en médecine douce, quant à eux, prescrivent le sélénium pour éliminer les métaux lourds ; on lui prête également des effets préventifs contre le cancer.

On trouve du sélénium en grande quantité dans la noix du Brésil et la noix de coco, mais aussi dans le chou et le brocoli, les oignons et l'ail, les champignons, les asperges et les légumes secs, comme les lentilles. La nourriture des animaux d'élevage est souvent enrichie en sélénium, de sorte qu'on peut aussi absorber cet oligoélément via la viande, le poisson et les œufs.

Le zinc : le zinc est un oligoélément très répandu dans notre organisme. Il seconde plus de 300 enzymes dans leur tâche quotidienne. Les enzymes sont des biocatalyseurs composés de protéines qui accompagnent et régulent certaines réactions chimiques du métabolisme. Le zinc participe à d'innombrables processus de l'organisme et de la peau, notamment à la constitution du matériel héréditaire composant l'ADN, à la production de protéines et à la division cellulaire dans la peau, les ongles et les cheveux. Il aide la peau à se kératiniser et à construire sa barrière protectrice, il donne de la vigueur aux cheveux. Il soutient la cicatrisation et les défenses immunitaires. C'est aussi un antioxydant efficace contre l'hyperactivité hormonale masculine, les bactéries et les virus herpétiques. Les dermatologues le prescrivent donc avec succès, en pommade ou en comprimé, en cas d'inflammations cutanées, d'infections, d'acné et de chute des cheveux.

Une carence en zinc a de très fortes répercussions sur la peau, les muqueuses, les cheveux et les ongles. S'il est mal absorbé par l'intestin, les zones les plus touchées en dehors des doigts et des ongles sont les ouvertures corporelles : bouche, anus, narines. Cela se traduit par la chute des cheveux, des ongles cassants, des eczémas cutanés, des commissures de lèvres fissurées, des aphtes douloureux, une tendance aux verrues et aux mycoses des pieds. Troubles de l'érection, baisse de la libido et fatigue sont d'autres symptômes désagréables d'un manque de zinc. On peut rétablir l'équilibre par l'alimentation en consommant des abats, de la viande, du lait, du fromage et des œufs, mais aussi des fruits à coque, des céréales complètes et des coquillages.

Outre les symptômes mentionnés, une analyse de sang peut permettre de détecter une carence en zinc, ce qui est judicieux quand un patient vient consulter après un premier diagnostic incertain. Je reçois par exemple souvent des enfants chez qui le pédiatre a traité par des crèmes de soin et des pommades à la cortisone un eczéma atopique supposé. L'analyse de sang révèle parfois la cause réelle des lésions cutanées : eczéma dû à une carence en zinc. Au bout de trois semaines de supplémentation, la peau guérit. Les eczémas allergiques, eux aussi, tirent profit d'un apport de zinc. Il faut néanmoins être prudent avec les traitements de longue durée. Le zinc fait baisser le taux de cuivre, le traitement devrait donc ne pas dépasser trois mois d'affilée, et s'accompagner d'un bilan sanguin régulier.

Le cuivre : le cuivre est le collaborateur indispensable de nombreuses enzymes. Côté peau, il est nécessaire à la solidité, la fermeté et l'élasticité de notre tissu conjonctif, à la synthèse de la mélanine, à la détoxication des radicaux libres, à la production de neurotransmetteurs qui régulent aussi l'irrigation cutanée et, enfin, à l'expression des gènes. On trouve du cuivre essentiellement dans les céréales et les légumes secs.

Le silicium : considéré comme un super-micronutriment lui aussi, le silicium est, en concentration, le troisième oligoélément de notre organisme, juste après le fer et le zinc. Dans la peau, il sert à stabiliser la kératine et les briques de la barrière cutanée, il contribue à renforcer ongles et cheveux, et à épaissir la tige pilaire. Le silicium s'intègre au tissu conjonctif, dont l'état est déterminant pour la fermeté de notre peau et pour notre silhouette. Il agit aussi dans une certaine mesure sur les rides, la cellulite et les vergetures.

Il y a beaucoup de silicium dans les haricots verts, les céréales (surtout le millet), la bière et l'eau minérale. Il existe en complément alimentaire sous plusieurs formes solubles dans l'eau : acide silicique, silice et silicates.

Le fer : chacun le sait, le fer est nécessaire au transport de l'oxygène et à la formation de l'hémoglobine qui colore le sang en rouge. Quand on manque de fer, on n'est pas seulement pâle, fatigué et sujet aux infections, on perd ses cheveux, on a les ongles cassants, un relâchement des tissus conjonctifs, les commissures des lèvres fendillées, voire une glossite (langue lisse, d'un rouge brillant). Le manque de fer est assez fréquent, surtout chez les femmes aux règles abondantes, dans les cas d'hémorragies gastro-intestinales ou d'inflammations chroniques, mais aussi quand on boit trop de café et de thé noir, qui bloquent l'assimilation du fer. L'absorption du fer contenu dans les aliments est améliorée par la présence de vitamine C, ce que l'on peut obtenir avec quelques gorgées de jus d'orange. On trouve beaucoup de fer dans le foie, la viande, les œufs, les girolles, les herbes aromatiques, le millet, le sésame, les légumes secs, les graines de lin, le cacao... Celui que notre organisme transforme le mieux, c'est le fer d'origine animale.

Les acides gras

Tout le monde aujourd'hui parle des acides gras, mais bien peu savent de quoi il retourne au juste. Comblons vite cette lacune, car ces acides gras sont « essentiels » pour notre peau. Les acides gras polyinsaturés à chaîne longue, que l'organisme, incapable de fabriquer lui-même, doit absorber via l'alimentation sont particulièrement importants contre les inflammations cutanées, tels l'eczéma atopique et le psoriasis. Ils participent à la construction de la barrière cutanée et protègent les chromosomes, le patrimoine génétique donc, d'un vieillissement trop rapide.

Mais procédons dans l'ordre : les graisses ont une consistance variable selon la température ambiante. Les graisses solides contiennent une forte proportion d'acides gras saturés à longue chaîne, alors que les huiles fluides renferment majoritairement des acides gras mono-insaturés et polyinsaturés. Les graisses

STRUCTURE MOLÉCULAIRE DES LIPIDES

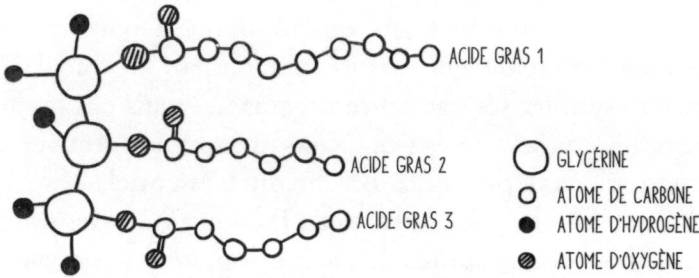

ACIDE GRAS 1

ACIDE GRAS 2

ACIDE GRAS 3

○ GLYCÉRINE
○ ATOME DE CARBONE
● ATOME D'HYDROGÈNE
◉ ATOME D'OXYGÈNE

végétales contiennent beaucoup d'acides gras insaturés et se présentent donc généralement sous forme d'huiles.

Les différentes graisses — et donc les acides gras correspondants — se distinguent par la longueur de leur chaîne. Les acides gras forment en fait une chaîne constituée uniquement d'atomes de carbone (C). Les acides gras à longue chaîne sont comme de longues queues constituées de chaînes de plus de douze atomes de carbone. Si trois d'entre eux se fixent sur une molécule de glycérine, ils forment avec elle ce que nous désignons sous les noms de graisse, de lipide ou de triglycéride, à cause des trois petites queues accrochées.

Les chaînes courtes ont moins de six atomes de carbone. Ce qui est amusant, c'est que les acides gras à chaîne courte sont producteurs d'arômes (les huiles essentielles employées comme parfum dans les cosmétiques). Au demeurant, les pets et les selles aussi dégagent cette puanteur d'acides gras à chaîne courte et autres gaz intestinaux (mélange de CO_2, de méthane, d'hydrogène, de sulfures et d'ammoniac) qui vient de la décomposition bactérienne des aliments.

Vous êtes-vous déjà demandé ce que signifient « saturé » et « insaturé » ? Voici une réponse rapide : entre les atomes de carbone à queue, il y a des liaisons à un bras ou à deux bras. Si les atomes se tiennent par deux bras, on appelle ça une liaison double. Une seule liaison double fait de la petite queue un acide gras mono-insaturé, plusieurs liaisons doubles donnent un acide gras polyinsaturé. Et quand il n'y a aucune liaison double, c'est un acide gras saturé. La plupart des acides gras peuvent être synthétisés par notre organisme, mais pas les acides gras oméga-3, ni les oméga-6. Nous devons les trouver dans l'alimentation, c'est pourquoi on les dit « essentiels ».

Le rôle que jouent pour notre peau les oméga-3 et les oméga-6 — acides gras polyinsaturés à chaîne longue — est énorme. Éléments constitutifs primordiaux de nos membranes cellulaires, ils participent à la constitution de la barrière cutanée et sont aussi très importants pour notre système immunitaire. Ils y font fonction de matière première pour les transmetteurs de la douleur et de l'inflammation.

Quand on en manque, on a tendance à avoir la peau sèche et squameuse, on est sujet à l'eczéma atopique et à d'autres maladies cutanées inflammatoires ou infectieuses, ainsi qu'à des problèmes d'irrigation sanguine et à des troubles de la sensibilité. Les études actuelles tendent à montrer que l'apparition des cancers cutanés serait freinée par les oméga-3, tandis qu'un excès d'oméga-6 les favoriserait plutôt. Dans la plupart des affections cutanées, on a donc tout intérêt à faire une analyse des acides gras dans le sang et à s'informer pour savoir quel aliment contient quel oméga.

Les oméga-6 (acide linoléique, acide arachidonique) développent dans l'organisme des transmetteurs qui stimulent l'inflammation, alors que ceux développés par les oméga-3 (acide alpha-linolénique, DHA, EPA) ont au contraire une action anti-inflammatoire. Les deux types d'acides gras se disputent la même place dans le processus de fabrication des transmetteurs. On a moins d'inflammations quand on consomme beaucoup d'oméga-3, parce qu'ils font reculer les oméga-6.

Dans notre pays, les oméga-6 ne sont pas une denrée rare, au contraire. Sous leur forme végétale (acide linoléique), on les trouve dans la plupart des huiles pour salades, comme l'huile de maïs, de carthame ou de tournesol ; sous leur forme animale (acide arachidonique), ils sont présents en assez grande quantité dans la viande, la charcuterie et le beurre.

À l'âge de pierre, le rapport entre oméga-3 et oméga-6 était équilibré, probablement de 1 pour 1. Au Japon, il est aujourd'hui de 1 pour 4, et les experts préconisent un maximum de 1 pour 5. Or, dans notre Occident « civilisé », il varie entre de barbares 1 pour 10 et 1 pour 20 au détriment des oméga-3, entraînant maladies de civilisation et inflammations des tissus. Les Inuits et les pêcheurs du Japon ou de Norvège ont aux alentours de 3 grammes d'acide arachidonique dans le sang, alors que les habitants des pays industrialisés, où l'on consomme bien trop de viande, en affichent une trentaine. Dans ces pays, rhumatismes, cancers et artériosclérose sont justement un problème majeur.

Si l'on veut éviter les gélules, on trouvera les précieux oméga-3 végétaux, tel l'acide alpha-linolénique, dans les huiles de lin et de colza, les graines de chia et de chanvre, ainsi que dans l'huile de noix. Notez que l'huile d'olive, que tout le monde aime tant, n'est pas une source importante d'oméga-3. Elle a néanmoins tellement d'autres effets positifs sur la santé qu'on ne saurait trop la recommander. C'est la source de lipides principale du fameux régime méditerranéen qui, selon les statistiques, augmente la durée de vie d'au moins deux ans.

D'autres fournisseurs d'oméga-3 sont les acides eicosa-pentaénoïque (EPA) et docosahexaénoïque (DHA) contenus dans les poissons gras. Leur pouvoir anti-inflammatoire et leurs effets bénéfiques sont supérieurs à ceux des oméga-3 d'origine végétale. Notre corps ne transforme que partiellement les oméga-3 végétaux en EPA et en DHA, aussi devrait-on manger des poissons gras deux fois par semaine (hareng, maquereau, saumon, thon et sardine, par exemple). Pour que ces poissons eux-mêmes soient riches en EPA et en DHA, encore faut-il qu'ils aient consommé beaucoup d'algues qui en contiennent, donc qu'ils soient si possible sauvages et non d'élevage.

Même remarque pour les œufs, autre source d'oméga-3 : seuls les œufs de poules heureuses élevées en liberté, au grain et à l'herbe, en contiennent suffisamment. Quelquefois, la nourriture des poules est enrichie en extraits d'algues ou en huile de poisson, ce qui fait remonter les taux de DHA et d'EPA.

Aujourd'hui hélas, les poissons sont souvent exposés à la pollution au méthylmercure, à la dioxine ou à d'autres liaisons dangereuses, ce qui explique le succès de l'huile de lin comme solution de remplacement végétale. Les graines de lin sont aussi fréquemment utilisées pour améliorer la digestion, or elles contiennent souvent trop de cadmium, présent dans les sols depuis la nuit des temps par suite de l'érosion des roches ou des éruptions volcaniques, sans compter les répercussions de l'exploitation minière, encore perceptibles après plus de cinq siècles. Même la production bio peut être concernée, vu l'imprégnation environnementale. Les autorités sanitaires recommandent donc de ne pas en consommer plus de 20 grammes par jour, soit environ 2 cuillerées à soupe. L'huile de lin pure est moins chargée, car le cadmium se dépose plutôt dans l'enveloppe des graines. L'huile de lin et, plus encore, l'huile de poisson aident réellement à se passer de médicaments et contribuent à améliorer la santé de manière globale et significative. On peut se procurer dans le commerce des huiles et des gélules certifiées non toxiques. Ça vaut la peine d'y regarder de près pour acheter en connaissance de cause.

12 LES EFFETS DE L'ALIMENTATION ET DU MODE DE VIE MODERNE

La question revient régulièrement : un régime végétarien ou végétalien ne serait-il pas le bon choix ? Les végétaliens ne mangent que des produits végétaux ; ils ne consomment ni viande ni produits animaux, comme les œufs ou le lait. Les végétariens, eux, renoncent à la viande et au poisson, mais ne refusent ni les œufs ni les produits laitiers.

Un coup d'œil sur nos dents aidera à répondre à cette question : les félins ont des crocs et des dents carnassières qui leur servent à saisir leur proie, puis à en ronger la chair jusqu'aux os. Les vaches ont essentiellement des molaires, avec lesquelles elles peuvent broyer les végétaux. Nous, nous avons une dentition mixte, faite de molaires (au fond), d'incisives (devant) et de canines (sur les côtés). À en juger par notre mâchoire, la nature a donc prévu pour nous une alimentation mixte, comme les sangliers, auxquels nous sommes apparentés sur ce point. On peut donc tout à fait manger un morceau de viande de temps en temps, si l'on évite les excès que certains commettent.

C'est un fait que les végétaliens et les végétariens vivent en général de manière plus consciente, qu'ils fument moins et sont plus attentifs à leur corps. Ils se nourrissent d'aliments sains, riches en fibres et en substances végétales, et sont donc moins exposés aux maladies de civilisation. Ils ont moins de surcharge pondérale, un taux de graisse et de cholestérol excellent, et souffrent plus rarement de diabète, de maladies cardio-vasculaires, de cancer de l'intestin et de démence. En revanche, ils ont plus souvent de l'ostéoporose, de l'eczéma, de la sécheresse cutanée, les cheveux qui tombent, les ongles cassants et des lésions aux commissures des lèvres (perlèche), ainsi que sur les muqueuses.

Chez les végétaliens, cela s'explique par le manque de calcium, oligoélément que l'on puise généralement dans les produits laitiers ainsi que dans les oméga-3 du poisson ; ces derniers ne peuvent être compensés que partiellement par l'acide linolénique, leur précurseur végétal, parce que notre organisme ne sait pas le transformer intégralement, comme nous l'avons déjà vu précédemment. Souvent, les végétaliens ont aussi des carences en vitamine D, celle que l'on trouve dans les poissons de mer, les œufs et le lait, car ni les autres aliments qui en contiennent, avocats, chanterelles et champignons de Paris, ni l'exposition au soleil n'en fournissent suffisamment. Les carences en zinc et en fer sont un autre problème spécifique des végétaliens, le fer contenu dans les végétaux étant nettement moins bien assimilé par l'organisme humain que le fer des produits animaux.

On le voit, tout est question d'équilibre et de mesure. Tout a des conséquences, le manque de diversification aussi bien que les excès. Dans certains cas, les répercussions sur la peau sont immédiates ; dans d'autres, le dermatologue ne peut faire que des suppositions, car les manifestations cutanées résultent toujours de plusieurs facteurs : la génétique, l'environnement, le mode de vie (stress), le psychisme et l'alimentation. Un aspect important de la génétique, que la recherche commence tout juste à étudier, est l'épigénétique.

Elle décrit la façon dont notre patrimoine génétique peut être modifié par des facteurs et des influences extérieurs. Cela explique pourquoi des créatures génétiquement identiques peuvent développer des caractéristiques visuelles différentes, comme la couleur de cheveux ou la taille, mais aussi des maladies différentes. Par exemple, si l'on donne de la vitamine B9 (acide folique) à des souris clonées, la couleur de leur poil et leur corpulence changent complètement. Elles prennent un tout autre aspect, alors que leur patrimoine génétique est resté le même.

Les premiers facteurs d'influence importants sur nos gènes ont déjà été découverts. Grandir à la ville ou à la campagne joue un rôle dans le développement de l'asthme et des allergies. Les médicaments et les aliments interviennent aussi, tout comme la ménagerie de bactéries que nous trimballons en nous et sur nous : tous ces éléments ont prise sur notre patrimoine génétique et manipulent tout ce qu'ils peuvent. Une chose est préoccupante en l'occurrence : le père et la mère transmettent des informations épigénétiques à l'enfant dès avant sa naissance. Leur mode de vie agit directement sur les commutateurs génétiques du bébé. Il y a quand même une bonne raison de se réjouir : les constellations génétiques défavorables ne sont pas synonymes de destin irréversible. Un mode de vie raisonnable et une alimentation saine peuvent tout à fait influencer le prétendu destin génétique. De la même façon, une vie désordonnée et déraisonnable peut aggraver une programmation pas très bonne au départ, ou bien bousiller un bon capital génétique.

ACNÉ ET BOUTONS

Dans les pays occidentaux, 80 % des jeunes ont tendance à avoir de l'acné. Pour mémoire, il s'agit là d'une hyperactivité des glandes sébacées, d'une kératinisation trop forte des pores et d'une multiplication des bactéries de l'acné. Les glandes sébacées sont surstimulées par plusieurs facteurs, tels que les hormones, la croissance et certains composants des aliments.

Même si la plupart des gens ont en tête l'idée que l'acné est un truc typique de la puberté, il est pourtant frappant que bon nombre d'adultes souffrent encore d'acné alors que leur puberté est révolue depuis belle lurette. Il est donc important, quand il est question d'acné, de ne pas parler que des glandes sébacées mais aussi de l'alimentation. L'acné est une maladie de civilisation, le symptôme d'une génération élevée aux produits laitiers à gogo et au *latte macchiato*.

Des chercheurs ont constaté récemment que ce petit dopage quotidien au lait fait grossir les glandes sébacées, favorise les inflammations et augmente le risque de diabète, de démence et possiblement aussi de cancer (celui de la prostate en tout cas).

Le lait n'est pas un aliment banal, il est chargé d'une mission biologique. Il renferme des signaux qui déclenchent la croissance après la naissance, chez l'homme comme chez l'animal, or celle-ci est terminée à l'âge adulte. Les chercheurs estiment donc de plus en plus que de grandes quantités de lait dans cette tranche d'âge sont nocives, bien que le lait soit un précieux pourvoyeur d'acides aminés essentiels. Hélas, ceux-ci stimulent une hormone qui favorise la croissance des cellules jusqu'à la prolifération tumorale.

Ce facteur de croissance 1 analogue à l'insuline (IGF-1) présent dans le sang est, outre les hormones masculines, un important déclencheur d'acné : après la puberté, normalement, cette substance se réduit à nouveau, ce qui pourrait expliquer pourquoi l'acné disparaît alors, bien que les quantités d'hormones masculines à l'âge adulte restent aussi élevées. Il est néanmoins prouvé que les adultes qui ont encore de l'acné ou commencent à en développer une ont un taux élevé d'IGF-1 dans le sang. Ce transmetteur augmente la production sébacée et fait proliférer à tout va dans les pores la bactérie lipophile *Propionibacterium acnes* : c'est le début des comédons et de l'inflammation.

Par ailleurs, le lait frais contient un transmetteur génétique dont le rôle est de faire passer de la vache au veau des informations sur la croissance, ce qui est la raison d'être du lait de vache ! Il s'agit de microARN (acides ribonucléiques), capables de réguler et de modifier les gènes. Ces microrégulateurs sont si petits qu'ils sont comparables à des nanoparticules. Quelques chiffres pour mieux se les représenter : 1 nanomètre vaut 1 millionième de millimètre. Le rapport est le même entre une nanoparticule et un ballon de football qu'entre un ballon de football et le globe terrestre. Un cheveu a une épaisseur d'environ 100 000 nanomètres. La taille des bactéries va de 1 000 à 10 000 nanomètres ; les virus peuvent faire moins de

100 nanomètres, soit la taille d'une particule d'ARN manipulatrice de gènes contenue dans le lait.

Dame Nature n'a pas vraiment prévu le lait de vache pour l'être humain, et encore moins en grandes quantités. Selon les toutes dernières recherches, nous ingérons avec le lait frais environ 245 transmetteurs propres aux bovins, qui peuvent agir sur plus de 11 000 gènes humains. Des études récentes montrent que cette manipulation va de pair avec une prolifération excessive des tissus, un risque accru de cancer et de diabète, une accélération du processus de vieillissement et une surcharge pondérale. Même le lait pasteurisé contient encore des quantités non négligeables de microARN bioactifs.

Il y a cependant autant d'études qui attestent les bienfaits du lait, car il est aussi une bonne source de calcium et de protéines, et pourrait protéger du cancer de l'intestin. Pour autant, des conclusions mettent en garde : à l'heure actuelle, des quantités de lait quotidiennes inférieures à 20 centilitres pour les adultes et à 50 centilitres au maximum pour les enfants en phase de croissance semblent acceptables. Les limites supérieures ne peuvent encore être fixées avec certitude, mais les spécialistes sont unanimes : un adulte qui consomme 1 litre de lait par jour est en surdose et s'expose à des dégâts à long terme. Toujours selon Paracelse et ici aussi, c'est la dose qui fait le poison. Cela se voit bien d'ailleurs chez les culturistes, qui carburent aux cocktails protéinés — caséine et protéine de lait, souvent avec beaucoup de lait — pour prendre du muscle. Dans la foulée, on peut le constater de visu, ils prennent aussi des boutons. Même avec du lait sans lactose.

À ce propos, certaines personnes ne peuvent digérer le lactose sous forme de sucres simples du fait d'un déficit ou d'une diminution naturelle de la lactase, l'enzyme qui le dégrade. Quand le lactose commence à fermenter dans l'intestin, elles ont donc très vite des maux de ventre, des ballonnements ou de la diarrhée et achètent alors du lait sans lactose. La mode se répand, et pas seulement chez les vrais intolérants. Une autre bonne solution pour la santé des accros au lait serait de passer aux « laits » d'avoine, d'amande, de riz, de coco ou de soja.

Les produits laitiers fermentés sont nettement moins sujets à caution ; néanmoins, la consommation de fromage a, au cours des dernières décennies, quintuplé, parallèlement à l'augmentation des maladies de civilisation. Un rapport entre les deux n'est pas exclu, mais les produits laitiers fermentés, comme le yaourt, le kéfir ou le lait ribot, contiennent moins de lactose pro-inflammatoire et regorgent d'organismes vivants qui font du bien à notre intestin.

LES MATIÈRES GRASSES INDUSTRIELLES : DANGER DE MORT !

Concernant l'acné (et quantité de maladies de civilisation), la science a découvert un autre malfaiteur de taille : les acides gras trans. Mauvais et nocifs, ils se trouvent surtout dans les graisses durcies industriellement, comme les matières grasses alimentaires utilisées dans les fast-foods, certaines pâtes à tartiner à la noisette, les chips, les frites, les pizzas toutes faites et les gâteaux industriels, pour ne citer que quelques aliments. Les acides gras trans accroissent le risque d'infarctus et d'AVC, augmentent la tension artérielle et sont la cause de cancers, de diabète de type 2, de vieillissement cutané précoce et d'allergies. Ils provoquent de l'acné, car ils stimulent la production sébacée et la kératinisation des pores, qui sont ainsi rapidement bouchés. Aux États-Unis, les acides gras trans sont désormais interdits dans les produits alimentaires.

Ces acides insaturés se distinguent chimiquement des acides gras insaturés sains et normaux : en un endroit de la chaîne, leurs petites pattes de liaison sont fixées sur des côtés opposés au lieu de se trouver du même côté.

Les acides gras trans se forment lors du durcissement chimique des huiles ou lorsque l'huile alimentaire commence à brûler et à dégager de la fumée. Une huile de cuisson doit donc absolument supporter d'être chauffée, comme l'huile de coco, l'huile de colza ou l'huile de tournesol. L'huile d'olive n'est adaptée à la cuisson que si elle est raffinée, car alors elle supporte des températures élevées. En revanche, l'huile d'olive vierge pressée à froid ne s'y prête guère ; elle commence à fumer à des températures relativement basses, formant des acides gras trans mauvais pour la santé et perdant en plus ses bons ingrédients. Gardez-la plutôt pour assaisonner vos salades.

Dans la nature, les acides gras trans n'apparaissent qu'en très petites quantités dans la panse des ruminants, où ils se forment sous l'influence des bactéries. Par conséquent, on en

STRUCTURES DES ACIDES GRAS CIS ET TRANS

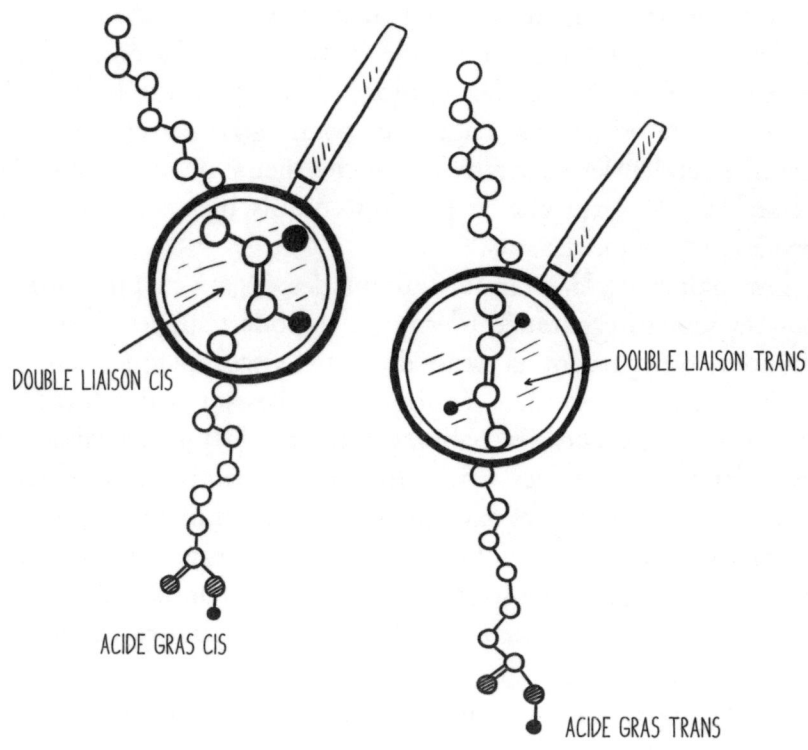

DOUBLE LIAISON CIS

DOUBLE LIAISON TRANS

ACIDE GRAS CIS

ACIDE GRAS TRANS

trouve des traces dans le lait et les produits laitiers, dans le gras des ruminants, et donc dans la charcuterie et certains produits carnés, mais ces quantités ne sont pas considérées comme problématiques.

Quand, souffrant d'acné, on arrive à se nourrir sainement, avec beaucoup de légumes, de céréales, de fruits à coque, de jeunes pousses, de poisson bio sans toxines et de fruits, en évitant les acides gras trans, la farine blanche, le sucre et le lait en grandes quantités, on voit l'état de sa peau s'améliorer en l'espace de quelques semaines.

PLAISIR OU POISON ?

Il faudrait éviter aussi cigarettes et joints. Bien sûr, les cigarettes ne sont pas vraiment un aliment, mais c'est un poison dont on se délecte et qui a une multitude d'effets secondaires.

Le plus souvent, le dermatologue reconnaît un fumeur à sa peau. Elle est moins irriguée et paraît grise et terne, car la nicotine rétrécit les vaisseaux et bouche même de façon durable les artères, de sorte que la peau est moins bien alimentée en oxygène et en nutriments.

Les toxines de la cigarette causant des dégâts en profondeur dans la structure cutanée (derme et hypoderme), les fibres de maintien qui gardent la peau de notre visage plaquée sur les os du crâne se distendent énormément. Les joues des fumeurs s'affaissent plus vite, les babines pendent, le pli nasolabial se creuse et s'accentue, des stries profondes apparaissent au-dessus de la lèvre supérieure et rayonnent peu élégamment autour du vermillon des lèvres. La peau devient plus fine, du fait que les fibres de collagène sont détruites, et le contour des yeux s'orne de cernes gris-bleu, qui laissent transparaître ce qui se passe en dessous.

La cigarette peut accentuer l'inflammation des comédons et leur évolution en boutons d'acné. On est sûr aussi de son influence néfaste sur les follicules pileux et les glandes des aisselles, de la zone génito-anale et de l'aine, où se développe parfois ce qu'on appelle une acné inversée (ou hidrosadénite, ou maladie de Verneuil), avec boutons, abcès, furoncles, graves inflammations et douleurs.

Outre ceux contenus dans le tabac ou le cannabis, divers toxiques présents dans l'environnement mettent notre peau à rude épreuve. À ce stade, les études sont trop peu nombreuses. Il est quasi avéré toutefois que certaines allergies ou maladies cutanées sont en lien avec des nuisances cachées dans les métaux lourds, les adoucissants et autres produits toxiques. L'eau potable elle-même est régulièrement dans le collimateur des enquêteurs. On y trouve de plus en plus de résidus de médicaments ou de contraceptifs hormonaux, qui arrivent par l'urine jusque dans les eaux usées ; or les méthodes modernes de traitement des eaux ne les éliminent pas suffisamment et ces résidus ne sont pas non plus systématiquement surveillés. Leurs retombées sur la santé de la peau et de tout l'organisme ne sont pas connues à ce jour, mais les milieux médicaux et écologiques manifestent déjà une certaine inquiétude.

BLÉ ET GLUTEN

Le blé est un sujet sensible, et pas seulement chez les personnes en surpoids. Trop de farine blanche fait grossir, on le sait, mais provoque aussi des maladies cutanées et des allergies. Le blé figure depuis peu – 12 000 ans seulement — au menu des êtres humains. Environ 90 % des individus semblent bien le tolérer et en consomment sous forme de pain et de pâtisseries, ou comme liant dans certains plats, sans conséquences notoires, mis à part peut-être une tendance à la surcharge pondérale. Cela vient du fait que la farine de blé, comme d'ailleurs toute farine de transformation industrielle, fait grimper le taux d'insuline, favorise l'hypoglycémie et donc la sensation de faim. Pourtant, la plupart des consommateurs n'ont pas de problèmes, ni cutanés ni intestinaux. Ceux qui en rencontrent incriminent une certaine protéine de la farine de blé : le gluten.

Les aliments sans gluten sont très à la mode, mais constituent avant tout un formidable marché pour l'industrie alimentaire. Le sans-gluten est aussi tendance que le *low carb* (comprenez « pauvre en glucides »), mais n'a vraiment de sens que pour quelques rares personnes : celles qui souffrent d'une véritable intolérance au gluten, ou maladie cœliaque. Chez la plupart des gens, l'intolérance, réelle ou imaginaire, n'est pas déclenchée par le gluten, mais par le fait que la farine blanche est en grande partie dépourvue de ses micronutriments, parce que sa précieuse enveloppe pleine de vitamines et de fibres lui a été retirée industriellement. De plus, dans les conditions actuelles de la culture céréalière, elle peut irriter notre système immunitaire.

Maladie cœliaque : le seul cas où le gluten est en cause

La forme d'intolérance au gluten la plus connue est la maladie cœliaque. Il s'agit d'une affection auto-immune très grave dont souffre de 0,5 à 1 % de la population des régions du monde grandes consommatrices de blé : l'Europe et l'Amérique du Nord. Le système immunitaire de ces personnes s'en prend à une enzyme impliquée dans le métabolisme du gluten, protéine adhésive contenue dans le blé, l'épeautre, l'orge et le seigle. Le gluten est également présent comme liant dans de nombreux aliments.

À l'arrivée du gluten dans l'organisme, des anticorps se propagent, créant une inflammation de la muqueuse de l'intestin grêle, y compris des villosités intestinales qui augmentent la superficie de la paroi intestinale. Chez les personnes atteintes de maladie cœliaque, les nutriments du bol alimentaire n'arrivent plus en quantité suffisante dans l'organisme, ce qui peut entraîner des carences. La paroi intestinale, que l'inflammation a rendue poreuse, a du mal à faire barrière aux agents pathogènes et aux toxines. La flore intestinale en pâtit, le grain de la peau également. Les individus concernés présentent un risque plus élevé de cancer et d'affections auto-immunes, telles que le diabète de type 1. Diarrhées et troubles digestifs importants sont fréquents. Chez certaines personnes, les anticorps disséminés un peu partout provoquent une maladie de peau génératrice de vésicules.

L'allergie au gluten

Comme d'autres aliments, le blé peut être la cause de réactions allergiques telles que vomissements, troubles digestifs, papules, rougeurs, démangeaisons, eczéma et œdèmes. Cela peut aller jusqu'au choc anaphylactique, avec difficultés respiratoires et collapsus cardio-vasculaire, mais c'est surtout le cas en association avec un effort physique. L'alcool et les comprimés contre les maux de tête en augmentent également le risque.

Le blé, utilisé principalement dans le pain blanc, la pâtisserie et les pâtes, contient à lui seul plusieurs protéines qui peuvent avoir une fonction allergène. L'allergie peut être détectée par un test dermatologique ou une recherche d'anticorps dans le sang.

La sensibilité au gluten

Il ne s'agit pas ici d'allergie ! La maladie est relativement nouvelle ; elle s'est sans doute développée avec la culture moderne du blé. Concrètement, on a introduit dans le génome du blé un insecticide naturel pour augmenter la production, l'inhibiteur d'amylase-trypsine, ou ATI.

Le blé moderne issu de la culture intensive renferme deux à trois fois plus d'ATI que le blé ancien ou l'épeautre. L'organisme réagit à cette « arme biologique » par une inflammation de l'intestin. On en est même à se demander si ces céréales boostées ne seraient pas en cause dans la multiplication des cas d'autisme, de schizophrénie et de sclérose en plaques. En tout cas, les inflammations chroniques font vieillir plus rapidement.

Si l'on n'a pu constater ni maladie cœliaque ni allergie, mais que les troubles gastro-intestinaux — maux de ventre, ballonnements et diarrhées — s'améliorent après suppression des céréales, la sensibilité au gluten s'avère souvent être le bon diagnostic.

13 MALADIES DE PEAU ET ALIMENTATION

L'ECZÉMA ATOPIQUE

L'eczéma atopique (ou constitutionnel) a mauvaise presse. Atopie vient du grec *atopia* et signifie quelque chose comme « sans lieu ». Il s'agit donc d'un eczéma dont l'origine n'est pas claire : un peu du dedans, un peu du dehors. En l'occurrence, la sensibilité de la peau est en partie génétique ; les autres grands facteurs déclenchants sont une flore intestinale déboussolée et le psychisme.

On dit souvent que les gens nerveux sont responsables de leur eczéma. Or c'est non seulement exagéré, mais injuste. Il est vrai que l'individu qui se gratte sans arrêt parce que les démangeaisons le rendent fou peut paraître quelque peu tendu et stressé. Il est vrai aussi que le stress, du fait des neurotransmetteurs, a un effet sur la peau et sur les démangeaisons. Oui, le stress aggrave l'eczéma, comme presque toute maladie de peau d'ailleurs. Après tout, la peau est une petite âme à elle toute seule.

Pourtant, tous les stressés ne sont pas atteints d'eczéma constitutionnel. Dans les pays industrialisés, il touche, à des degrés divers, entre 15 et 20 % de la population.

Il faut, pour déclencher cet eczéma « sans lieu », la conjonction de plusieurs facteurs. Qu'est-ce que l'eczéma atopique, exactement ?

Il s'agit d'un dysfonctionnement immunologique d'origine génétique, qui s'accompagne de dessèchement de la peau, de démangeaisons eczémateuses et d'allergies. Pollens, poils d'animaux, acariens ou produits alimentaires peuvent déclencher un rhume des foins, de l'asthme, des intolérances alimentaires ou des signes cutanés.

Les personnes atteintes ont une barrière cutanée fragilisée, car leur production lipidique est insuffisante. Les plis des coudes et des genoux sont souvent touchés, du fait de la transpiration et des multitudes de germes pathogènes qui s'y nichent. Le bloc défensif de la peau atopique n'est pas très performant. Les malades ont trop de staphylocoques dorés et une immunité plus faible contre les virus, ce qui les rend sujets également à *Molluscum contagiosum,* aux verrues vulgaires et à l'herpès.

Certes, le système immunitaire combat les germes qui se multiplient allégrement, mais, en même temps hélas, il s'en prend à la peau et aggrave l'inflammation. C'est la raison pour laquelle on est alors tenté de s'attaquer d'abord aux agents pathogènes. Les crèmes aux microparticules d'argent, voire les vêtements tissés avec des fils d'argent, qui attaquent les germes sans risque d'allergie, ont le vent en poupe.

L'alimentation joue ici aussi un rôle important : les acides gras ont un effet sur la peau, et donc sur l'eczéma atopique. Des études confirment que les oméga-3 améliorent nettement l'épiderme grâce à leur action anti-inflammatoire. Pendant plusieurs années, on a également étudié un acide gras oméga-6, l'acide gamma-linolénique. Les personnes atopiques n'en produisent pas suffisamment, car l'enzyme génératrice ne fait pas correctement son travail, surtout s'il y a en plus une carence en vitamine B6, en biotine, en calcium, en magnésium ou en zinc.

Dans le cas de l'eczéma, les carences en acide gamma-linolénique aggravent l'insuffisance des défenses contre les agents pathogènes de la peau, ce qui amplifie la propagation des infections bactériologiques, mycosiques ou virales. Les malades utilisent donc volontiers des crèmes cosmétiques contenant des acides gamma-linoléniques à base d'onagre, de cassis et de bourrache, dont l'efficacité est cependant limitée. Des chercheurs espéraient obtenir des effets positifs via les acides gras venant de l'alimentation, mais ces espoirs se sont malheureusement révélés vains. Certains oméga-6 ont même aggravé l'eczéma atopique en favorisant l'inflammation.

D'autres analyses, plus encourageantes, attestent que les femmes allergiques peuvent, par leur mode alimentaire pendant et après la grossesse, peser sur le risque d'allergie et d'eczéma atopique chez l'enfant. Une étude menée en Suède auprès d'enfants de mères très atopiques a montré que la consommation de poisson (acides gras oméga-3) avant le sixième mois réduisait de 25 % la probabilité que l'enfant soit atteint d'eczéma constitutionnel.

Autre mesure préventive contre les allergies : l'allaitement maternel exclusif, de quatre mois (préconisés en Allemagne) à six mois (préconisés par l'OMS). La flore intestinale et le système immunitaire sont ainsi renforcés. Il faut cependant passer à l'alimentation mixte au bout de six mois au maximum, c'est aussi un bon entraînement pour le système immunitaire. Par la suite, les fibres alimentaires qui seront décomposées par les bactéries ne peuvent que diversifier et améliorer la flore intestinale, ce qui permet aux bactéries protectrices de se propager et de renforcer le système immunitaire grâce aux transmetteurs. Voilà une bonne façon de prévenir l'asthme et les allergies !

Dans quelle mesure l'apport volontaire d'allergènes potentiels peut-il renforcer le système immunitaire chez les enfants ? Les chercheurs sont encore divisés. Certaines études démontrent que, chez des mères très atopiques, l'ingestion d'aliments fortement allergènes augmente le risque de maladie de leurs enfants. Mais il y a aussi l'exemple dit « de la cacahuète » : des scientifiques ont constaté en effet que l'allergie au fruit de l'arachide, d'ordinaire si fréquente, est beaucoup moins répandue en Israël, et ils ont cherché les raisons de ce phénomène.

Les cacahuètes peuvent déclencher des allergies violentes et dangereuses, voire mortelles, dont — contrairement à certaines autres allergies — on ne se débarrasse jamais. Sous nos latitudes, il est donc d'usage d'attendre le plus longtemps possible avant d'en faire ingérer aux enfants en bas âge. En Israël, en revanche, les bébés grignotent très tôt des petits snacks aux cacahuètes, pauvres en sel, du nom de Bamba, à l'âge où, dans nos contrées, les bébés suçotent des boudoirs. Des chercheurs ont établi que cette ingestion précoce de snacks aux cacahuètes est un bon entraînement pour le système immunitaire et qu'elle freine, voire prévient les allergies. Chez nous aussi maintenant, pour les enfants de 4 à 11 mois présentant un risque allergique élevé, certains médecins envisagent de donner préventivement une nourriture contenant de l'arachide.

En principe, tout aliment peut déclencher une allergie. Dans le cas de l'eczéma atopique, certains constituent carrément un facteur aggravant. Plus de la moitié des enfants qui en souffrent présentent une intolérance alimentaire, principalement au lait de vache, aux œufs, au blé, au soja et aux cacahuètes. L'avenir dira si l'ingestion de Curly® dès le plus jeune âge peut enrayer une allergie aux cacahuètes. Les adultes sont plutôt allergiques aux noisettes, au céleri, aux fruits et aux poissons, mais de plus en plus aussi aux fruits à coque et au soja.

Lorsque des produits alimentaires ne sont pas tolérés, l'eczéma atopique se développe allègrement, car le système immunitaire est quasiment en état de guerre. Il combat et bombarde les vilains allergènes. Les multiples armées de soldats et les transmetteurs qui battent la campagne en tous sens font de la peau un véritable champ de bataille.

L'URTICAIRE ALLERGIQUE

L'urticaire est une éruption cutanée avec quantité de petites ou de grosses papules rouges démangeant énormément, qui disparaissent au fil des heures pour refleurir ensuite ailleurs. Les muqueuses peuvent elles aussi enfler. L'urticaire peut être d'origine allergique.

Les allergies sont dues à une défense du système immunitaire contre des substances en fait inoffensives. On pense que, dès l'enfance, le système immunitaire est déstabilisé par trop d'hygiène, par les vaccins et les antibiotiques, par le recul de l'allaitement, les accouchements par césarienne ou la perte d'une flore intestinale variée, et que se met alors en place une sensibilité accrue aux allergies.

Les symptômes sont soit limités localement à l'organe de contact (le nez et les yeux dans le cas du rhume des foins), soit étendus à tout le corps (comme dans le cas du choc allergique). Les allergies immédiates typiques sont dues au contact avec des pollens, des acariens, des poils d'animaux, des moisissures, du venin, du latex, des médicaments et des produits alimentaires. « Immédiat » signifie ici que des anticorps se disséminent dans le sang et font éclater les mastocytes, cellules sentinelles situées dans le derme, en l'espace de quelques secondes ou minutes.

Je vais prendre l'exemple d'une allergie fréquente, celle à la pomme, pour montrer ce qui se passe : si l'organisme a décidé un jour qu'il ferait mieux de renoncer aux pommes et qu'il a constitué des anticorps, il s'en souviendra toujours. L'ingestion d'une pomme libère alors aussitôt des histamines sur la muqueuse buccale, ce qui déclenche des picotements dans la bouche et la gorge, éventuellement aussi une dilatation vasculaire et des écoulements de liquide hors des vaisseaux, à l'origine d'œdèmes dans les tissus. S'ajoutent des démangeaisons, des maux de ventre, des diarrhées, des nausées et des vomissements. Dans les cas plus dramatiques, la langue gonfle, les voies respiratoires et le nez se dilatent, une toux asthmatiforme peut survenir. Des papules peuvent apparaître sur la peau ; c'est ce qu'on appelle de l'urticaire. Dans le pire des cas, le choc anaphylactique entraîne un arrêt cardiaque et respiratoire dont l'issue peut être mortelle.

Certains individus allergiques au pollen de bouleau ne tolèrent pas non plus les pommes, car ce pollen et la pomme présentent en surface des structures de protéines similaires ; à titre préventif, les anticorps attaquent d'emblée les deux. Ce genre d'allergies croisées se garde généralement toute la vie, quand bien même on arriverait à traiter l'allergie au bouleau par désensibilisation.

Il arrive que les allergies aiment avoir une doublure, la pseudo-allergie. Cette dernière fait comme si elle était une allergie, avec des symptômes identiques donc, mais sans participation du système immunitaire. Les facteurs qui déclenchent les réactions pseudo-allergiques sont traîtres : médicaments, colorants alimentaires ou conservateurs codés dans la liste des adjuvants sous le symbole « E », indéchiffrables pour le consommateur, voire amines biogènes, produits de la dégradation des acides aminés. Toutes ces substances susceptibles de provoquer des symptômes pseudo-allergiques donnent pour ainsi dire en passant un coup de pied aux réservoirs d'histamine, si bien que les cellules éclatent et déversent leur contenu dans l'organisme.

En plus des colorants et des conservateurs alimentaires, une nourriture riche en histamine peut parfois aussi être la cause d'une pseudo-allergie. Chez certains individus, l'activité intestinale de l'enzyme diamine oxydase qui détériore l'histamine est réduite. C'est ce qui arrive quand la flore intestinale est perturbée ou après des infections gastriques, mais certains médicaments — expectorants, antidépresseurs, antibiotiques, remèdes contre les problèmes gastro-intestinaux et hypotenseurs — peuvent aussi en être la cause. Une personne qui ingère des mets riches en histamine, ou autres transmetteurs comparables, développe ainsi les symptômes d'une pseudo-allergie.

L'activité enzymatique peut être régénérée avec le temps par l'apport de bactéries probiotiques, j'en ai fait l'expérience à mon cabinet. Jusque-là, il faut éviter les aliments contenant beaucoup d'amines biogènes. À fuir, donc, les conserves de poisson, la choucroute, le fromage trop affiné et le vin qui l'est tout autant, la charcuterie séchée et fumée, les salaisons, la bière de fermentation haute, le vinaigre et le chocolat.

En plus des aliments, des médicaments et des infections sont susceptibles d'être à l'origine de l'urticaire pseudo-allergique, exactement comme pour la véritable urticaire, ce qui nécessite donc un travail de détective. Il faut souvent du temps pour mettre la main sur le malfaiteur, et, tant qu'on ne l'a pas trouvé, la thérapie consiste surtout à soulager les symptômes. Les sources d'infection possibles doivent être inspectées : amygdales, sinus, dents et racines dentaires, abdomen, vessie, estomac (où sévit volontiers *Helicobacter pylori,* qui provoque des ulcères). On devrait aussi rechercher chez le patient la présence éventuelle de virus intestinaux, de champignons et de parasites.

Il se peut en effet que, chez les personnes concernées, *Candida albicans,* un champignon de type levure, se multiplie dans les selles au-delà des proportions admissibles. Il faut imaginer cette levure comme un collègue pénible qui passe son temps à intervenir dans tout, qui s'étale, qui dérange les autres pendant leur travail et qui en intimide d'autres encore. Certains confrères de spécialités différentes nous regardent un peu de haut, nous autres dermatologues, car ils ne sont pas tous convaincus par la théorie de la levure. Or, nous constatons régulièrement que sa prolifération s'accompagne aussi d'urticaire. Beaucoup d'individus en sont porteurs sans en souffrir, mais, notamment chez les personnes fragiles que sont les atopiques, elle est très souvent présente, et en grande quantité. La réduction de *Candida albicans* va bien souvent de pair avec une guérison. En cas d'urticaire, une analyse des selles est tout à fait indiquée.

Les antifongiques oraux aident en phase aiguë ; le kéfir a aussi des vertus préventives, car il contient des cultures de levures saines qui remettent à sa place un Candida envahissant. Des chercheurs ont pu prouver, à partir d'analyses des selles d'individus en bonne santé, que les glucides augmentent nettement les quantités de Candida dans les selles, tandis qu'une alimentation riche en protéines et en acides gras en réduit au contraire l'apparition. En phase aiguë, les urticaires allergique et pseudo-allergique se traitent oralement avec des antihistaminiques, et parfois avec de la cortisone.

Les « petits boutons de rose » ont déjà été évoqués à différentes reprises dans cet ouvrage. Cette maladie est aussi connue, à son premier stade, sous le nom de couperose. Chez les personnes à la peau claire, elle s'en prend aux rondeurs du visage. Des veinules rouges apparaissent principalement sur les joues et le menton ; la peau brûle, elle est tantôt trop grasse, tantôt trop sèche, mais toujours ultrasensible. Des petits boutons peuvent s'y ajouter, et, à un stade très avancé, des papulo-pustules affectent le nez, le menton, les joues, la zone entre les sourcils ou parfois même les lobes des oreilles.

La rosacée s'accompagne d'un dysfonctionnement des vaisseaux cutanés, de rougeurs soudaines qui apparaissent lors du passage du chaud au froid ou l'inverse, d'un système nerveux végétatif instable, de congestion lymphatique, d'une hyperactivité des glandes sébacées, d'une hypersensibilité au *Demodex,* l'acarien de la peau, et d'une intolérance au soleil, au stress et à quantité de produits cosmétiques. L'altération de la peau peut aussi faire suite à l'ingestion de certains aliments et stimulants qui irritent les vaisseaux : café, alcool, épices fortes et cigarette.

Par l'intermédiaire du système nerveux végétatif qui les innerve l'un et l'autre, une irritation du tractus gastro-intestinal se répercute sur la peau du visage. Il n'est pas rare de déceler chez les patients atteints de rosacée une gastrite ou une dysbiose intestinale, autrement dit d'importants troubles métaboliques dans la composition des souches bactériennes intestinales, que l'on peut aujourd'hui très facilement repérer par une analyse des selles. La peau rosacée et son propriétaire ont donc tout à gagner à assainir l'intestin et à lui apporter de gentilles souches bactériennes saines, ce qui est possible grâce à des aliments riches en fibres : blé complet, fruits à coque, jeunes pousses, noisettes, graines, racines, fruits et légumes, ainsi que les probiotiques que l'on trouve dans la choucroute non pasteurisée, les yaourts, le kéfir et le petit-lait. La supplémentation en bactéries intestinales, disponibles en pharmacie sous forme de petits sachets, donne souvent un bon coup de pouce à l'implantation des germes souhaités. Une analyse des selles par biologie moléculaire dans un laboratoire spécialisé peut en donner très précisément la composition, afin d'établir le mélange bactérien correspondant. Ce sont généralement des poudres sans goût, enrichies de prébiotiques, autrement dit de la nourriture pour les bactéries, destinée à les activer. Ces produits, appelés aussi symbiotiques, sont un mélange de pré- et de probiotiques. La rosacée est traitée par le dermatologue au moyen de crèmes, de comprimés et de séances de laser.

LE PSORIASIS

Le psoriasis est une maladie d'origine génétique qui s'accompagne d'inflammation, d'un épaississement de la peau et d'une desquamation sous forme de pellicules collantes argentées (oui, je sais, ne dites rien, argenté est encore un euphémisme !), avec de fréquentes démangeaisons. Il apparaît à tous les endroits où la peau est fortement étirée, comprimée ou irritée du fait d'opérations ou de traumatismes. Les parties typiquement atteintes sont les coudes et les genoux, la tête et les plis du corps où se nichent davantage d'agents pathogènes. Parfois, les ongles et les articulations sont également touchés.

Indubitablement, l'alcool et le surpoids ne font qu'aggraver le psoriasis ; l'huile de poisson, en revanche, améliore l'état de la peau. Si la présence d'anticorps contre la protéine de gluten est avérée, on obtient généralement une amélioration en passant à une alimentation sans gluten. Celui-ci se trouve non seulement dans le blé, mais aussi dans les germes de seigle, d'épeautre, d'avoine et d'orge, et dans la bière, à éviter absolument.

Le jeûne est aussi une bonne méthode, mais jeûner ne s'improvise pas : quand on jeûne, on perd rapidement les protéines indispensables à l'organisme, notamment pour les muscles, qui font fonction de brûle-graisse. Notre corps est conçu de telle manière qu'au bout de deux ou trois jours, au maximum, il a envie et besoin d'avoir à nouveau quelque chose à manger.

En cas de jeûne prolongé, l'organisme présume qu'il y a famine. Il se met donc en mode veille, active toutes les réserves pour permettre au moins la recherche de nourriture, mais, du coup, ce sont les muscles qui fondent. Le muscle cardiaque lui-même n'est pas épargné ! Quand, enfin, il y a de nouveau à manger, le corps surcompense, et c'est l'effet yoyo bien connu qui menace.

Bien mené, le jeûne aiguise au contraire tous les sens — même celui du goût — et rompt le cercle infernal : fringale, absorption de sucre, sécrétion d'insuline, prise de poids et problèmes de peau. Une privation passagère de nourriture peut inciter à envisager son propre corps et sa santé de façon plus consciente. Le psoriasis est traité par les dermatologues au moyen de crèmes, de solutions, de comprimés, de rayons UV ou d'injections.

(MÊME PAS) PEUR DE LA CORTISONE

Bien sûr, une maladie de la peau en phase aiguë sera d'abord traitée avec des remèdes dermatologiques classiques. À part pour l'acné, la rosacée et les infections cutanées, on utilise communément, pour bon nombre d'inflammations de la peau, des crèmes contenant de la cortisone. Cette substance, que notre corps a inventée plutôt comme hormone du stress, peut aussi s'avaler, s'injecter, se vaporiser ou se prendre en gouttes.

Le cortisol — la cortisone propre à l'organisme — et son homologue synthétique agissent en s'arrimant à l'intérieur des cellules à une sorte de station d'accueil. Là, pour prendre une image, attendent quelques taxis qui vont transporter l'hormone directement dans le noyau. Arrivé à l'ADN, le cortisol a l'honneur de lancer lui-même la production de protéines anti-inflammatoires. Le cortisol a donc des relations à la fois excellentes et directes avec notre patrimoine génétique.

Il y a danger lorsque cette relation est perturbée, voire rompue, autrement dit quand la production de cortisol est arrêtée. L'insuffisance surrénale aiguë montre ce qui se passe lors d'une carence soudaine : nausées, vomissements, diarrhée, maux de ventre, fièvre, confusion mentale, déshydratation massive et syncope, accompagnée d'arythmie cardiaque. En l'absence de traitement immédiat, l'individu meurt.

À l'inverse, l'hyperactivité des glandes surrénales, qui produisent alors trop de cortisol, conduit au syndrome de Cushing, une maladie dont les symptômes peuvent être les suivants : visage lunaire, rouge et enflé, cou de taureau, adiposité. Ce qui peut paraître drôle est en fait une catastrophe pour l'organisme, dans la mesure où la graisse corporelle se répartit de façon malsaine aux mauvais endroits. Le tout s'accompagne d'hypertension, de diabète et d'une baisse du taux d'hormones sexuelles, sorte de castration interne, un processus de perte de virilité ou de féminité. S'y ajoutent une atrophie musculaire, de l'ostéoporose, des troubles psychiques, des insomnies et une multitude d'altérations de la peau. Celle-ci devient fine et fragile, couverte de taches bleues parce que les vaisseaux sanguins perdent de leur élasticité et peuvent éclater comme un vieux tuyau d'arrosage desséché lors d'une simple application de crème. Des lésions profondes surviennent spontanément dans le derme et laissent des cicatrices. Elles portent, bien à tort, le joli nom féerique de pseudo-cicatrices stellaires. Un taux trop élevé de cortisol dans le sang engendre également sur la peau des vergetures rouges, des boutons et, chez l'homme comme chez la femme, une pilosité accrue aux endroits habituels chez l'homme (visage et corps). Ce sont les mêmes symptômes que l'on peut voir apparaître dans un traitement à la cortisone à long terme, à des doses élevées ; les corticoïdes sont prescrits en cas de maladies graves pouvant être mortelles, quand le système immunitaire déclenche de graves inflammations, un rhumatisme par exemple, ou des maladies auto-immunes qui peuvent parfois affecter aussi la peau. Ils sont utilisés également après des accidents graves ou des AVC, pour empêcher un éventuel œdème cérébral ; de même, ils peuvent atténuer les effets secondaires d'une chimiothérapie agressive et renforcer les effets des médicaments contre le cancer.

Lorsque la cortisone n'est prescrite que pendant quelques jours, on n'a pas à craindre de séquelles à long terme. En cas de choc allergique avec dyspnée aiguë, d'asthme, de laryngite aiguë ou de violente urticaire, une brève thérapie d'attaque peut aider rapidement et sauver des vies. Mis à part des troubles du sommeil ou des problèmes de glycémie chez les diabétiques, peut-être, il n'y a pas d'effets secondaires graves à redouter.

Là encore, les effets positifs ou négatifs dépendent du dosage et du mode d'administration. L'important, c'est la manière dont cette substance naturelle endogène peut avoir été chimiquement transformée. Ainsi, les crèmes à la cortisone ont commencé à être mal vues lorsque, par un petit tour de passe-passe chimique (à savoir l'adjonction d'un ou deux atomes de fluor), on a amélioré leur lipophilie de telle sorte qu'elles pénètrent en profondeur jusque dans le deuxième sous-sol de la peau. Dans le derme, donc, là où se trouvent les cellules des tissus conjonctifs que la cortisone empêche de faire leur travail, à savoir fabriquer des tissus. Des maladies cutanées sérieuses, comme le psoriasis ou l'eczéma atopique, guérissaient alors de façon spectaculaire, certes, mais les effets secondaires étaient violents. Au bout de douze jours d'application seulement, on pouvait constater que la peau traitée par une crème fortement dosée en cortisone était devenue plus fine. Chez les enfants surtout, dont la peau est déjà un peu plus fine, on a vu rapidement surgir des dégâts durables. Jusqu'à ce que ces effets secondaires soient connus, dermatologues et patients étaient parfaitement contents de ce remède puissant, car on ne disposait jusque-là que de crèmes malodorantes à base de goudron, de pommades au zinc ou de solutions colorées souvent toxiques, violettes, rouges, roses et vertes, à appliquer au pinceau.

Heureusement, les recherches se sont poursuivies et, dans les années 1990, une toute nouvelle génération de crèmes à la cortisone est apparue sur le marché. Elles ne contenaient plus d'atomes de fluor, mais avaient quand même une très bonne action anti-inflammatoire, tout en étant vite éliminées comme de la cortisone endogène, et sans les effets secondaires des anciens corticoïdes. Pour la plupart des inflammations de la peau, on peut utiliser les crèmes à la cortisone dites de quatrième génération, plus sûres. Si votre but n'est pas d'éradiquer une chéloïde, un eczéma variqueux ou une plaque de psoriasis (là, l'ancienne formule est plus indiquée), vous pouvez demander à votre médecin ce qu'il pense de cette toute dernière génération de crèmes à la cortisone.

Les formules sans ordonnance sont utiles en cas d'eczémas légers, d'allergies de contact et de coups de soleil. On peut en renforcer l'effet en appliquant un pansement occlusif sur la partie concernée, afin que la substance pénètre dans les couches cellulaires plus profondes.

Aux endroits de contact peau à peau, cet effet de pansement occlusif existe pour ainsi dire naturellement ; dans tous les plis de la peau, ainsi que sur la peau plus fine des testicules et des paupières, on utilisera donc des corticoïdes plus faibles, et une fois par jour plutôt que deux.

Il faut être particulièrement prudent dans l'utilisation de corticoïdes sur le visage. Au bout de quelques applications déjà, de coriaces petits boutons risquent d'apparaître autour de la bouche, sur le nez et près des yeux, car la cortisone modifie l'équilibre bactérien. Cette dermite péri-orale peut être due à des cosmétiques riches en huile de silicone et en paraffine, qui bouchent les pores de la peau, mais aussi à une crème ou à un spray nasal à la cortisone. Il faut un temps fou pour s'en débarrasser. La crème à la cortisone permettra peut-être une amélioration pendant un jour ou deux, mais ensuite les petits boutons reviendront de plus belle. Dans ce cas, une seule chose à faire : mettre la peau au régime zéro crème et zéro maquillage, arrêter la cortisone et laisser sécher tranquillement ! On peut favoriser le processus avec des compresses de thé noir fortement infusé et refroidi, des poudres spéciales et des comprimés anti-inflammatoires prescrits par le dermatologue.

Les corticoïdes sont déconseillés pour traiter la rosacée, l'acné et toutes les maladies infectieuses, car la cortisone réduit les défenses contre les agents pathogènes. C'est précisément la raison pour laquelle les personnes chroniquement stressées sont sujettes aux infections. Le taux de cortisol dans le sang est constamment trop élevé, et les défenses de l'organisme dégringolent. Le stress permanent entraîne des dysfonctions érectiles chez l'homme, des troubles menstruels chez la femme, la chute des cheveux et des éruptions cutanées. En effet, une poussée de cortisol fait baisser les hormones hypophysaires de régulation de la sexualité. Le stress prolongé est l'ennemi naturel de la peau.

PARTIE V

MIROIR DE L'ÂME

14 CE QUE LA PEAU RÉVÈLE DE NOTRE ÂME

Beaucoup de choses dans notre vie échappent à notre conscience. L'influence des facteurs psychiques est immense, y compris sur les symptômes physiques. Quand nous sommes au contact des autres, quand nous aimons ou quand nous détestons, nous nous montrons. Nos côtés conscients et inconscients se font jour, et là notre peau est constamment visible. Elle révèle quantité de choses sur nous, elle rougit, elle pâlit, elle transpire ou se fait chair de poule. Nos manipulations à coups de maquillage, de tatouages, de piercings, mais aussi d'injections de Botox®, de comblement des rides et de chirurgie esthétique transforment son message naturel.

En médecine, la psychosomatique et les neurosciences s'inté-ressent aux rapports entre les processus neurologiques, mesu-rables, et les processus psychiques, beaucoup plus difficiles à appréhender. Le fait est que des symptômes de notre vie psy-chique se voient souvent directement sur la peau, qu'ils sont visibles pour nous mais aussi pour les autres. C'est ce qui rend les maladies cutanées si pénibles pour ceux qui en sont atteints. Ce qui nous enveloppe nous révèle. Qui a envie de ça ?

ÉMOTIONS ET NÉVROSES

Au stade embryonnaire, la peau et le tissu nerveux se forment à partir d'un même tissu appelé l'ectoderme. Leur lien est étroit, c'est pourquoi les émotions tendent à se manifester directement sur la peau. Souvenez-vous de la chair de poule qui, tout comme le rougissement, n'est jamais déclenchée consciemment, mais survient dans un moment d'émotion. Indépendamment de la température extérieure, les impulsions nerveuses déclenchées en réponse à un sentiment font que les vaisseaux cutanés se dilatent et que l'on rougit ou que des taches rouges apparaissent. Cela se produit lorsque nous sommes en colère ou énervés, lorsque nous ressentons de la honte ou du désir. Le tout est commandé par le nerf dit sympathique, qui fait partie du système nerveux végétatif ; c'est lui qui est responsable du stress, de la fébrilité, de l'accélération cardiaque et respiratoire, ainsi que de la transpiration.

Les rougeurs et les marques qui touchent le visage, le cou et le décolleté dans les moments de honte ou de fébrilité se voient surtout chez les jeunes femmes, car leur peau est fine et transparente ; la pudeur et le manque d'assurance y contribuent aussi, et d'ailleurs les hommes trouvent séduisantes les femmes qui rougissent. Mais tout un chacun connaît la sensation des oreilles en feu lorsqu'il est pris en flagrant délit.

La partie du cerveau située au-dessus de nos yeux est la zone responsable de l'éthique et de la morale. Si quelqu'un fait une bêtise, elle y est aussitôt corrélée avec un sentiment de honte. En termes de biologie de l'évolution, une fonction de mise en garde pourrait être associée au rougissement qui se déclenche alors. Le but des oreilles rouges pourrait être d'amener le malfaiteur à se repentir et à promettre d'accepter les règles du jeu social, au risque sinon d'être exclu du groupe. Pour l'entourage, elles pourraient faire fonction de sonnette d'alarme : holà ! que se passe-t-il ? Faudrait peut-être qu'on aille voir de plus près, on dirait que quelqu'un a enfreint les règles !

Selon la situation et la gravité du délit réel ou présumé, l'entourage, devant une émotion si visible, peut réagir avec compréhension et pitié. Parfois, c'est aussi un miroir qui lui est tendu : quelqu'un va réagir parce que les propos ou le comportement d'autrui lui font honte ou le bouleversent personnellement.

Rougir est en soi tout à fait normal. Le travail physique, le sport, la fièvre ou la ménopause intensifient la circulation sanguine cutanée, de même que l'alcool, avec son effet vasodilatateur, et certains médicaments. Quand on rougit subitement, on dit qu'on pique un fard. Les rougeurs d'origine psychique apparaissent lorsque nous sommes joyeux, très concentrés, énervés, en colère, gênés (on devient rouge comme une tomate), apeurés ou excités sexuellement (et là, on peut rougir jusqu'aux oreilles) ! Pour certaines personnes, le rougissement est une véritable plaie, et peut même aller jusqu'à une maladie psychique appelée érythrophobie. C'est alors la peur de rougir qui fait rougir. La souffrance est forte, beaucoup se sentent misérables et véritablement malades. La tête brûle, les pores exsudent des sueurs froides, on se sent défaillir, on est pris de nausées. Dans ces moments-là, le sang est saturé en cortisol, l'hormone du stress, et en médiateurs d'inflammation ; pour les scientifiques, ce tableau clinique est comparable à celui d'une infection.

Cortisol : l'éternel retour !

La sécrétion de l'hormone du stress, le cortisol, a de multiples effets secondaires dans l'organisme. La peau développe des irritations ou des boutons, elle tend à s'infecter, parce que le système immunitaire est inhibé. Le cortisol n'est pourtant pas qu'un fléau, il est aussi d'un grand secours. Il aide, en situation de stress, à mettre en place les réponses de fuite et de lutte : qu'il s'agisse des animaux sauvages d'antan ou des patrons horripilants d'aujourd'hui, de la déclaration d'impôts ou du voisin, notre système hormonal finement ajusté réagit chaque fois que nous sommes en proie au stress. Notre corps dispose de mécanismes qui lui permettent de reprendre le cours normal des choses après une maladie grave, une blessure ou une naissance. Le cortisol, cette hormone endogène produite chaque jour par nos glandes surrénales, intervient là aussi. Les glandes surrénales sont de petites glandes hormonales qui coiffent les reins comme des bonnets de laine. Nous produisons tous les jours environ 25 milligrammes de cortisol. Sans lui, nous ne

tarderions pas à mourir. Sous l'effet du stress, la glande surrénale sécrète également de l'adrénaline et de la noradrénaline.
En réaction, la tension et la glycémie augmentent pour que, en
cas de fuite ou de combat, notre sang circule bien et que nous
ayons suffisamment d'énergie disponible. En même temps, le
processus de digestion, qui serait là très gênant, tourne au ralenti.

À la longue, le stress chronique est cependant dangereux pour
notre corps. Il a un impact sur le système cardio-vasculaire et
le psychisme, et il réduit la libido, la testostérone et la comba-
tivité masculine.

Ce ne sont pas seulement les menaces réelles qui nous stressent
énormément, ce sont aussi les angoisses. Elles sont souvent profondément enracinées dans l'âme, mais pas toujours compréhen-
sibles pour l'entourage. La dysmorphophobie, cette crainte d'être
difforme qui touche souvent des personnes objectivement bien
faites, en est un exemple. Les personnes dysmorphophobiques
font une fixation sur chaque défaut réel ou présumé de leur
corps, de leur peau ou de leurs cheveux, comme cela a déjà été
décrit. Le délire dermatozoïque, ou délire d'infestation cutanée,
relève d'une même obsession, elle aussi infondée.

De même, le lavage compulsif — qui finit par dessécher et
affaiblir la peau, et qui entraîne des démangeaisons au niveau
des parties génitales — est l'expression à la fois de l'idée qu'on
est sale et d'un désir caché d'avoir quelque chose de sale à
enlever en se lavant. Il peut s'agir là de pensées sexuelles ou
d'une pulsion de l'âme ressentie comme immorale.

À fleur de peau

Un dermatologue est souvent en présence de maladies de peau
où le psychisme, en quête d'extériorisation, laisse des marques
visibles sur le corps.

Ce phénomène touche beaucoup les femmes. Une de mes
camarades d'études, par exemple, souffrait de ce qu'on appelle
l'acné excoriée des jeunes filles. Chaque fois que nous devions

nous voir pour réviser un examen, elle arrivait avec une tête de calculette. En y regardant de plus près, on remarquait sur sa peau non pas de vrais boutons, mais plutôt des rougeurs avec des croûtes grattées. Tout le monde pouvait le constater, et elle le reconnaissait elle-même, d'ailleurs : « Impossible de ne pas me tripoter la figure. » La moindre irrégularité, le moindre pore y passait. Bien sûr, il fallait du temps pour que ça guérisse, parce qu'elle n'arrêtait pas de gratter. Chaque lésion laissait des taches brunes pendant des mois, bien plus longtemps qu'il n'aurait fallu à un vulgaire bouton pour disparaître.

Elle était stressée et tentait d'évacuer ses tensions, en les dirigeant non pas contre le monde extérieur mais contre elle-même. Se ronger les ongles est d'ailleurs du même ordre, celui de l'exutoire, et ça concerne aussi les garçons.

Une autre maladie cutanée très complexe, une forme particulière de chute de cheveux, peut avoir aussi des causes névrotiques. Ce que vivent certains est littéralement « à s'arracher les cheveux » : ils tirent dessus jusqu'à devenir chauves, à quelques endroits seulement parfois, ce qui fait qu'on peut de prime abord confondre cette maladie avec une pelade, qui serait d'origine inflammatoire. Ce n'est qu'en regardant de plus près qu'on voit pulluler dans la région concernée des cheveux très courts, sains et forts, fraîchement repoussés mais (encore) trop courts pour être arrachés. Il ne s'agit donc pas ici d'une inflammation de la racine qui causerait leur chute, mais d'une forme d'automutilation, d'un arrachage compulsif appelé trichotillomanie.

Une autre forme d'automutilation est particulièrement triste : la scarification. Ce sont le plus souvent des jeunes femmes qui s'entaillent la peau de l'avant-bras avec des lames aiguisées. Les filles ont davantage tendance à l'auto-agression et au masochisme, car, d'un point de vue biologique, elles sont plutôt du type à recevoir, tandis que les garçons et les hommes règlent leurs affects par des stratégies dirigées plutôt vers l'extérieur, en se bagarrant par exemple. Les actes d'auto-agression laissent des cicatrices visibles pour toujours. L'une de mes patientes s'est incisé non seulement la peau, mais plus profondément encore la chair, jusqu'aux muscles. Quand on n'est ni psychologue ni psychiatre, on a beaucoup de mal à comprendre pourquoi un individu s'inflige à lui-même des blessures aussi brutales. De 4 à 19 % des adolescents se scarifient une ou plusieurs fois ; la plupart sont des filles, parfois de jeunes homosexuels.

Il arrive que cela ne soit « que » du mimétisme, une façon de tester une mode, quelque chose qu'on a vu chez quelqu'un d'autre et qu'on veut essayer sur soi. En règle générale cependant, la scarification est l'expression d'un trouble psychique lié à des événements survenus dans l'enfance. Un enfant peut se sentir ou avoir été effectivement rejeté ; le manque d'amour et d'affection entraîne alors une mauvaise image de soi. Des expériences traumatiques — abus sexuel, torture psychique, perte d'un parent ou séparation conflictuelle des parents — peuvent également conduire à la scarification. L'enfant se sent victime et ne parvient pas à évacuer ses angoisses et ses tensions inté-rieures. La scarification apporte un bref soulagement.

Les individus concernés ont souvent le sentiment d'être à côté d'eux-mêmes, comme s'ils n'étaient pas vraiment là. C'est seulement par l'automutilation qu'ils arrivent à ressentir leur corps, à le réintégrer. Par le stimulus de la douleur, ils essaient de vaincre une sorte d'état d'anesthésie. La douleur prend ainsi un aspect positif, jouissif même. Selon certaines hypothèses, la scarification libérerait des endorphines, ce qui pourrait expli-quer ce comportement addictif. Car beaucoup y recourent de manière répétée pour évacuer leurs tensions, parfois aussi de façon de plus en plus violente, perturbant ainsi leur seuil de sensation de la douleur.

La scarification assouvit deux besoins : d'une part, le corps se sent vivre à nouveau ; d'autre part, la douleur émotionnelle omniprésente et obsédante, qui autrement est diffuse, flottante et donc incontrôlable, trouve un lieu avec des limites. D'une certaine manière, on a prise sur elle parce qu'elle est concentrée sur la partie blessée.

En général, il n'y a que la psychothérapie pour casser ce cercle vicieux. Par la parole, on peut retracer l'origine du mal et trouver un autre mode de relation à sa souffrance.

Amoureux et heureux

La peau ne reflète pas seulement la détresse psychique et le stress, mais aussi de belles émotions : l'amour nous donne les joues rouges et attise nos hormones, la testostérone chez l'homme, l'œstrogène chez la femme. Chez les hommes, l'état amoureux combiné au désir sexuel fait pousser la barbe et les poils du corps tout en accélérant la chute des cheveux, jusqu'au front dégarni et à la calvitie. Chez les femmes, les tissus sont repulpés, elles ont une belle peau et des cheveux qui brillent. Les rides tardent davantage à s'installer. Ceux qui sont heureux ont aussi un taux d'hormones du stress moins élevé et le teint clair. L'ocytocine, l'hormone sécrétée par les caresses et les attouchements, nous met de bonne humeur. Quelqu'un qui va bien rayonne et ça se voit, à tout âge.

POSTFACE

Ainsi s'achève notre périple au pays merveilleux de la peau.

De la surface au troisième sous-sol, et retour à l'air libre.

Ce livre, vous l'aurez remarqué, n'est pas un guide classique. Pas de conseils prêts à l'emploi sur le traitement à suivre pour tel ou tel diagnostic, pas de nom de crème à utiliser pour telle ou telle maladie, pas de recette pour rester éternellement jeune et en bonne santé…

Pas de révélations non plus sur les secrets des stars et leurs formules magiques pour une beauté prétendument parfaite. Pour ça, il aurait fallu écrire un livre sur Photoshop.

Mieux qu'un livre magique sur la peau, c'est un livre sur la magie de la peau, sur tout ce qui fait d'elle ce qu'elle est, sur son âme, ses missions, son parfum.

Qu'avons-nous appris au juste ?

Que pour se faire vraiment du bien, il ne faut pas trop en faire. Notre peau s'occupe très bien d'elle-même sans nous. Elle a juste besoin d'une paire de sandales pour la piscine, d'un savon utilisé sans excès, d'une alimentation savoureuse et équilibrée… et que chacun ait le sens de la mesure face à tout ce qui n'est pas très sain, mais oublie toute modération pour la dorloter, avec force amour et baisers.

Il y a pourtant un certain nombre de choses auxquelles il faut renoncer sciemment. Les cabines de bronzage en sont une. S'allonger sous des lampes à UV, c'est infliger à sa peau des lésions irrémédiables.

Les tatouages aussi menacent notre santé. L'encre, souvent toxique, pénètre à tout jamais dans les couches cutanées et dans l'organisme ; on ne s'en débarrasse que par des procédés coûteux et rarement sans conséquences. Alors, un bon conseil : pas touche !

Je suis moins sévère quant à l'usage du Botox® et de l'acide hyaluronique. Ce sont des substances que le corps élimine de lui-même au bout d'un certain temps et qui, au-delà de l'esthétique, ont aussi des applications médicales. Dans ce domaine, je plaide pour un travail d'information positif.

De plus en plus de femmes et d'hommes, partout dans le monde, essaient de lutter contre les effets du vieillissement de la peau à l'aide d'injections, et parfois aussi d'opérations chirurgicales. On peut trouver ça super ou le déplorer, voire le condamner. La responsabilité du médecin est d'informer sur les risques et les possibles effets secondaires, et d'empêcher que ces techniques ne soient utilisées à tort et à travers. J'aimerais tordre le cou à l'hypocrisie et à la double morale qui caractérisent les débats à ce sujet. Je connais nombre de personnes qui se font faire des injections de Botox® raisonnables, dont l'effet se remarque à peine. Ces gens ne l'avoueraient pour rien au monde. Ils vont même jusqu'à le nier. Pourquoi ?

Naturellement, je félicite tous ceux qui ont assez de courage et de confiance en eux pour laisser leur peau vieillir naturellement, car elle raconte alors des histoires fascinantes.

En fin de compte, c'est nous qui décidons comment notre peau doit vivre.

La santé n'est pas une religion, Dieu merci, encore qu'on se dispute à son sujet avec autant de passion. Ce livre veut vous aider à prendre des décisions judicieuses et fondées sur l'information. Certaines réponses ne sont pas univoques, il y a du pour et du contre. Il nous faut bien supporter les choix parfois tordus de nos congénères, comme le fait que certaines femmes se méfient du parfum mais se font botoxer la ride du lion, que certains sont végétariens mais se font tatouer de la tête aux pieds ou que d'autres mangent leurs crottes de nez mais trouvent dégoûtant de s'asseoir sur les W-C en dehors de chez eux.

Quand notre peau est mal en point, il y a mille et une façons de la soigner, comme ce livre a essayé de le montrer.

Nous autres dermatologues sommes alors à vos côtés, attentifs à ce que votre peau raconte et à ce qu'elle demande.

Ce que je voudrais, c'est que vous vous sentiez bien dans votre peau... dorénavant et pour toujours !

REMERCIEMENTS

Je remercie mon mari, Elio, pour son amour. Sans lui, je n'aurais pas pu écrire ce livre ainsi. Il m'a toujours merveilleusement conseillée et motivée. Je remercie mes enfants, Noah et Liam, pour leur patience envers une mère qui, de longs mois durant, s'est intéressée à la peau sous toutes ses coutures, ainsi que pour leurs trouvailles d'enfants sur le sujet. Je remercie mes parents pour leurs corrections et les références qu'ils m'ont fournies, d'un point de vue scientifique et en tant que parents aimants. Je remercie ma belle-mère pour ses suggestions encourageantes et son inlassable disponibilité.

Je remercie mon ami Uwe Madel, qui a d'emblée accompagné ce livre avec beaucoup d'empathie et de savoir-faire journalistique, et qui l'a fortement enrichi.

Mes remerciements vont à Frank Werner Pilgram, psychanalyste, pour nos échanges professionnels et tout ce qu'il m'a appris sur le thème peau et psychisme, au Dr Oliver Birnstiel, médecin généraliste et nutritionniste, ainsi qu'au Dr Hans Günther Wahl, médecin de laboratoire, pour des échanges pertinents dans chacun de leurs domaines.

Je remercie aussi Katrin Kroll, Heike Gronemeier et Stefan Ulrich Meyer, qui m'ont soutenue au cours des différentes étapes de ce projet avec gentillesse, engagement et professionnalisme.

Que soit remerciée Katja Spitzer, dessinatrice pleine d'humour et de créativité, pour ses illustrations parlantes au trait si particulier !

Merci à tous les amis qui m'ont aidée dans mes réflexions et qui ont partagé avec moi leurs conseils et leurs idées.

ANNEXE PRATIQUE
DES REMÈDES DANS LES PLACARDS DE CUISINE

Si l'on veut éviter les produits chimiques, émulsifiants, colorants, conservateurs et autres parfums artificiels, et que l'on préfère les solutions simples et bon marché, voici quelques astuces...

REMÈDE MAISON, PRODUIT	UTILISATION	COMMENTAIRE
Oignon coupé	• Contre les démangeaisons après une piqûre d'insecte. • Contre les infections : antibactérien. • Empêche la prolifération des tissus en cas de cicatrice.	• Odeur forte due aux composés soufrés, aux huiles essentielles.
Thé noir refroidi	• Thérapeutique pour la peau et les muqueuses sous forme de compresses humides, de bains de siège ou de lavements. • Contre les plaies et les eczémas suintants. • Contre les aphtes et les lésions buccales. • Contre les lésions du pli anal et les inflammations de l'entrejambe. • Contre les coups de soleil. • Contre les piqûres d'insectes. • Pour soulager après une épisiotomie ou un traitement au laser. • Contre l'acné solaire.	• Imbiber une gaze ou un tissu en coton. • Contient des substances amères et des tanins qui ont des propriétés astringentes et qui assèchent les suintements. • Faire infuser le thé 10 minutes dans un peu d'eau et laisser refroidir ; appliquer ce liquide concentré pendant 10 minutes, plusieurs fois par jour.

Aloe vera (*Aloe barbadensis*)	• En cas de blessure, d'écorchure ou de coup de soleil. • Incorporé à une pommade, en traitement contre le psoriasis.	• Inciser la feuille et utiliser la sève fraîche gélatineuse. • Se trouve dans les jardineries. • Les composants ne sont pas tous connus, des allergies de contact sont possibles.
Beurre de karité	• Contre les gerçures des lèvres et des mains. • Prévient et soigne les fissures des mamelons lors de l'allaitement. • Contre les crevasses. • Contre les pointes de cheveux sèches et fourchues. • Contient des lipides régénérants pour la barrière cutanée et de la vitamine E, d'où ses propriétés anti-âge. • Protège la peau lorsqu'on se lave fréquemment les mains : résiste au savon et laisse un film protecteur. • Atténue les démangeaisons des peaux sèches. • Protège la peau du froid.	• Se trouve dans les magasins africains, par exemple, est issu des noix de l'arbre de karité et, dans l'idéal, extrait à la main avec de l'eau chaude. • Ne pas appliquer sur une peau acnéique, car trop gras. • Se fige à température ambiante et se ramollit dans les mains ou quand le pot est posé sur le radiateur. • Je préconise la formule non raffinée, qui contient du bêta-carotène, très protecteur ; elle est reconnaissable à sa couleur noisette et à son odeur particulière : si le beurre est blanc, c'est qu'il est trop raffiné et dépourvu de bêta-carotène. • Bon marché.
Huile de coco	• A une fonction comparable au sébum : agit contre les bactéries, les virus et les mycoses. • Permet d'éviter les fissures des mamelons lors de l'allaitement. • Traitement des pointes de cheveux. • Protège la peau du froid.	• Se fige à température ambiante, devient huileuse à la température du corps. • Qualité bio, pression à froid, non raffinée, ni hydrogénée ni blanchie. • Peut s'utiliser en cuisine • Trop grasse pour les peaux acnéiques.

| Miel | • Antibactérien.
• Hydrate la couche cornée et la rend plus souple.
• Le miel est plus acide que la peau, ce qui le rend efficace contre les agents pathogènes et stabilise accessoirement le manteau acide protecteur de la peau.
• Atténue les infections cutanées.
• Contre les lèvres gercées.
• Le miel s'emploie depuis longtemps dans le traitement des lésions chroniques.
• Il existe maintenant du miel « médical », disponible sur ordonnance.
• Les lésions sont nettoyées par osmose, les croûtes sont éliminées par les enzymes, de nombreuses bactéries sont détruites sans que l'on ait à craindre des résistances, comme avec les antibiotiques classiques.
• Même les germes à problème et les agents pathogènes multirésistants finissent par succomber. | • Le bain de Cléopâtre à base de lait et de miel marque les débuts de ce dernier parmi les remèdes maison.
• Le miel mélangé à du gros sel marin est très apprécié comme onguent pour frotter la peau dans les cures de bien-être.
• Goût délicieux. |

TABLE DES MATIÈRES

Partie III
L'ÉPOPÉE DU SEXE

Partie IV
TELLE CHÈRE, TELLE PEAU

**Partie V
MIROIR DE L'ÂME**

On trouvera une bibliographie détaillée sur le site de Yael Adler :
www.dradler-berlin.de/haut/nah.php

Titre original :
Haut Nah
Alles über unser grösstes Organ
© 2016 Droemer Verlag.
Une marque de Droemersche Verlagsanstalt Th. Knaur Nachf. GmbH & Co.
KG, Munich, Allemagne
Cet ouvrage a été proposé à l'éditeur français par l'agence EDITIO DIALOG, Lille
© Illustration Katja Spitzer

Éditions Solar
Direction : Jean-Louis Hocq
Direction éditoriale : Suyapa Hammje
Edition : Marion Guillemet-Bigeard
Révision : Eliane Rosenberg-Mounier
Composition : Nord Compo
Conception et réalisation de la couverture : Guylaine Moi
Photographie de couverture : plainpicture/PhotoAlto/Frederic Cirou
Fabrication : Céline Premel-Cabic
Photogravure de couverture : Printmodel

ISBN : 978-2-263-14615-2
Code éditeur : S14615
Dépôt légal : février 2017
Imprimé en France par Normandie Roto s.a.s. (1605373)
Retrouvez-nous sur www.solar.fr

Solar | un département **place des éditeurs**

place
des
éditeurs